中等职业教育“十三五”精品教材
供中职护理专业使用

护理学基础学习指导

主　编　蔡红霞　刘丽娟
副主编　魏小玲　陈晓玲
　　　　牟爱玲　张　红
参　编　史亚荣　谢丽君
　　　　李　娜　李玉佳

西南交通大学出版社
·成　都·

图书在版编目（CIP）数据

护理学基础学习指导 / 蔡红霞，刘丽娟主编. —成都：西南交通大学出版社，2020.12
中等职业教育“十三五”精品教材
ISBN 978-7-5643-7643-7

Ⅰ. ①护… Ⅱ. ①蔡… ②刘… Ⅲ. ①护理学－中等专业学校－教材 Ⅳ. ①R47

中国版本图书馆 CIP 数据核字（2019）第 101868 号

中等职业教育“十三五”精品教材

Hulixue Jichu Xuexi Zhidao

护理学基础学习指导

主　编 / 蔡红霞　刘丽娟

责任编辑 / 牛　君
助理编辑 / 姜远平
封面设计 / 吴　兵

西南交通大学出版社出版发行
（四川省成都市金牛区二环路北一段 111 号西南交通大学创新大厦 21 楼　610031）
发行部电话：028-87600564　028-87600533
网址：http：//www.xnjdcbs.com
印刷：成都蓉军广告印务有限责任公司

成品尺寸　185 mm × 260 mm
印张　23　　字数　543 千
版次　2020 年 12 月第 1 版　　印次　2020 年 12 月第 1 次

书号　ISBN 978-7-5643-7643-7
定价　88.00 元

课件咨询电话：028-81435775
图书如有印装质量问题　本社负责退换

序

酒泉卫生学校被甘肃省教育厅、甘肃省财政厅列为“省级中等职业教育改革发展示范学校建设计划”立项建设学校，这在该校发展史上具有里程碑式的重要意义。2015年底，学校开始申报省级示范校建设项目。申报过程中，学校在学校管理、基础条件、教育教学、校企合作等方面都取得了可喜成绩。2017年4月27日，学校参加省教育厅组织的答辩，6月以全省排名第八（项目编号：GSZZSFX201708）、酒泉排名第一的好成绩正式确定为“省级中等职业教育改革发展示范学校建设计划”建设单位。2017年12月，省教育厅、省财政厅正式通过学校的《建设方案》和《任务书》。省级财政计划下达专项建设资金1 000多万元，用2年时间完成学校三个重点专业——护理专业（老年护理方向）、医学检验技术专业、药剂专业在人才培养模式与课程体系改革，师资队伍建设，校企合作、工学结合运行机制三方面的建设，以及两个特色项目——智慧校园特色项目、“仁爱天使”培养行动特色项目的建设。

课程建设与课程改革建设涉及开发编写与重点专业和特色项目关联的教材，教材定位于中职医学类各专业，主要满足学生专业实训、专业拓展和综合素质提升，增加实用性，实验实训课程对接工作岗位，突出校企合作、案例示范、理实一体。本套教材共计20册，专业课程编写全程企业专家参与，素质拓展教程知名专家指导，部分教程项目法编写符合目前中等卫生职业教育生源和就业特点，体现教材内容的“实用”和强化“学以致用”特点。相信通过老师的努力、专家的严格把关，本套教材将给酒泉卫生学校的发展增添浓墨重彩的佐证。

酒泉卫生学校

2019年1月

省级中等职业教育改革发展示范学校建设系列教材

序号	专业方向	教材名称	主编	适用范围
1	护理专业（老年护理方向）	老年护理	任艳萍　喻志英	护理、农村医学、康复
2		老年营养与膳食指导	李晓彬　任艳萍	护理、农村医学、康复
3		护理学基础学习指导	蔡红霞　刘丽娟	护理、农村医学、康复
4		解剖学基础项目教学	马晓梅　刘军鹏	医学各专业
5		病理学基础项目教学	石玉芹　马晓梅	医学各专业
6		健康评估	刘梅芬　宋正爱	护理
7		康复理疗技术	李　上　王建民	护理、农村医学、康复
8	医学检验技术专业	医学检验技术实训操作规范	曹利平　潘　英	医学检验技术
9		医学检验仪器使用规范	曹利平　许　强	医学检验技术
10	药剂专业	药物分析技术	戴笑娟　孙　辉	药剂
11		药物学基础	王若菲　于治国	医学各专业
12		药剂学基础	于治国　王若菲	药剂
13		药品市场营销	孙　辉　戴笑娟	药剂
14		酒泉中医药	李　上　王若菲	药剂、农村医学、康复
15	仁爱天使培养行动系列丛书	中职生心理健康教育	黄兵基　李晓彬　孙叶蛟	医学各专业
16		班主任专业化成长指南	王建民　高建仁　莫　仁	入职教师、班主任
17		人文素养实用教程	李　锋　张艳梅　文　彤	医学各专业
18		杏苑诗文	李　锋　余　敏	医学各专业、教师
19		形体训练与医护礼仪实训指导	侯丽丽　王敦丽	护理、农村医学、康复
20		中职生硬笔书法训练	宋正爱　余尚军	医学各专业、教师

前　言

《护理学基础学习指导》教材在编写过程中严格遵循中职护理、助产教育的培养目标和课程目标，紧扣教学大纲，体现“以人为本”的整体护理思想，以“会学、会用、会做”为原则，帮助学生达到学以致用、融会贯通的目的。

本书每章节内容由学习目标、预习指导、知识导读、课后巩固、能力提升五部分组成，主要突出以下特点：一是按识记、理解、应用三个层次阐述学习目标，以便学生明确考核的具体要求；二是采用了知识导图，使学习内容更加一目了然，并对知识结构有更直观的认识；三是体现学生学习发展的可持续性，从课前预习、课堂学习到课后复习，全面关注学生的整个学习过程；四是兼顾护士执业资格考试的要求，从知识导读的提炼和课后巩固练习题型，都符合护士执业资格考试要求；五是编写中突出以能力为本位的职教理念，注重提升学生的自学能力和知识的应用能力。

本书在编写过程中各位参编人员严谨求实、竭尽全力，同时，得到了本校的大力支持，在此一并致谢。

本书可供中职护理、助产专业学生使用，也可作为护士执业资格考试的参考用书。

由于编者编写水平有限，教材中难免存在错误和疏漏，敬请各位读者批评指正。

蔡红霞　刘丽娟

2020 年 5 月

目　录

第一章　绪　论

第一节　护理学的发展史

一、护理学的概念

护理学是一门以自然科学与社会科学为理论基础，研究有关预防保健、治疗疾病、恢复健康过程中的护理理论、知识、技术及其发展规律的综合性应用科学。

1-1　预习指导

二、护理学的形成与发展

（一）古代护理的孕育

1. 人类早期护理活动

（1）自我保护式护理：原始社会时，人类为了生存，积累了许多生活和生产经验，逐渐形成“自我保护”式护理。如用溪水清洗伤口；食物煮熟再食用；腹痛时用手按摩等。

（2）家庭式护理：为抵御恶劣的生活环境，人们逐渐按血缘关系聚居，形成了以家族为中心的母系氏族社会，妇女担负起照顾家中伤病者的责任，形成了原始社会“家庭式”护理。

（3）宗教护理：当时人类对疾病缺乏科学的认识，常把疾病看成灾难、神灵主宰或魔鬼作祟。他们用祷告、念咒、捶打等方法祈求神灵的帮助，以减轻病痛，形成了早期的“宗教护理”。

后来，人们在征服伤病过程中，经过长期的思考与实践，摒弃了巫术，采用了原始的医术，使医、巫逐渐分开。在中国、印度、埃及、希腊、罗马等文明古国开始运用止血、包扎、伤口缝合等方法处理伤痛和疾病，并有了关于疾病治疗、疾病预防、公共卫生等医护活动的记载。

2. 中世纪的护理

中世纪护理的发展受宗教和战争的影响。在欧洲，各国先后建立了数以百计的大小医院，作为特定的慈善机构，护理工作主要由修女承担。由于连年战乱，伤病者增多，加之医院设备简陋，管理混乱，护理人员不足且缺乏专业的护理知识，病人死亡率很高。此外，受宗教的束缚和影响，医院并不真正致力于提高医疗护理水平。因此，当时的护理工作多限于简单的生活照料。

3. 文艺复兴时期的护理

在文艺复兴时期，科学迅猛发展，但此时护理的发展却与医学的进步极不相称，护理工作停滞不前达 200 年之久，被称为护理史上的黑暗时代。主要原因有：① 社会重男轻女，妇女得不到良好的教育。② 工业革命带来经济繁荣的同时改变了人们的价值观，社会上很少有人愿意参与济贫扶弱的社会福利事业。③ 教会腐败，战争频发，医院停办，男女修士离开医院，导致病人无人照顾。

（二）近代护理学的诞生

在 19 世纪，随着科学的发展、医学的进步，护理工作的地位有所提高。欧洲相继开设了许多护士训练班。1836 年德国牧师西奥多・佛里德尔在德国凯塞维尔斯城建立了女执事训练所，招收年满 18 岁、身体健康、品德优良的妇女，给予专门的护理训练。佛罗伦斯・南丁格尔曾在此接受了短期的护士训练。在 19 世纪中叶，南丁格尔首创了科学的护理专业，使护理学逐步迈上了科学的发展轨道，这是护理学发展的一个重要转折点，也是护理专业化的开始。

1. 南丁格尔生平

佛罗伦斯・南丁格尔，英国人，1820 年 5 月 12 日出生于父母的旅行地——意大利佛罗伦萨，5 岁时随父母返回英国定居。她受到了良好的教育，博学多才，少女时代就表现出深厚的爱心，对护理产生了浓厚的兴趣。1850 年，她不顾家人的强烈反对，毅然前往德国凯塞威尔斯的女执事训练所接受 3 个月的短期护士训练，开始了她的护理职业生涯。

1854—1856 年，英、法等国与俄国爆发了克里米亚战争，当时的报纸报道，在前线浴血奋战的英国士兵，由于得不到合理的救护而大批死亡，病死率高达 42%。南丁格尔闻讯后立即写信给当时的英国陆军大臣，要求志愿带领护士开赴战地医院，救护伤兵。获准后，南丁格尔率领 38 名护士抵达战地医院。她组织护士立即清理垃圾，改善医院环境；设法调整膳食，加强伤兵营养；为伤兵清洗伤口，消毒物品；建立阅览室，活跃伤兵的生活；帮助伤兵书写家信，满足其思乡的心理需要。她经常手持油灯巡视各个病房，士兵们因而称颂她为“提灯女神”“克里米亚天使”。由于南丁格尔夜以继日的辛勤工作，半年后英国士兵的死亡率下降到 2.2%。

1907 年，英国国王授予南丁格尔最高国民荣誉勋章。南丁格尔于 1910 年 8 月 13 日逝世，享年 90 岁。为纪念这位护理专业的奠基人，英国伦敦和意大利佛罗伦萨都铸造了她的铜像。1912 年国际护士会将每年的 5 月 12 日（南丁格尔诞辰日）确定为国际护士节，同年国际红十字会在华盛顿召开的第九届大会上，正式确定设立南丁格尔奖章。

2. 南丁格尔对护理学的伟大贡献

（1）创建世界上第一所护士学校：1860 年，南丁格尔在英国伦敦的圣托马斯医院创办了世界上第一所护士学校。

（2）撰写论著指导护理工作：南丁格尔撰写的《影响英军健康、效率与医院管理问题摘要》的报告被认为是当时医院管理最有价值的文献；她撰写的《医院札记》被认为是一本对医院建设改革的前所未有的著作；她的《护理札记》被认为是护士必读的经典著作。

（3）首创科学的护理专业：南丁格尔使护理走向科学的专业化轨道，使护理从医护合一的状态中成功地分离出来。她对护理专业及其理论的概括和精辟论述，形成了护理学知识体系的雏形，奠定了近代护理理论基础，确立了护理专业的社会地位和科学地位，推动护理学成为一门独立的学科。

（4）创立护理制度：南丁格尔首先提出了护理要采用系统化的管理方式，同时她主张“护理人员应由护理人员来管理”。此外她还制订了关于医院设备及环境方面的管理要求，促进了护理工作质量和效率的提高。

（三）现代护理学的发展

现代护理学是在南丁格尔创建的护理学的基础上发展起来的，其发展可概括为三个阶段：

1. 以疾病为中心的阶段

生物医学模式的形成，揭示了健康与疾病的关系，认为疾病是由于细菌与外伤引起的机体结构改变和功能异常，形成了“以疾病为中心”的医学指导思想。因此，一切医疗活动都围绕着疾病开展，并局限在医院进行，以消除病灶为基本目标。

此阶段护理的特点：① 护理已成为专门的职业，护士从业前须经过专业的特殊培训。② 护理从属于医疗，护士被看作是医生的助手。③ 护理工作的主要内容是执行医嘱和完成各项护理技术操作。④ 由于护理尚未形成独立的理论体系，因此护理教育类同于医学教育，课程内容涵盖较少的护理内容。

2. 以病人为中心的阶段

1977 年，美国医学家恩格尔提出了“生物、心理、社会医学模式”，在这一新观念的指导下，护理发生了根本性的变革，护理由“以疾病为中心”转向了“以病人为中心”的发展阶段。

此阶段护理的特点：① 强调护理是一门专业，逐步建立了护理的专业理论基础。② 护士与医生成为合作伙伴关系。③ 护理工作内容不再是单纯地、被动地执行医嘱和完成护理技术操作，取而代之的是对病人实施身、心、社会等全方位的整体护理，满足病人的健康需要。④ 护理学逐渐形成了独立的学科理论知识体系，脱离了类同医学教育的课程设置，建立了以病人为中心的教育和临床实践模式。

3. 以人的健康为中心的阶段

1977 年世界卫生组织（WHO）提出“2000 年人人享有卫生保健”的目标，对护理工作的发展产生了巨大的推动作用，护理工作向着“以人的健康为中心”的方向迈进。

此阶段护理的特点：① 护理学成为现代科学体系中一门独立的、综合的应用科学。② 护士角色多元化，使护士不仅是医生的合作伙伴，还是护理计划制订者、照顾者、教育者、管理者、咨询者、病人利益维护者等。③ 护理工作场所从医院扩展到家庭和社区。④ 护理工作范畴从对病人的护理扩展到对人的生命全过程的护理，护理对象由个体扩展到群体。⑤ 形成了完善的护理教育体制和护理理论基础。

三、中国护理学发展历程

（一）中国古代护理

中国古代护理是伴随着祖国传统医学的发展而产生的。当时医学的特点是医、药、护不分，护理寓于医药之中，强调“三分治，七分养”，其中的“养”即为护理。在祖国传统医学悠久的发展历史中，有许多经典的医学巨著都记载着丰富的护理技术和护理理论的内容，展现出鲜明的护理思想和内涵。如《黄帝内经》中记载的“肾病勿食盐”“怒伤肝、喜伤心……”等；东汉末年名医张仲景发明了灌肠术、人工呼吸和舌下给药法；三国时期一代名医华佗编创“五禽戏”，提倡强身健体；宋代名医陈自明的《妇人十全良方》中，对孕妇产前、产后护理提供了许多宝贵资料。明、清时期还流行用燃烧艾叶、喷洒雄黄酒来消毒空气和环境。

祖国传统医学是中国几千年历史文化的灿烂瑰宝，其中孕育的中医护理虽然没有形成独立的学科，但却为我国护理学的产生与发展奠定了丰富的理论与技术基础。

（二）中国近代护理

中国近代护理学的形成和发展，在很大程度上受西方护理的影响，鸦片战争前后，随着各国军队、宗教和西方医学的传入逐渐兴起。

1835 年，英国传教士巴克尔在广州开设了第一所西医院，两年后，医院即以短训班的方式培训护理人员。

1884 年，美国妇女联合会派到中国的第一位护士麦克奇尼在上海妇孺医院推行“南丁格尔护理制度”。

1888 年，美籍约翰逊女士在福建省福州市开办了我国第一所护士学校。

1900 年，随着中国各大城市教会医院的纷纷成立，各地相继开设护士训练班或护士学校，形成了最早的护理队伍。

1909 年，“中华护士会”在江西牯岭正式成立（1937 年改为中华护士学会，1964 年更名为中华护理学会至今）。学会的主要任务是制定和统一护士学校的课程，编译教材，办理学校注册，组织毕业生会考和颁发护士执照。

1914 年，担任“中华护士会”副理事长的钟茂芳认为从事护理工作的人员应具有必要的科学知识，故将“nurse”一词译为“护士”，一直沿用至今。

1920 年，《护士季报》创刊，这是我国第一份护理专业报刊。

1920 年，北京协和医学院开办高等护理教育，招收高中毕业生，学制 4～5 年，培养了一批水平较高的护理师资和护理管理人员。

1922 年，国际护士会正式接纳中华护士会为第 11 个会员国。

1934 年，中央护士教育委员会成立，该机构成为中国护士教育的最高行政领导机构。

1941 年，延安成立了“中华护士学会延安分会”。1941 年和 1942 年毛泽东同志先后为护士题词：“护理工作有很大的政治重要性”“尊重护士，爱护护士”。

1949 年，统计全国共建立护士学校 183 所，有护士 32 800 人。

（三）中国现代护理

1949 年中华人民共和国成立后，医疗卫生事业有了很大的发展，护理工作迈入了一个新时期。

尤其是改革开放以后，护理事业更是得到了迅速的发展。

1. 护理教育

（1）中等护理教育：1950 年在北京召开了第一届全国卫生工作会议，对护理专业教育进行统一规划，将中等专业教育确定为培养护士的唯一途径。制定了全国统一的护理专业教学计划，编写出版了 21 本有关护理的专业教材，使护理教育步入国家正规教育体系，为国家培养了大批合格的护理人才。

（2）高等护理教育：1983 年，天津医学院率先在国内开设了 5 年制本科护理专业，学生毕业后获得学士学位。中断了 30 年的中国高等护理教育从此恢复，极大地促进了我国护理学科的发展。此后其他院校也纷纷开设了四年制或五年制的本科护理专业。同时护理专科教育也是我国高等教育不可或缺的部分。

（3）硕士、博士教育：1992 年，经国务院学位委员会审定，批准北京医科大学护理系招收护理硕士研究生。2004 年，协和医科大学及第二军医大学分别被批准为护理学博士学位授权点。目前，我国已形成了多层次、多渠道的护理学历教育体系。

（4）继续护理教育：1987 年，国家发布了《关于开展大学后继续教育的暂行规定》。

此后国家人事部又颁发了相应的文件，规定了继续教育的要求。1996 年，卫生部继续医学教育委员会正式成立。1997 年，卫生部继续教育委员会护理学组成立，标志着我国的护理学继续教育正式纳入国家规范化的管理。1997 年，中华护理学会制定了护理继续教育的规章制度及学分授予办法，使护理继续教育更加制度化、规范化及标准化。

2. 护理实践

自 1950 年起，我国临床护理工作一直以疾病为中心，护理技术操作常规多围绕完成医疗任务而制定，医护分工明确，护士为医生的助手，护理工作处于被动状态。1980 年以后，随着改革开放政策的实施，国内外护理学术交流频繁，逐渐引入国外新的护理理念和护理理论，以及生物、心理、社会医学模式的转变，使临床护理开始探讨以病人为中心的整体护理模式，为病人提供积极、主动的护理服务。同时，护理工作的内容和范围不断扩大，新的护理技术得到普及，器官移植、显微外科、重症监护、介入治疗、基因治疗等专科护理正在迅速发展。此外，健康观念的更新，使护理工作的范围延伸到社区和家庭，健康教育的普及、家庭护理、社区护理广泛开展，推动了护理实践的创新发展。

3. 护理管理

（1）建立健全护理管理系统：为加强对护理工作的领导，完善护理管理体制，1982 年，国家卫生部医政司设立了护理处，负责全国的护理管理，制定了相关政策、法规。各省、市、自治区、直辖市卫生厅（局）在医政处下设专职护理干部，负责管辖范围的护理管理。300 张以上床位的医院均设护理部，实行护理三级管理制度，300 张以下床位的医院由总护士长负责，实行护理二级管理制度。护理部负责护士的培训、调动、任免、考核、晋升及奖励等，充分发挥护理部在医院管理中的作用，保障了医院的护理质量。

（2）建立护士晋升考核制度：1979 年，国务院批准卫生部颁发了《卫生技术人员职称及晋升条例（试行）》，该条例明确规定了护理专业人员的技术职称：高级技术职称为主任护师、副主任护师，中级技术职称为主管护师，初级技术职称为护师、护士。各省、市、自治区制定了护士晋升考核的具体内容和方法，使护理人员具有了完善的护理晋升考试制度。

（3）建立护士注册制度：1993 年，国家卫生部颁发了新中国成立以来第一个关于护士执业和注册的部长令，以及《中华人民共和国护士管理办法》。1995 年 6 月，全国举行了首次护士执业考试。凡在我国从事护士工作的人员，都必须通过国家护士执业考试，合格者方可取得护士执业证书，申请注册。2008 年 5 月 6 日，卫生部颁布第 59 号令《护士执业注册管理办法》，更加规范了护士的执业注册。

（4）护理立法，维护护士合法权益：2008 年 5 月，国务院颁布实施《中华人民共和国护士管理条例》，这是我国护理法制化建设所取得的重要成就。该条例明确了护士的义务、权利和法律地位，规范了护士执业行为，建立职业准入制度，对促进护理事业的发展具有重大意义。

4. 护理科研

随着护理教育的发展，越来越多接受了高等护理教育的护士进入临床、教育和管理岗位，推动了护理科学研究的发展。护理科学研究在选题的先进性、方法的科学性、结果的准确性、讨论的逻辑性等方面均有较大发展。护理科学研究水平的提高，使护士撰写论文的数量和质量也显著提升，推动了护理期刊工作的快速发展。期刊种类增加、栏目多样、内容丰富、质量提高。1993 年，中华护理学会第 21 届理事会设立了护理科技进步奖，每两年评选一次，标志着我国护理科研正迈向快速发展的科学轨道。2009 年，该奖项被科技部批准的“中华护理学会科技奖”所替代，成为中国护理学科最高奖项。

5. 护理学术交流

1977 年以后，随着我国改革开放政策的实施，中华护理学会和各地分会逐步开展了学术交流，举办各种类型的学习班、研讨会等。1980 年后，中华护理学会与许多国家建立了良好护理学术联系，采取互访交流、互派讲学、培训师资、联合培训等方式与国际护理界进行频繁的沟通交流。1985 年，全国护理中心在北京成立，进一步取得了 WHO 对我国护理学科发展的支持，架起了中国护理与国际先进护理沟通交流的桥梁。通过国际学术交流，开阔了视野，活跃了学术氛围，中国护理事业迎来新的发展契机。

四、中国护理的发展趋势

（一）护理教育高层次化

随着人们健康需求的日益增加，护理服务的需求也不断增加，社会对护理人力资源的水平和教育层次也提出更高的标准。护理人员必须不断学习新的知识和技能来提高自己的能力和水平，护理教育也需依据市场对人才规格的需求，逐步调整护理教育的层次结构。未来护理人员的学历将逐步以高层次为主，护理学学士、护理学硕士、护理学博士人数将逐渐增多。同时在培养目标上，将以提高护理人员素质为主导，在培养扎实的护理理论知识和技能的基础上，注重护士的心理素质和人文素质的培养，使其在变化和竞争中具有较强的社会适应能力。

（二）护理实践专科化

随着我国医疗制度改革的不断深入，社区卫生服务机构也将得到进一步发展，社区护士需要更多护理实践的自主权，以满足社区不同个体和群体的多样化健康需求。社区护理作为社区卫生服务的重要组成部分，也将成为中国护理的发展方向。

（三）护理管理标准化

我国首次颁布的《临床护理实践指南（2011版）》，是我国护理走向标准化的起步，有效地指导着临床护士科学、规范地从事专业实践活动，为病人提供安全、优质的整体护理。此外，随着我国法治化建设的推进，医疗护理的相关法律法规将不断完善，护理的标准化管理将会逐步取代经验管理。

（四）护理工作国际化

护理工作国际化主要是指专业目标国际化、专业标准国际化、职能范围国际化、教育国际化、管理国际化、人才流动国际化。随着全球经济一体化进程的加快，护理领域的国际化交流与合作日益扩大，跨国护理援助和护理合作增多，知识和人才的交流日趋频繁。由于世界性的护理人力资源匮乏，使中国的护士有机会迈出国门，进入国际市场就业。面对这种国际化发展趋势，21世纪的护理人才应该具有国际意识、国际交往能力、国际竞争能力和相应知识与技能的高素质人才。

第二节　护理学的任务、范畴及工作方式

一、护理学的任务

1978年，WHO指出："护士作为护理的专业工作者，其唯一的任务就是帮助病人恢复健康，帮助健康人促进健康。"随着护理学科的发展，护理工作扩展到人的生命全过程，促使护理学的任务发生深刻的变化。护理学的目标是在尊重人的需要和权利的基础上，提高人的生命质量。通过护理工作，保护全人类的健康，提高整个人类社会的健康水平。

1–2　预习指导

（一）促进健康

促进健康是指帮助个体、家庭和社区获取在维持或增进健康时所需要的知识及资源。促进健康的目标是帮助护理对象维持最佳健康水平或健康状态。这类护理实践活动包括：教育人们对自己的健康负责、建立健康的生活方式、提供有关合理营养和平衡膳食方面的咨询、解释加强锻炼的意义、告知吸烟对人体的危害、指导安全有效用药、预防意外伤害和提供健康信息以帮助人们利用健康资源等。

（二）预防疾病

预防疾病是指人们采取积极的行动控制不良行为和健康危险因素，以预防和对抗疾病的过程。预防疾病的目标是通过预防措施帮助护理对象减少或消除不利于健康的因素，避免或延迟疾病的发生，阻止疾病的恶化，限制残疾，促进康复，使其达到最佳的健康状态。预防疾病的护理实践活动包括：开展妇幼保健的健康教育、增强免疫力、预防各种传染病、提供疾病自我监测的技术、临床和社区的保健设施等。

（三）恢复健康

恢复健康是指帮助护理对象在患病或有影响健康的问题后，改善其健康状况，提高健康水平。恢复健康的目标是运用护理学的知识和技能，帮助已经出现健康问题的护理对象解决健康问题，改善其健康状况。这类护理实践活动包括：为病人提供直接护理，如执行药物治疗、提供生活护理；进行护理评估，如测量生命体征等；和其他卫生保健专业人员共同协助残障者参与他们力所能及的活动，将残障损害降到最低限度，指导病人进行康复训练活动，使其从活动中得到锻炼、获得自信，以利恢复健康。

（四）减轻痛苦

减轻痛苦是指护士掌握并运用护理知识和技能，在临床护理实践中帮助处于疾病状态的个体解除身心痛苦，战胜疾病。这方面的护理实践活动包括：帮助病人尽可能舒适地带病生活、提供必要的支持以帮助人们应对功能减退或丧失、对临终病人提供安慰和关怀照护，使其在生命的最后阶段能获得舒适，从而平静、安详、有尊严地走完人生旅程。

二、护理学的范畴

护理学作为生命科学领域中一门应用性学科，其重要特征是随着现代科学的高度分化和广泛综合，护理学与自然科学、社会科学、人文科学等多学科相互交叉渗透，形成独立的学科体系。

（一）护理学的理论范畴

1. 护理学研究的对象、任务、目标

护理学的研究对象、任务、目标是护理学建设的基础，并随着护理学发展而不断变化。护理学的主要研究目标是人类健康，服务对象不仅包括病人，也包括健康人；护理学研究的主要任务是应用护理理论、知识、技能进行促进健康、预防疾病、恢复健康、减轻痛苦的护理实践活动，从而为护理对象提供个体性、整体性及连续性的服务。

2. 护理学理论体系

护理学理论体系是指导护理专业实践的基础，它是对护理对象系统的、整体的看法，以描述、解释、预测和控制护理现象。20 世纪中叶，护理先驱者们开始摸索并发展了一些护理概念框架和理论模式，如奥瑞姆的自理理论、罗伊的适应理论、纽曼的保健系统模式等。这些理论用科学的方法描述和解释护理现象，从科学角度诠释了护理工作的性质，阐述护理知识的范围和体系，确立护理理念和价值观，指导护理专业的发展方向。随着护理实践新领域的开辟，将会建立和发展更多的护理理论内容，使护理学理论体系日益丰富和完善。

3. 护理学与社会发展的关系

主要研究护理学在社会中的作用、地位和价值，研究社会对护理学的影响及社会发展对护理学的要求等。例如社会老龄化进程的加速、慢性病人的增加、医疗保险的实施等促进社区护理的发展，使护理工作领域得以延伸；信息技术的普及改变了护理工作的实践模式，加快了护理专业向网络化和信息化迈进的步伐。

4. 护理学分支学科及交叉学科

随着现代科学的高度分化和广泛综合，护理学与自然科学、社会科学、人文科学等多学科相互交叉渗透，形成了许多新的综合型、边缘型的交叉学科，如护理心理学、护理美学、护理教育学、护理伦理学、护理管理学，以及老年护理学、社区护理学、急救护理学等一批分支学科，大大推动了护理学科体系的构建和完善。

（二）护理学的实践范畴

1. 临床护理

临床护理的服务对象是病人，其内容包括基础护理和专科护理。

（1）基础护理：各专科护理的基础。即应用护理学的基本理论、基本知识和基本技能来满足病人的基本生活、心理、治疗和康复的需要，如膳食护理、排泄护理、病情观察、临终关怀等。

（2）专科护理：以护理学及相关学科理论为基础，结合各专科病人的特点及诊疗要求，为病人提供护理。如各专科病人的护理、急救护理和康复护理等。

2. 社区护理

社区护理是指以临床护理的理论、技能为基础，根据社区的特点，对社区范围内的居民及社会群体开展疾病预防，如妇幼保健、家庭护理、预防接种、卫生宣传、健康教育及防疫灭菌等工作，以帮助人们建立良好的生活方式，促进全民健康水平的提高。

3. 护理教育

护理教育是指以护理学和教育学理论为基础，适应现代医学模式的转变和护理学发展的需要，以满足现代护理工作的需求为目标，培养德、智、体、美全面发展的护理人才。护理教育一般划分为基础护理学教育、毕业后护理学教育和继续护理学教育三大类。基础护理学教育分为中专、大专和本科教育；毕业后护理学教育包括岗位培训教育及研究生教育等；继续护理学教育是对从事护理实践的人员提供以学习新理论、新知识、新技术和新方法为目标的终身性的在职教育。

4. 护理管理

护理管理是指运用现代管理学的理论和方法，对护理工作的诸要素——人、财、物、时间、信息等进行科学的计划、组织、人员管理、指导与控制等系统化管理，以确保护理工作正确、及时、安全、有效地开展，为护理对象提供完善、优质的服务，提高护理工作的效率，提高护理工作质量。

5. 护理科研

护理科研是运用观察、科学实验、调查分析等方法揭示护理学的内在规律，促进护理理论、知识、技能和管理模式的更新和发展。护理人员有责任通过科学研究的方法推动护理学的发展。

三、护理工作方式

1. 个案护理

临床上由一名护士护理一位病人，即有专人负责实施个体化护理的方式，称为个案护理。个案护理适用于危重病人护理或某些特殊病人和临床教学需要。其工作特点是：护士负责完成病人的全部护理活动，责任明确；全面掌握病人情况，及时满足病人的各种护理需要；同时在工作中可以使护士的才能得到充分的发挥，体现个人才能，满足其成就感，并能建立良好的护患关系。但这种工作方法耗费大量人力，且护士只能在班负责，不能实施连续性护理。

2. 功能制护理

功能制护理是以完成医嘱和执行各项常规的基础护理为主要工作内容，依据工作性质机械性地将护理工作分配给护理人员。护士被分为“办公室护士”“治疗护士”“巡回护上”等，是一种流水作业的工作方法，适用于护理人力资源缺乏，工作任务繁重的科室。其工作特点是：护士分工明确，任务单一，易于组织管理，节省人力。但这种工作方法缺少与病人交流沟通，工作机械重复，易导致护士疲劳厌烦，知识面变窄，忽视病人身心整体护理，护士不能获得积极认同与尊重，护士工作满意度下降。

3. 小组制护理

小组制护理即以分组的形式对病人进行整体护理。小组成员由不同级别的护理人员组成，组长负责制订护理计划和措施，安排小组成员完成工作任务，共同实现护理目标。一般每个小组由 7 ~ 8 名护士组成，每组分管 10 ~ 15 位病人。其工作特点是：充分积极地调动护理人力资源的潜能，发挥团队合作精神，共同分享护理工作成果，维系良好的工作氛围，为病人提供综合性护理服务，护士工作满意度及地位得到提高。但这种护理方式使护士个人责任感相对较弱，小组成员之间需要相当长时间的磨合与沟通。

4. 责任制护理

责任制护理是指由责任护士和辅助护士按护理程序对病人进行全面、系统的整体护理。该方法是以病人为中心，每位病人由一名责任护士负责，对病人实行 8 小时在岗，24 小时负责制的护理。由责任护士全面评估病人情况，确定护理诊断，制订护理计划，实施护理措施，并追踪评价护理效果。责任护士不在岗时，由辅助护士和其他护士按责任护士制订的计划实施护理。其工作特点是：护士责任明确，自主性增强，能全面了解病人情况，为病人提供连续、整体、个性化护理。但此种护理方式对责任护士能力水平要求较高，对护理人力资源需求量较大，护士工作心理压力和风险明显增加，而且要求 24 小时对病人全面负责难以实现。

5. 系统化整体护理

系统化整体护理是一种通过有效地利用人力资源，恰当地选择并综合运用上述几种工作方式，为病人提供低成本、高质量、高效率护理服务的工作方式。其工作特点是：有利于护士为病人实施整体护理；护理工作效率高，注重成本效益；为护士提供良好的个人发展空间，护士责任心、成就感增强。但此种护理方式对护士的能力要求较高；护理人力投入较多。

6. 循证护理

循证护理是随着循证医学的产生与发展而出现的。循证护理是护理人员在计划护理活动过程中，审慎地、明确地、明智地将科研结论与临床经验、病人愿望相结合，获取证据，作为临床护理决策依据的过程。循证护理是循证医学和循证保健必不可少的环节，即以有价值的、可信的科学研究结果为证据，提出问题、寻找实证，用实证对病人实施最佳的护理。

第一章　课后巩固

第二章 护士素质与角色

第一节 护士的素质

一、素质的概念

素质是指个体完成工作活动与任务所具备的基本条件与潜在能力，是人与生俱来的自然特点与后天获得的一系列稳定的社会特点的有机结合，是人所特有的一种实力。素质可分为先天素质与后天素质两个方面。先天的自然性的一面，是指人的机体与生俱来的某些特点和原有基础，即机体天生的结构形态、感知器官、神经系统，特别是大脑结构和功能上的一系列特点。后天的社会性的一面是主要的，是指通过不断地培养、教育、自我修养、自我磨练而获得的一系列知识技能、行为习惯、文化涵养、品质特点的综合。

2-1 预习指导

素质不仅是人的一种心理特征，而且也是人所特有的一种实力。素质高的人能成功地应对社会的各种需求，并在不断变化的环境中作出有价值的创新和获得自我实现的目标。提高护士素质，有利于护理人才的成长，有利于护理质量的提高，有利于护理学科的发展。

二、护士素质的内容

护士素质是在一般素质基础上，结合护理专业特性，对护理工作者提出特殊的职业要求。具有良好的职业素质是护士从事护理工作的基本条件，也是护理专业发展的决定性要素。

（一）思想品德素质

思想品德是指人品、德行及正确的人生观、价值观。以追求人类健康幸福为己任，全心全意为人民服务，是高尚思想品德的集中体现。

1. 政治思想素质

热爱祖国、热爱人民、热爱护理事业，对护理事业有坚定的信念，深厚的情感；具有崇高的理想、高尚的道德情操及正确的人生观、价值观；能做到自尊、自爱、自立、自强，具有为人类健康服务的奉献精神。

2. 职业道德素质

具有高尚的情操，崇高的护理道德，诚实的品格和较高的慎独修养；具有高度的社会责任感和同情心。护士具备良好的职业道德素质才能忠于职守、不畏风险、挺身而出，走在救死扶伤的最前列，为增进人民健康，减轻人民痛苦，预防疾病而努力工作，全心全意为人民的健康服务。

（二）科学文化素质

1. 基础文化知识

护士良好的科学文化素质，必须建立在科学的知识结构基础上。护士应具备一定的基础文化知识，以便更好地适应护理学科的发展，更快地接受现代科学发展的新理论、新技术，为终身学习打下良好的基础。现代护理学发展要求护士必须具备一定的基础文化知识。

2. 人文科学及社会科学知识

护士应具备一定的人文科学及社会科学知识。与传统护理实践相比，现代护理学的最大特点之一就是在护理过程中，更加尊重"人"，尊重"生命"，尊重人的需要。无论是护理学科的完善与提高，还是护理工作内容、范围的转变与扩大，都需要人文科学与社会科学知识。因此，护士应具有一定的人文科学及社会科学知识。

（三）专业素质

1. 扎实的专业理论知识

护士的专业知识是决定一个护士能否胜任护理工作的基本条件之一。护士应完成基本的护理教育课程，经过考试成绩合格并申请注册"护士执业证书"后方能从业。

2. 规范的实践操作能力

护士应具备规范、精确、娴熟的护理技能，规范的护理操作对护理安全起着保障作用。

3. 敏锐的洞察能力

护士应用专业知识及技巧，准确收集病人的资料，通过细致入微的观察，及时发现病人的病情变化，判断问题的轻重缓急并及时处理。

4. 分析、解决问题的能力

护理学是一门应用性很强的学科，要求护士在护理过程中，有较强的分析问题和解决问题的能力，应用护理程序的工作方法，解决病人现存的或潜在的健康问题。

5. 评判性思维能力

评判性思维是一种理性思维，是反思和推理的过程。在临床护理实践中应用评判性思维可以帮助护士进行有效的护理决策，为护理对象提供高质量的护理服务。

6. 机智灵活的应变能力

通常护士是最早发现病人病情变化的人，面对突然发生的意外情况，护士在工作中应做到灵活机智、果断敏捷、针对性强，以最大限度地满足病人的需求。

7. 独立学习和创新能力

护理事业在不断发展进步，护士要关注学科新的发展变化，培养自己更新知识结构的能力，形成一定的专业知识储备。同时要善于发现工作中问题，运用创造性思维加以解决。

（四）心理素质

护理工作的特点要求护士具有良好的心理素质，善于调节自己的情绪，始终保持一种平和的心态。体现在护士对病人的耐心、爱心、责任心、诚意和善意，尊重病人。

（五）身体素质

护士应具有健康的体魄、充沛的精力、整洁大方的仪表、端庄稳重的举止，具有良好的耐受力、敏捷的反应力和始终如一的工作热情。身体素质是人体活动的一种能力，是指人体在运动、劳动、工作与生活中所表现出来的力量、速度、耐力、灵敏度及柔韧性等。护士在平时要注意休养、加强营养，并注意锻炼身体。

护士素质的形成和提高是一个终身学习的过程，护士要不断加强自身素质的修养，与时俱进。因此，每个护士都应明确护士素质的内容，在临床护理工作中，积极学习、主动锻炼，经常对照检查，找出差距，在实践工作中不断加以完善和提高，努力成为一名素质优良的合格护士。

第二节　护士的角色

随着护理事业的不断发展，人们对健康的重视和需求不断地提高，护士角色及功能范围不断扩展。护士作为一种社会角色，在各项医疗、护理及健康教育等活动中发挥着重要的功能，承担着其他角色不可替代的作用。护士角色的获得要经过以护理教育为重要手段的角色社会化过程，承担独特的工作内容，具有自己的权利和义务。

2-2　预习指导

一、角色的概念

（一）角色概念

角色原为戏剧舞台上的演出用语，指剧本中的人物。其含义为：处于一定社会地位的个体或群体，在实现与这种地位相联系的权利与业务中，所表现出的符合社会期望的行为和态度的总模式。每个社会角色都代表着一系列有关行为的社会标准，每个人在社会中的一切行为都与各自特定的角色相联系，社会要求每个人必须履行自己的角色功能。护士角色就是由学生在学校经过不断努力才获得的，并且要在护理工作中按护士的行为规范来约束自己的行为。

（二）角色特征

1. 角色具有多重性

角色的多重性是指当多种角色集于某一个体时，该个体所处的位置，也称复式角色或角色集。如一位女性，在家庭中，她是妻子，她是母亲；在医院里，她是护士；在社会上，她是顾客或乘客。每个社会成员都有角色集，但最主要承担的角色是与职业和家庭相关的，如护士、母亲、妻子是这位女性最重要的角色。

2. 角色之间相互依存

任何角色在社会中不是孤立存在的，而是与其他角色相互依存，也就是说一个人要完成某一角色，必须有一个或一些互补的角色存在。如要执行学生的角色，必须有教师角色的存在；要完成护士的角色，必须有病人角色、医生角色等存在。

3. 角色行为由个体完成

社会对每一个角色均有“角色期待”。角色期待是指一个人在社会系统中的角色地位，其周围的人也总是要按照社会角色的一般模式对他的态度、行为方式提出合乎身份的要求和寄予的期望。如医护人员应具备良好的医德医风；学生应遵守学校的规章制度。个体根据自身对角色期待的认识，表现出相应的角色行为。个体要充分发挥角色功能，必须对角色的行为规范和自身扮演的角色是否适宜有准确的判断和衡量。若个体或群体的行为符合角色期待，则社会或群体将能和谐、圆满地共同生活。反之，则导致角色冲突。

（三）角色转变

所谓角色转变是指个体承担并发展一种新角色的过程。每个人的一生都会获得多种角色。例如一位从学校毕业的护理专业学生踏上工作岗位后，通过系统化的学习培训，逐步适应新环境，通过考试获得了注册护士的资格，成为一名合格的临床护士，即完成了从学生角色到护士角色的转变。角色转变是一种正向的成长，是发展过程中不可避免的。必须通过知识的学习，不断的实践，才能逐步了解社会对角色的期待，并改变自己的情感、行为，以符合社会对个体新角色的要求，完成角色转变。

二、护士角色的功能

护士角色是指护士应具有的与职业相适应的社会行为模式。随着社会的变迁和进步，护理学也从医学的辅助学科发展为一门独立的科学，护士角色也发生了根本性变化，由传统的形象逐渐发展到接受专门教育、有专门知识和技能、受到社会尊重的护理实践者，从而赋予了当代护士多元化的角色，使之履行多重角色功能。

1. 照顾者

照顾是护士最基本、最重要的角色功能。这种功能是通过满足人的基本需要来实现的。护士的任务是应用专业知识满足病人生理、心理、社会文化、精神等需求，如食物的摄取、排泄、呼吸的维持、感染的预防和控制、药物的给予、安全、心理疏导等，以促进康复。

2. 计划者

护士运用护理专业知识和技能，收集护理对象的生理、心理、社会等相关资料，评估护理对象的健康状况，找出其健康问题，为其制订护理计划，并按照护理计划实施护理服务，尽快恢复病人健康。

3. 管理者

在临床护理中，护士必须对日常工作中的人、财、物、信息、时间、空间有计划地组织管理。充分发挥护士的管理才能，运用管理的艺术和技巧，合理利用资源，以病人为中心，提供人性化、个性化护理，最大限度地满足病人需要。

4. 咨询者

护士运用沟通技巧及自己的知识和技能，解答护理对象及家属的具体问题，提供相关信息，给予情感支持及健康指导。澄清护理对象对疾病与健康有关问题的疑惑，使护理对象清楚地认识自己的健康状况，从心理上和行为上适应病人角色，更好地配合治疗，尽快恢复健康。

5. 协调者

病人所获得的医疗护理照顾是整体性的，这需要健康保健系统中所有成员的密切配合才能够完成。护士有责任维持有效的沟通，以保证诊断、护理工作能够有序、高效地进行，保证护理对象获得最适宜的整体性医护照顾。

6. 教育者

护士可以在医院、家庭和社区等各种场所，针对护理对象不同的特点，完成其教育者的职能，以期待改善人们的健康状态和健康行为，达到预防疾病、促进健康的目的。

7. 研究者

护理事业的不断发展、护理质量的不断提高与护理科研是密不可分的。护士在实践工作中，要善于发现问题，勇于探索，寻找问题的答案，验证和提炼现有知识及创造新知识，并总结和推广研究成果，从而指导实际工作。

8. 病人利益维护者

护士是病人利益的维护者，有义务反映病人及其家属的要求，并与有关人员联系和沟通，为病人解决困难，尽量满足其需求。尤其对无法表达自己意见的病人，护士应采取各种预防措施以保护护理对象不受伤害和威胁。随着医学科学的发展和各种新技术在医疗上的应用，病人入院后所面临的是各种检查手段和电子仪器的使用，以及与医疗有关的各种专业人员组成的复杂环境。在这种环境中，病人的权益可能会受到伤害，护士应保证病人有安全的治疗环境，以预防病人损伤和治疗带来的副作用的影响。护士还具有评估有碍全民健康的问题和事件，向有关机构提供健康报告和建议的责任、权利和义务。

当今社会对护士的角色的需求越来越多。为实现角色期待，护士必须加强角色学习，以便更好地完成角色功能。

第二章　课后巩固

第三章　护理学的基本概念

第一节　关于人的概念

护理学是生命科学领域的一门独立学科，有其自身独特的理论体系。人、环境、健康和护理四个基本概念构成现代护理理论的基本框架。对这四个基本概念的理解直接影响着护理人员的护理理念、护理学的范畴、护理工作的方式、护士的角色功能以及护理学的研究领域。

3-1　预习指导

人是护理学研究和服务的对象，是护理学最关心的主体，对人的认识是护理理论与实践的核心和基础，它决定了护理工作的任务和性质。

一、人是统一的整体

人是身心统一、内外协调、不断发展变化的独特的有机整体，包括生理、心理、精神、社会、文化等各个方面，它们相互联系、相互依赖、相互作用，从而形成一个完整而独特的人。任何一个方面的功能失调都会对人的整体造成影响，并在一定程度上引起其他方面的功能变化，例如生理的疾病可以影响人的心理和情绪的变化，心理或精神的疾病也会造成身体的不适。人体各方面功能的正常运转，又能促进人整体功能的发挥。因此把人视为一个整体是现代护理理论体系的核心和基础。

（一）人具有双重属性

人具有生物和社会双重属性。人的生物属性体现在人是一个生物有机体，与其他动物一样，受生物学规律制约；人的社会属性体现在人在社会发展中担当一定的角色，有思想、有情感、从事创造性劳动、过着社会生活。因此，护士在护理实践中应从护理对象的生理、心理、社会、文化等各方面评估护理对象的健康问题，最大限度地满足个体的需要，以取得最佳的护理效果。

（二）人是一个开放系统

人作为一个生物系统，是由循环、神经、运动、呼吸、消化等多个子系统组成的，各子系统之间不断地进行物质、能量和信息交换。在自然的生态系统中，人又是一个子系统，生活在复杂的自然和社会环境中，不断地同周围的自然环境和社会环境进行着物质、能量和信息交换。人的健康有赖于机体内部各子系统间的平衡与协调，以及机体与环境间的和谐与适应。

护士在帮助护理对象维持内环境平衡的同时，应重视环境中的其他因素如社会舆论、社会认同感等对机体的影响，努力改善环境条件，提高个体对环境的适应性。

（三）人是护理服务的对象

人是护理服务的对象，不仅包括病人，还包括健康人。不仅包括个体，也包括群体，如家庭、社区和社会。因此护理的服务范围不仅局限于医院，而且走进了家庭、社区和社会，护理不仅要关心个体的健康状况而且要关心群体的健康状况。因此，护理的最终目标不仅是维持和促进个人的健康，更重要的是达到提高整个人类社会的健康水平。

二、人的基本需要

人的基本需要是指个体为了维持身心平衡并求得生存、成长与发展，在生理和心理上最低限度的需求。人的需求是多种多样的，其基本需要可归纳为以下几个方面。

1. 生理方面的需要

生理需要是指与维持人的正常生理功能有关的需要，如正常的呼吸、进食、休息、睡眠、排泄等。其主要作用是维持机体代谢平衡，如这些需要得不到满足，人就无法生存延续后代。

2. 社会方面的需要

社会需要是指个体适应社会的角色期望并与其他人或集体互动的需要，如与他人沟通、交流、交友、被认同、被肯定、被爱等。其主要作用是维持个体心理与精神的平衡，如这些需要得不到满足，就会产生不舒服的感觉或不愉快的情绪体验。

3. 情感方面的需要

情感需要是指人对外界刺激所产生的心理感受。人有喜、怒、哀、乐等各种情感，如遇到高兴的事会感到愉快、满意；反之可能会产生焦虑、害怕、恐惧、愤怒等情绪反应，影响身体健康。

4. 认知方面的需要

认知需要是指个体在认知、思考和能力方面的需要，如个体需要不断学习、思考问题、寻求解决问题的能力等。其主要作用是实现自身生存价值，如这些需要得不到满足，将会产生自卑、无助和无能的感觉。

5. 精神方面的需要

精神需要是指有关人的精神信仰、精神依托方面的需要，其主要作用是寻求心灵上的慰藉，如得不到满足将会产生精神空虚。

当个体的基本需求得到满足时，就处于一种相对平衡的状态；当个体的基本需求得不到满足时，就可能陷入紧张、焦虑、愤怒等情绪中，出现机体的失衡进而导致疾病。

护理的功能就是帮助护理对象满足其基本需要，以达到最佳的健康状态。因此护士只有充分认识人类的基本需要的内容和特点，才能协助护理对象解决健康问题，满足其基本需要，维持机体的平衡状态。具体体现在两个方面，一是帮助护理对象满足基本需要；二是加强对护理对象的健康教育，激发其依靠自身力量，树立满足健康需要的信心，正确认识个体在康复中的作用，充分发挥主观能动性，积极参与护理活动，与医护人员取得良好的合作。

三、人的成长与发展

（一）成长与发展的基本概念

1. 成　长

成长是指个体在生理方面的量性增长。成长是可测量、可观察的。常用的人体可测量性生长指标有身高、体重、年龄、胸围、头围等。

2. 发　展

发展是个体随年龄增长及与环境间的互动而产生的身心变化的过程。它是生命中有顺序的、可预测的改变，是学习的结果和成熟的象征，是人在质的方面发生的变化，在人的一生中是持续进行的，往往不易测量。它不仅包括生理方面的变化，而且还包括心理及社会方面的适应及改变。

（二）成长与发展的特征

1. 成长与发展的共性

人的成长和发展都是有规律、有顺序、可以预测的，往往遵循由上到下、由近到远、由粗到细、由简单到复杂、由低级到高级的顺序，并且每个个体都要经过相同的生长发展阶段，如 1 周岁内生长迅速，出现第一个生长高峰，周岁后基本稳步成长，至青春期又迅速加快，出现第二个高峰，成年后处于相对稳定的阶段。同时，个体发展的速度具有非等速的特征，表现为同一方面的发展在不同年龄阶段发展的速度不同，如身体的生长高峰期；不同方面的发展速度也是不均衡的，如神经系统发育先快后慢、生殖系统发育先慢后快。

2. 成长与发展的差异性

虽然个体都要经过相同的成长与发展阶段，但由于受遗传、环境等多种因素的影响，个体成长、发展的速度、水平都会出现差异，表现为同一年龄阶段的个体可以有不同的发展水平、不同的个性特征。

（三）影响成长与发展的因素

1. 遗传因素

遗传是影响人类成长与发展的基本因素。遗传的差异不仅影响人的身高、体重、肤色、外貌等方面，而且也影响人的性格、气质、能力等。

2. 环境因素

环境是影响人类成长与发展的重要因素之一。它包括以下几个方面。

（1）家庭：个人主要的生活环境。家庭的经济状况、成员关系、父母的人生观、价值观、文化程度、社会地位等均会影响个体的成长与发展。

（2）学校：人生的前段时期大都是在学校度过的，而这个阶段又是个体迅速成长的时期，学校的管理水平、教师的教书育人能力、同学关系、师生关系等均会影响个体的成长与发展。

（3）社会：社会为个体的发展提供了一个大环境，对社会的适应程度直接影响个体的成长与发展。

护理的服务对象是各个年龄阶段的人，不同年龄阶段的人具有不同的身心特征。护士需了解人类生命周期各个阶段成长与发展的特点，把握各年龄阶段护理对象的身心特征和基本需要，提供有效的个性化的护理服务。

第二节　关于健康的概念

健康是医学科学中最基本的概念之一，是人类生命存在的正常状态，是生活质量的反映，也是护理理论研究领域的一个核心问题。

3-2　预习指导

一、健康的概念

健康是个变化的概念，在不同的历史条件、文化背景和个体价值观等影响下，人们对健康有不同的理解和认识。

（一）健康的定义

传统的健康观认为，没有疾病就是健康。例如人的各种化验和检查（即生理指标）没有发现异常，人就是健康的。这是生物医学模式下人们对健康的认识，这种观点没有反映健康的根本特征，忽略了精神心理及社会等因素对人健康的影响。随着人类社会的发展，健康的概念也在不断发展。1948 年 WHO 将健康定义为："健康，不仅是没有疾病和身体缺陷，还要有完整的生理、心理状态和良好的社会适应能力。"此定义从人的整体出发，摒弃了生物医学模式下以有机体的生物指标作为评价个体的健康状况的唯一标准，把健康与人类的生活联系起来，不但重视有机体的生物特征，还强调了人的心理状态和社会适应能力，提出了适应时代需要的新的健康观，有力地推动了生物—心理—社会医学模式的形成和发展。

1989 年，WHO 关于健康的概念又有了新的发展，把道德修养纳入了健康的范畴，提出了新概念，即"健康不仅是没有疾病，而且包括躯体健康、心理健康、社会适应良好和道德健康"。新的健康概念告诉人们，健康不再是单纯的生理上的病痛与伤残，它涵盖了生理、心理、社会及道德健康，强调从社会公共道德出发，维护人类健康，要求每个社会成员不仅要为自己的健康负责，而且要为社会群体的健康承担社会责任。这是一个整体的、积极向上的健康观，新的健康观说明了人们对健康的理解日趋完善，对自身健康的水平要求不断提高。

（二）影响健康的因素

健康受生物因素、心理因素、环境因素、生活方式与医疗保健服务体系等多种因素的影响。

1. 生物因素

生物因素是影响人类健康的主要因素，包括遗传、年龄、种族、性别等。

2. 心理因素

古人曰："喜伤心、怒伤肝、思伤脾、忧伤肺、恐伤肾"，心理因素主要是通过情绪和情感作用对健康产生影响。人的心理因素通过情绪反应可以致病，也可以治病。好的心理情绪状态不仅有利于疾病的治疗和身体的康复，而且还可发挥药物难以达到的治疗效果。

3. 环境因素

环境对人类健康影响极大，除一些遗传性疾病外，还有许多疾病与环境有关。住宅、卫生条件、气候、食物、空气、水、土壤等因素均会对健康产生影响。

4. 生活方式

生活方式对健康产生着积极或消极的影响。良好的生活方式对健康产生积极的影响，如适当的运动、节制饮食、戒烟限酒、远离毒品、定期体检、生活规律等；不良的生活方式对健康产生消极的影响，如缺乏锻炼、吸烟酗酒、饮食过量、长期静坐等，是产生慢性疾病的重要因素。

5. 医疗保健

医疗保健体系是否完善、医疗保健网络是否健全、是否容易获得及时有效的卫生保健和医疗护理服务等，均对健康有较大的影响。

6. 社会因素

社会政治经济因素、职业环境因素、社会治安等因素影响人们的健康水平和健康意识，如社会经济水平的提高有利于增加卫生资金投入，改善卫生保健服务设施，从而提高人们的健康水平；而职业有害因素可导致从业人员的职业损伤甚至引发职业病。

因此，健康是受多方面因素影响的，为了更有效地维持和促进服务对象的健康，应对其健康的影响因素有清楚的认识。

（三）疾病的影响

当影响健康的因素打破机体的内外环境的动态平衡时，就会导致机体发病。疾病是每个人要面对的重要生活事件，每个病人及其家人都要面对疾病所带来的一系列变化和影响。由于每个病人及其家人对疾病的反应不同，因此疾病对病人及其家人带来的影响也不同，通常表现在以下几个方面：

1. 角色改变的影响

每个人在家庭和社会中都扮演着一定的角色，由于疾病的影响，病人可暂时免于承担一些家庭、社会角色，从而进入病人角色，安心休养。病人原有的角色行为则可能转嫁给其他人。

2. 行为和情绪的改变

病人及其家属行为和情绪的改变与疾病的性质、严重程度有关。如果病人的疾病是短期的、无生命危险的疾病则不会引起明显的行为及情绪的改变；如果病人患有重病尤其是威胁生命的疾病，则可引起强烈的行为及情绪反应，如愤怒、恐惧、焦虑、失望、无助感等。这些反应可以视为病人及其家属对疾病的应激反应。

3. 对个人自主性与生活方式的影响

疾病可降低个人的自主性，许多病人为了疾病的康复，愿意放弃自己原有的生活方式和生活习惯，而出现更多的依从或遵医行为。

4. 对个人形象的影响

有些疾病可引起个体形象的改变，从而导致病人及家属出现一系列心理反应，如外伤后的截肢、瘫痪、激素治疗后的肥胖、化疗后的脱发等，反应的过程一般包括震惊、否认、逐步承认与接受以及配合康复四个阶段。

5. 对自我概念的影响

尤其是一些久治不愈的疾病以及一些社会上存在一定偏见的疾病如精神病、性病等，常影响病人的自尊心或使其难以回到自己原有的角色。

6. 对家庭经济的影响

人患病会增加家庭支出，甚至成为家庭经济负担，如果病人本身是家庭生计的主要承担者，影响会更大，与此同时，病人及其家属的精神、心理压力也会增加。

护士应与护理对象建立良好的人际关系，充分了解疾病概念及所带来的影响，为病人提供个性化护理，为病人家属提供最有效的帮助。

二、健康-疾病轴

健康不是绝对的，患病时也并非完全失去健康。

1. 健康-疾病轴

健康与疾病是个线型连续统一体。如果我们用一条轴线来表示健康与疾病时，则最佳的健康状态和死亡是这个轴线的两个极端。健康-疾病轴上的任何一个点都是个体身体、心理、社会诸方面功能的综合表现。每个人每时每刻的健康状况都处于这一轴线两端之间的某一个点上，并处于动态变化中，如某人某天精力充沛、心情舒畅、反应敏捷、办事效率高，其健康状况偏向最佳健康状态；第二天，他不小心感冒了，头痛、乏力、全身不适、注意力无法集中，其健康状况偏向健康不良侧。

2. 健康与疾病的关系

健康与疾病在一定条件下可以互相转化，健康与疾病是生命连续统一体中的一对矛盾，这对矛盾随时都在变化，并在一定条件下可以相互转化。

健康与疾病之间没有明确的分界线。在任何时候，一个人的健康总是相对的，没有完全的健康，二者之间存在“过渡形式”，即所谓的“亚健康”状态。健康与疾病是动态的，不是绝对的，如一个人自觉不适，可能是由于疲劳所致，处于亚健康状态，并非是患了某种疾病，但也可能是某些疾病的先兆，如一个早期癌症的病人，可能毫无症状，但疾病实际上已潜伏在其体内并在继续发展中。

3. 最佳健康状态

每个人都应设法达到自己的最佳健康状态，使自己各方面的功能得以最佳发挥，以发展其最大的潜能。最佳健康状态更多地强调促进健康与预防疾病的保健活动，而非单纯的治疗活动。因此护士应帮助服务对象进行着眼于发挥机体最大功能和发展潜能的活动，从而帮助其实现最佳健康状态，如对于有生理残障者，护士不仅要帮助个体在生理方面最大限度地发挥其尚存的功能，而且还要帮助其在社会方面、情感方面、认知方面等适应这种残障，保持乐观向上的心态，保持正常的社会交往，使其在自身条件下达到最佳的健康状态。因此，护理的职能就是尽最大努力使护理对象的健康状况偏向最佳健康端。

第三节　关于环境的概念

环境是指人类赖以生存的周围一切事物。环境是人类生存的空间，环境状况与人类的健康息息相关。良好的环境能促进人的健康，不良的环境则会给人带来危害。环境包括内环境和外环境，内、外环境之间不断地进行物质、信息、能量的交换，保持动态平衡。

3-3　预习指导

一、人的内环境

内环境是影响生命和成长的机体内部因素，由生理环境和心理环境组成。

1. 生理环境

生理环境包括呼吸系统、消化系统、循环系统、泌尿系统、神经系统、内分泌系统等，各系统之间通过神经、体液的调节维持生理平衡状态，这种调节机制是在无意识状态下以自我调整的方式来控制和维持的。

2. 心理环境

心理环境是人的心理状态，对健康影响较大。人们在生活中，无时无刻不在接受着来自客观世界的各种刺激，产生心理反应。如果某种刺激引起的心理反应过于强烈，机体不能经过心理调节产生新的适应，则可使机体免疫功能发生改变，导致某些心身疾病的发生。

二、人的外环境

外环境是可影响机体生命和生长的全部外界因素的总和，由自然环境和社会环境组成。

1. 自然环境

自然环境是存在于人类周围的各种自然因素的总和（也称生态环境），是人类赖以生存和发展的物质基础。其中包括物理环境如空气、阳光、水、土壤等，生物环境如动物、植物、微生物等。在我国，随着经济的快速增长，人民物质生活水平的不断提高，环境的污染与破坏也日渐凸现，影响着人类的健康。

2. 社会环境

社会制度、经济条件、文化背景、人际关系等社会环境因素均可引起人们产生不同的心理反应，从而影响人的身心健康。社会制度落后、经济条件差、文化教育滞后、人际关系不和谐、医疗保健服务体系尚不够完善等都可影响人类的健康。

三、健康与环境的关系

1. 人只有适应环境才能维持健康

人类的一切活动都离不开环境。机体不断地调整内环境以适应外环境的变化，同时人类通过征服自然与改造自然来改善自己的生存与生活环境。人只有适应环境，并与环境保持动态平衡，才能维持自身的健康。

2. 环境的优劣影响人的健康

良好的环境促进人体健康，不良的环境则危害人的健康。据统计，人类所患的疾病中，不少与环境中的致病因素有关。因此护士有责任和义务通过各种方式和途径宣传保护人类赖以生存的环境。

总之，护士应帮助服务对象创造一个良好的自然环境和社会环境，协助其维持内环境的稳定，从而促进健康，维护健康，提高人的生存质量。

第四节　关于护理的概念

护士只有对护理内涵及护理专业有所认识，才能不断塑造自身的专业特征，培养自己的专业素质，并在护理工作中扮演好自己的角色。

3–4　预习指导

一、护理的概念

（一）护理的定义

护理（nursing）一词是由拉丁文 nutricius 演绎而来，含抚育、照顾、保护、看护等意。随着护理专业的发展，护理的概念和内涵也在不断地发生变化。因此，不同时期的护理学家和护理团体对护理所作的定义也有差别。

南丁格尔认为“护理既是艺术，又是科学”。她在 1859 年提出“护理的独特功能在于协助病人置身于自然而良好的环境下，恢复身心健康。”1885 年她又指出“护理的主要功能在于维护人们良好的状态，协助他们免于疾病，达到他们最高可能的健康水平”。

1966 年，弗吉尼亚·韩德森认为：护理是帮助健康人或病人进行保持健康和恢复健康（或在临死前得到安宁）的活动，直到病人或健康人能独立照顾自己。

1970 年，美国护理学家玛莎·罗杰斯提出：护理是协助人们达到最佳的健康潜能状态，护理服务的对象是所有的人，只要是有人的场所，就有护理服务。

1973 年，国际护士会对护理的定义是：护理是帮助健康的人或患病的人保持或恢复健康，或者平静地死去。同年，美国护士协会提出的护理的定义是：护理实践是直接服务并适应个人、家庭、社会在健康或疾病时的需要。

1980 年，美国护士协会又将护理定义为：护理是诊断和处理人类对现存的或潜在的健康问题所产生的反应。这一定义表明护理的服务对象为人，不仅包括已有健康问题的病人，而且还包括具有潜在健康问题的人，帮助他们减轻痛苦，恢复健康，预防疾病，促进健康，并与护理程序紧密联系，目前这一概念被大多数国家护理界认同和采用。

（二）整体护理

整体护理是一种护理理念，这种理念被人们所接受也经历了一个漫长的过程。整体护理的基本含义是一种以人的健康为中心，视护理对象为生物、心理、社会等多因素构成的开放性有机整体，以满足其身心需要和恢复其健康为目标，运用护理程序的理论和方法，实施系统、计划、全面的护理思想和护理实践活动。

这种观念要求护士用整体的观念看待护理的服务对象及护理活动，与现代医学模式及护理学的基本概念等相吻合。

二、护理的内涵

护理在近百年来发展迅速，变化很大，但它所具有的基本内涵，即护理的核心始终未变，主要包括：

1. 照　顾

照顾是护理永恒的主题。纵观护理发展史，无论在什么时期、亦无论是以什么方式提供护理，照顾病人和护理对象永远是护理的核心。

2. 人　道

护士是人道主义忠实的执行者。在护理工作中提倡人道，首先要求护士视每一位护理对象为具有个性特征的个体、有各种需要的人，从而尊重个体，注重人性；同时也要求护士对待护理对象一视同仁，积极救死扶伤，为人类的健康服务。

3. 帮　助

护士与服务对象之间的帮助性关系是护士用来与护理对象互动以促进其健康的手段，这种帮助性关系是双向的。首先护士和护理对象是一种帮助与被帮助、服务者与被服务者之间的关系，这就要求护士以自己特有的专业知识、技能与技巧提供帮助与服务，满足其特定的需要，与护理对象建立起良好的帮助性关系；护士在帮助护理对象的同时也深化了自身专业知识、积累了工作经验，自身也获益提高。

第三章　课后巩固

第四章　护理相关理论

第一节　系统理论

一、系统的概念与分类

系统论的观点起源于 20 世纪 20 年代，研究系统最具有代表性的人物是美籍奥地利生物学家路·贝塔朗菲。他在 1937 年第一次提出“一般系统论”的概念，并于 1968 年在《一般系统论——基础、发展和应用》一书中总结了一般系统论的概念、方法和应用。

4-1　预习指导

1. 系统的概念

系统是指由若干相互联系、相互作用的要素所组成的具有一定结构和功能的有机整体。它包括两个方面的含义：一是系统是各要素的集合；二是系统中的每一个要素都有自己独特的机构和功能，当组成系统后将产生新的整体功能。

2. 系统的分类

（1）按组成系统的要素性质分类：可分为自然系统和人造系统。自然系统是指自然形成的、客观存在的系统，如生态系统、人体系统等；人造系统是指为了某些特定的目标人为建立的系统，如质量控制系统、卫生防御系统等。

（2）按系统与环境的关系分类：可分为开放系统和闭合系统。开放系统指不断与周围环境进行物质、能量和信息交换的系统，如人体系统等；闭合系统指不与周围环境进行物质、能量和信息交换的系统。绝对的闭合系统是不存在的，开放系统与环境的联系是通过输入、转换、输出和反馈来完成的（图 4-1）。

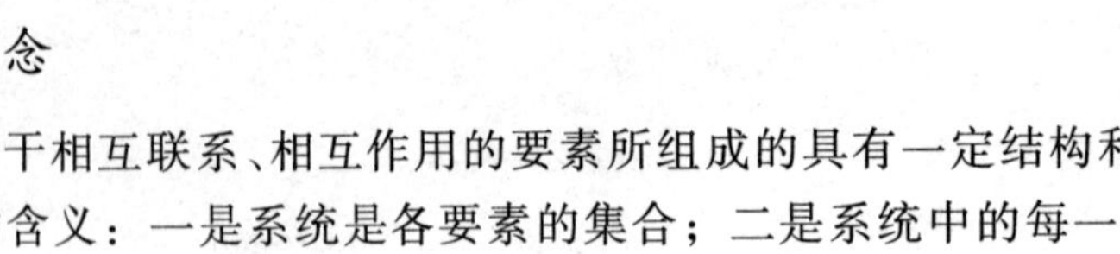

图 4-1　开放系统功能示意图

（3）按组成系统的内容分类：可分为物质系统和概念系统。物质系统指以物质实体组成的系统，如机械系统、生物系统等；概念系统是指由非物质实体构成的系统，如理论系统。

（4）按系统运动的状态分类：可分为动态系统和静态系统。动态系统是指系统的状态会随时间的变化发生变化，而静态系统是指系统状态不随时间变化而改变，绝对的静态系统是不存在的。

二、系统的基本属性

1. 整体性

整体性是指系统的整体功能大于系统各要素功能之和。当各要素以一定的方式组成统一整体后，会产生新的整体功能，该整体功能是建立在系统的各要素基础上。

2. 相关性

相关性是指系统内部各要素间及系统与环境间存在相互作用、相互依存的关系，其中任何一个要素发生了结构或功能的变化，必将影响其他要素甚至整体功能的发挥。

3. 动态性

动态性是指系统会随时间的变化而变化。系统要发展，需要通过内部各要素的相互作用，调整内部结构以保证最佳功能状态；同时，系统还要与外界环境进行物质、能量和信息的交换，以达到适应环境的目的。

4. 层次性

任何系统都具有一定的层次。一个系统是由若干子系统所组成的，其本身又可以看作更大系统的子系统，按照复杂程度依次排列组织，这就构成了系统的层次性。较简单的、低层次的系统称为次系统，较复杂的、高层次的系统称为超系统。在研究复杂系统时要从较大系统出发，充分考虑系统所处的上下层关系。

5. 目的性

系统的建立往往基于一定的目的和需要，系统的各要素都是为达到系统的一定目的而协同运作的，系统要维持稳定的有序结构，从而实现系统的整体功能。

三、系统理论在护理中的应用

1. 促进整体护理思想的形成

根据系统理论的观点，人是由生理、心理、社会、精神、文化等组成的统一体，是一个开放系统。当机体的某些器官或组织发生病变，表现出疾病征象时，不仅要注意到体内器官功能的平衡，提供相关疾病的护理，还需要注意外界环境如家庭、社区等对机体的影响，提供包含心理、精神等要素的整体性护理。

2. 作为护理程序的理论框架

护理程序可以看成一个开放系统，包括评估、诊断、计划、实施和评价五个步骤。评估患者的基本健康状况、护士的知识水平与技能医疗设施条件等是输入的信息；经系统的分析整理，即做出护理诊断、制订护理计划和实施护理措施后，患者的健康状况是输出的信息；经评价进行信息反馈，若患者尚未达到预期健康目标，则需要重新收集资料，修改计划及实施，直到患者达到预期健康目标，护理程序方停止。

3. 作为护理理论或模式发展的框架

系统理论被许多护理理论学家所借用，作为护理理论或模式发展的基本框架，如罗伊的适应模式、纽曼的系统模式等。

4. 为护理管理者提供理论支持

根据系统理论，医院护理系统被视为医院整体系统的一个子系统，因此，在护理管理中，既要考虑护理系统内部影响护理质量的诸要素，又要注意与医疗系统以及其他系统的协调平衡，方能促进护理专业的发展。

第二节　需要层次理论

人类为了生存和发展，一些基本需要必须得到满足，人的许多行为动机也是基于需要而产生的。护士充分认识人类基本需要的内容和特点，有利于在护理实践中满足患者的基本需要，增进健康。

4-2　预习指导

一、需要层次理论的内容

1. 相关概念

（1）需要（need）：个体处于缺乏或不足状态时，想要去满足或补充这些不足或缺乏的倾向。它反映了个体的客观需求，与个体的活动密切相关，是个人心理活动和行为的基本动力。

（2）基本需要（Basic needs）：个体为了生存、发展及维持身心平衡的最基本的需求。所有个体必须满足基本需要，否则，可能陷入紧张、焦虑等不良情绪中，甚至影响生理功能，导致疾病的发生。

2. 基本理论

20 世纪 50 年代，美国心理学家马斯洛提出人类基本需要层次理论，将人的基本需要按重要性和发生的先后顺序排成5个层次，并形象地用“金字塔”结构加以描述，该理论被广泛地运用于护理领域。

（1）生理的需要：个体为维持生存和种族延续的最基本的需要，应当首先得到满足。包括对食物、空气、水、休息、睡眠、排泄等的需要。

（2）安全的需要：希望免受威胁和意外，获得安全感，包括生理和心理两个方面。生理上应处于安全状态，防止伤害发生，如行走不便者使用助行器或卧床；心理上的安全感倾向于生活的熟悉、有保障的环境和生活的稳定。

（3）爱与归属的需要：个体需要爱别人，去接纳别人，同时也希望被他人所接纳、支持，成为群体的一员，产生归属感，从而免受孤独、被遗弃等痛苦。

（4）尊重的需要：尊重有两个层次。自尊指个体有自尊心，认为自己是有价值的人；同时，希望受到别人的尊重，得到肯定和赞赏。尊重需要的满足能使人产生自信，产生更大的动力；反之，会让人失去自信，变得软弱、无能。

（5）自我实现的需要：个体希望最大限度地发挥自己的潜能，实现工作和生活上的愿望，施展抱负，获得满足感。这是最高层次的需要，在其他需要获得基本满足后方会出现并获得满足，其需要的程度和满足的方式有极大的个体差异。

二、需要层次理论的基本观点

1. 人的需要分层次

从低到高，按层次递升，但不是绝对不变的。

2. 各层次的需要相互依赖

较低层次需要的满足是较高层次需要产生的基础。一般而言，必须首先满足较低层次的需要再考虑较高层次的需要；而高层次的需要发展后，低层次的需要仍然存在。

3. 各种需要得到满足的时间不同

有的需要必须立即且持续满足，而有的需要可以暂时延缓。

4. 层次越高的需要，满足的方式差异越大

高级需要的满足比低级需要的满足需要更多的条件，如自我实现需要的满足方式可因个人的性格、受教育的水平和社会文化背景不同而大相径庭。愈高级的需要，愈为人类所独有。

5. 人类需要被满足的程度与健康成正比

基本需要被满足的程度越高，意味着健康水平越高。有些需要并非生命所必须，但能

提高生命活动质量。越是高级的需要，对于维持生存越不迫切，但高级需要的满足能使个体维持健康。

三、需要层次理论在护理中的应用

护理的基本功能是满足患者的需要，在护理工作中应用需要层次理论可以协助护士理解和领悟患者的言行，识别患者的基本需要，评估未被满足的需要，预测尚未表达的需要，为制订个体化的护理措施提供依据。

1. 帮助识别患者的基本需要

（1）生理的需要：如缺氧、呼吸道感染或阻塞、水电解质失衡、营养的供给、睡眠型态紊乱、急慢性疼痛。

（2）安全的需要：避免身体损伤，如因虚弱或地板过滑、意识障碍导致摔伤，消毒不严或操作不当导致感染等；避免心理威胁，如患者对环境、手术、治疗产生的担忧和恐惧。

（3）爱与归属的需要：因远离家人产生的孤独感和被遗弃感，有些患者甚至担心其爱人及家人会因为疾病的原因不能保持对他的情感。

（4）尊重的需要：疾病可能导致生理功能暂时性或永久性障碍甚至丧失，患者会担心因自身价值下降而成为别人的负担，被人轻视。同时，在住院期间，因治疗、护理措施可能对患者的隐私造成侵害。

（5）自我实现的需要：患者因疾病原因暂时或长期远离自己的学习、工作岗位，有失落感。护士在满足患者较低层次的需要后，要尽力为其创造条件，使之充分认识自己的能力，在康复中发挥主观能动性。

2. 指导护士满足患者的基本需要

（1）直接满足患者的需要：对丧失自我满足需要能力的患者，护士应当及时采取有效措施，满足其基本需要，维持生命。

（2）协助患者满足需要：对部分恢复自我满足需要能力的患者，护士可以鼓励并指导患者尽量自行满足需要，在能力有所欠缺时提供必要的帮助与支持，并协助患者满足其不能自理的部分。

（3）间接满足患者的需要：对能够自我满足需要的患者，可以通过健康教育、科普讲座等形式提供相关的知识，提高其满足需要的能力。

3. 帮助护士系统地收集、整理患者的健康资料

需要层次理论可作为护士评估患者健康资料的理论框架，避免遗漏。

第三节　压力与适应理论

一、压力的概述

1. 压　力

压力是个体对作用于自身的内外环境中的刺激做出认知评价后产生的一种身心紧张状态。人在生活中随时会受到压力的影响，适当的压力有利于提高适应能力，产生动力，促进个体的成长发展；但持续过久、过大的压力会干扰个体的判断力，降低个体的抵抗力，引起身心疾病。

4-3　预习指导

2. 压力源

压力源指引起压力的来源，任何能使个体产生压力反应的因素都被称作压力源。压力源可引起个体的生理和心理反应，但是不同压力源引起的反应可能不同。压力源的大小取决于同一时期内压力源的数量、强度、持续时间、个体感知和应对等。常见的压力源有以下几类：① 物理性压力源。② 化学性压力源。③ 生物性压力源。④ 生理性压力源。⑤ 心理性压力源。⑥ 社会性压力源。⑦ 文化性压力源。

3. 压力反应

压力反应指个体对所受压力产生的反应。主要包括以下两类。

生理反应：表现为心率加快、血压升高、呼吸加快、血糖升高、胃肠蠕动减慢、肌张力增强、免疫力降低等。

心理反应：焦虑、否认、依赖、自卑、孤独、恐惧、愤怒等。

二、对压力的防卫

1. 第一线防卫——身心防卫

（1）生理防卫：遗传因素、身体状况、营养状态、免疫功能等。如完整的皮肤和免疫系统可以抵抗病原微生物的侵袭，而营养不良容易出现各种感染。

（2）心理防卫：心理上对压力作出调整应对的过程，取决于过去的经验、受教育水平、社会支持系统、经济状况等。个体通常是在潜意识下自觉运用一些心理防卫机制以达到解除冲突、自我保护的目的。

2. 第二线防卫——自力救助

当机体需要面对的压力源较强时会出现一些身心应激反应，此时，需要进行自力救助以恢复平衡状态，减少疾病的发生。在面对压力源时，首先应正视问题，评估压力来源，再进行针对性的处理，可通过改变情境以降低压力强度、减少面对时间或改变面对压力源时的反应来应对。要承认面对压力源时的不良情绪，找到合适的方法进行发泄，排解情绪或利用可以获得的社会支持获得力量。除此之外，通过改善生活方式，加强营养、锻炼，培养良好的兴趣，建立良好的身心状况也能增强抵抗压力源的基础。

3. 第三线防卫——专业辅助

当强烈的压力源导致身心疾病时就需要专业人员的帮助，由医务人员提供具有针对性的治疗和护理，如心理治疗、物理治疗和药物治疗等，以利疾病的康复。

三、适应的概念

适应是生物体促使自己更能适合生存的一个过程，是应对行为的最终目标，是所有生物区别于无生物体的特征。无论个体遇到什么样的压力都会努力去适应，如果适应成功，身心状态可以恢复平衡；若适应失败就会引起身心疾病。

四、对压力的适应

人对压力的适应是涉及躯体、智力、情绪、技术等多方面对环境做出的反应过程，包含四个层次。

1. 生理适应

个体通过生理功能的调整去适应外界环境变化，多数情况下是通过代偿性功能来实现的，如跑步锻炼时，最初会感觉心跳加速、呼吸急促，但若坚持下去，当心肺功能逐渐增强时不适症状就会消失。而当某种固定刺激持续时间过久，适应则表现为感觉灵敏度的降低。

2. 心理适应

心理适应指人们感受到压力时，会自觉调整态度去认识压力源，努力找到摆脱压力的方法以恢复心理状态的平衡。一般可运用心理防卫机制来应对，常用的方法有合理化、转移、否认、投射、补偿、升华、选择性忽视、幻想等。

3. 社会文化适应

（1）社会适应：个体调整自己的行为以适应不同群体的信念、规则的要求，如新上岗的护士要学习医院规章制度、熟悉工作环境，才能更快地适应工作。

（2）文化适应：个体调整自己的行为，与另一种文化的思想、习俗、价值观相适应，如“入乡随俗”。

4. 技术适应

技术适应指人们在适应的过程中，通过应用技术革新和创造，控制环境中的压力源，如水污染的治理、噪声污染的控制、天气干旱时人工降雨等。

五、压力与适应理论在护理中的应用

1. 汉斯·塞利的压力与适应理论

加拿大病理生理学家汉斯·塞利于1950年出版了《压力》一书，从医学及病理生理学的角度提出了“压力与适应学说”，认为压力是个体应对环境刺激而产生的非特异性反应，这种反应包括全身适应综合征及局部适应综合征。

（1）全身适应综合征：无论是什么刺激作用于机体都会引起一些类似的反应，包括体重下降、疲乏、倦怠、失眠、出汗、胃肠道反应等。

（2）局部适应综合征：人体除对压力产生全身反应外，局部的某一器官或区域内也产生反应，如局部炎症。

（3）适应综合征的反应阶段。

① 警觉期：机体在压力源的刺激下激活交感神经系统引起警戒反应，表现为心率加快、血压升高、血糖升高、肌肉收缩等，目的是动用足够的能量克服压力。

② 抵抗期：压力源若持续存在，警觉期反应消失，机体抵抗力高于正常水平，与压力源形成对峙。要么机体成功抵御压力，内环境恢复稳定；要么压力持续存在，机体出现衰竭。

③ 耗竭期：压力源过强或持续过久会导致机体的能量耗尽，出现不良反应，若无外界帮助可危及生命。

2. 压力与适应理论在护理中的应用

1）患者面临的压力源

（1）环境陌生：患者在住院期间对周围环境不熟悉，对作息制度不适应，对照顾自己的医生、护士不了解等。

（2）与外界隔离：患者与家属及他人分离，脱离熟悉的工作、生活环境，不能与熟悉的人交流，身边的病友又无共同语言。

（3）对疾病的恐惧：患者对所患疾病感到恐惧，担心可能罹患了不治之症，或对于即将进行的手术及治疗的后果担忧。

（4）缺少信息：患者对疾病的诊断、治疗和护理措施不了解，对于医务人员的解释沟通不理解或出现沟通障碍，疑问得不到答复等。

（5）丧失自尊：患者因患病而丧失自理能力，进食、如厕等需要他人的照顾；由于身体虚弱或移动障碍需要卧床，行为能力受限，不能按自己的意志行事。

2）协助患者适应压力

（1）评估分析患者面对的压力源：分析患者的具体情况，协助找出压力源，并评估其所承受压力的程度、持续时间、过去的经验及可以获得的社会支持。

（2）创造舒适安全的环境：采取措施使病室舒适、安静、安全，并热情接待患者，为患者介绍病室环境及医务人员，减少不良环境因素带给患者的心理压力。

（3）满足患者的各种需要：找到压力源，有针对性地为患者解决问题。包括提供疾病的相关信息、为患者做好生活护理及心理护理、协助患者维持良好个人形象及保持自尊等。

（4）协助患者适应患者角色：主动关心、爱护患者，了解不同生活背景、不同病情的患者的感受，帮助其尽快适应患者角色。鼓励患者表达内心感受和想法，对存在角色适应不良的患者进行适当的心理疏导，减轻其对疾病本身的担忧和恐惧。当患者进入恢复期，注意锻炼其自理能力，避免发生角色强化。

（5）调动社会支持系统：协助患者建立良好的人际关系，并与其家属取得合作，鼓励患者及家属参与并配合治疗及护理过程，减轻患者的孤独感和被隔离感。

3）护士的工作压力源

由于护士数量普通不足，护理工作又是体力和脑力相结合的双重劳动，护士在工作中也存在许多压力与适应的问题。主要包括：繁重而紧张的工作量、复杂的人际关系、工作时间不固定及昼夜变更、不良的工作环境、职业风险高等。

4）护士工作压力的应对

当护士面对压力时也需要利用压力与适应理论进行自身调节，促进身心健康和工作效率的提升，避免医疗差错的发生。具体措施包括：树立正确的职业价值观和职业期望、提高自身业务素质和能力、妥善处理人际关系、灵活运用相关部门的支持系统、应用恰当的自我调节方法等。

第四章　课后巩固

第五章　护理程序

护理程序是现代护理学发展到一定阶段，以人的健康为中心进行工作的一种方式，是一种科学、系统地认识问题、分析问题和解决问题的思维方式和工作方法，是在护理理论及其相关理论的基础上产生的，并在护理实践的过程中得到不断地发展和完善，是护理工作科学化的标志。在临床护理实践中，护理人员应熟练灵活运用护理程序，为护理对象提供安全有效的护理服务，不断提高护理质量，促进护理事业的科学发展。

第一节　概　述

一、护理程序的概念

护理程序是以促进和恢复护理对象的健康为目标所进行的一系列有目的、有计划的护理活动，是一个综合的、动态的、具有决策和反馈功能的过程，通过对护理对象进行主动、全面的整体护理，使其达到最佳健康状态。综合性是指在护理活动中要用多学科的知识处理护理对象对健康问题的反应；动态性是指根据护理对象病情发展过程中健康问题的不断变化而对护理措施加以动态调整；决策性是指针对护理对象的健康问题决定采取哪些护理措施；反馈性是指实施护理措施后的效果又反过来决定和影响下一步护理措施的制定。

5-1　预习指导

二、护理程序的发展背景

护理程序一词是 1955 年由美国的护理学家莉迪亚·海尔首先提出来的。她认为护理是“按程序进行工作的”，强调以病人为中心实施护理。1973 年，美国护士协会将护理诊断纳入护理程序，护理程序从而发展为评估、诊断、计划、实施和评价五个步骤。1977 年美国护理学会正式发表声明，把护理程序列为护理实践的标准，使护理程序走向标准化。1982 年，北美护理诊断协会成立，进一步推动了护理诊断及其分类的精准化、统一化以及护理诊断的全球推广与应用。

20世纪80年代初期，美籍华人李式鸾博士到中国讲学，将美国的责任制护理制度引入我国，以护理程序为中心的责任制护理开始在中国实行。1994年经美籍华裔学者袁剑云博士来华介绍，全国部分医院开始试点建设以护理程序为核心的系统化整体护理的“模拟病房”。1996年全国整体护理协作网正式组建。1997年6月，卫生部下发了《关于进一步加强护理管理工作的通知》，要求各医院积极推行整体护理。2001年袁剑云博士又在我国介绍以护理程序为基本框架的临床路径，促进了护理程序在我国护理工作中的运用。目前，整体护理与护理程序正在健康发展，广大护理人员正在积极探索适合中国国情的具有中国特色的整体护理实践模式。

三、护理程序的意义

护理程序是一种系统而科学地安排护理活动的工作方法，是为护理对象提供完整的、适应个体需要的护理的一种科学方法，具有重要的实际意义。

（一）对护理专业的意义

（1）护理程序是护理学专业化的重要标志，体现了护理工作的独立性、科学性和专业性，促进了护理专业的发展。

（2）护理程序的使用促进了中国护理与国际护理接轨，引领中国护理专业向国际化迈进。

（3）护理程序体现了护理过程中思考与行动的结合，明确了护理工作的范畴和护士角色的特征，规范了护士的专业行为。

（4）护理程序对护理管理提出更高的要求，特别是在临床护理质量评价方面有了新突破。

（5）护理程序对护理教育的发展具有指导性的意义，在课程组织、教学内容安排及教学方法运用等方面促进教学模式发生转变。

（6）护理程序推动了护理科研水平的提升，引领科研的方向，护理对象被当作一个整体的人成为研究的重点和研究的方向。

（二）对护理人员的意义

1. 变被动工作为主动工作

护理程序的运用，使护士创新性思维得以显现，护理工作摆脱了过去多年来被动执行医嘱和常规操作的工作局面，使护士从医生的助手转变为医生的合作伙伴。

2. 明确自身的职责范围和专业标准

运用护理程序有助于引导护士在工作中做出有效判断，确认护理对象现存的或潜在的健康问题，规划制订符合护理对象需求的护理措施，并通过护理对象健康状况的改变评价护理目标的达成度，使护理对象始终有计划地得到照顾，体现出为病人解决健康问题的科学的工作方法。

3. 增强护理人员的能力

运用护理程序为护理对象提供个性化、整体化和持续性护理服务，既有利于提高护士的专业能力，也有利于培养护士独立解决问题能力、决策能力、人际交往能力及评判性思维能力等。

4. 提高工作成就感

在护理程序的运用过程中，能充分体现护士的角色与功能，使护士自我价值得以认同，社会价值感得以提升。

（三）对护理对象的意义

1. 护理对象是护理程序的直接受益者

护理对象是护理程序的核心，一切护理活动都是以满足其需求，促进和恢复其健康为目标。

2. 护理对象获得个体化护理

护理程序经过系统地收集、整理、分析资料，确定护理对象的现存的或潜在的健康问题，并依其具体问题制订护理计划，依据护理对象的行为目标制定护理日标，强调对护理对象实施个体化护理。

3. 护理对象接受持续性照护

病人入院后，由一位护士为其建立护理病历、完成护理评估，其他工作人员可根据护理记录和护理计划，清楚地了解病人的健康问题和措施执行情况，确保护理对象可以得到持续性护理服务。

第二节 护理程序的步骤

护理程序由评估、诊断、计划、实施、评价五个步骤组成，每个步骤都依赖于前一步骤的正确性。在实际护理过程中，五个步骤相互影响，环环相扣，周而复始，不可分割。

5-2 预习指导

一、护理评估

护理评估（nursing assessment）是护理程序的第一步，是指有系统、有组织地收集资料，并对资料加以整理与分析，以判断护理对象的健康问题，继而确定预期目标与护理措施，为护理活动提供可靠依据。护理评估是护理程序的基础，是一个动态、循环的过程，贯穿于护理程序的各个步骤，评估是否准确将全面直接影响护理诊断的准确性及护理计划的制定和实施，同时护理评估也是评价护理效果的参考。

护理评估分为收集、核实、整理、分析、记录资料五个步骤。

（一）收集资料

1. 收集资料的目的

（1）为做出正确的护理诊断提供依据。

（2）为制订合理的护理计划提供依据。

（3）为评价护理效果提供依据。

（4）为护理对象建立健康档案。

2. 资料的内容

（1）一般资料：包括姓名、性别、年龄、职业、民族、婚姻状况、文化程度、宗教信仰、家庭住址、联系方式等。

（2）当前的健康状况：包括发病情况、本次住院的主要原因、症状和护理需求、病人当前最主要的痛苦等。

（3）既往的健康状况：包括既往病史、婚育史、住院史、手术史、过敏史、用药史、家族中遗传病及传染病史等。

（4）日常生活方式、生活规律及生活自理程度：按基本生活需求和各系统逐项了解，如睡眠与休息、营养、排泄、活动及锻炼、清洁卫生等。

（5）护理体检：包括身高、体重、生命体征、意识、瞳孔、皮肤、口腔黏膜、四肢活动度、营养状况及胸腹部的视触叩听检查、各种导管、伤口情况等。

（6）心理状况：包括对疾病有无认识、对治疗有无信心、精神及情绪状态、应对能力以及影响病人的各种心理因素。

（7）社会文化情况：包括工作学习的环境、经济状况、社会支持系统等。

（8）有关辅助检查资料：如心电图检查、实验室检查及各种特殊检查的结果。

（9）其他：如病人主要关心的问题、对护理有何需求、希望达到的健康状态等。

3. 收集资料的方法

1）交　谈

通过与护理对象和家属的交谈来收集有关护理对象健康状态的信息，是收集主观资料的最主要方法，同时也有助于与护理对象建立起相互信任的关系。

（1）分类：交谈有正式交谈和非正式交谈两种。① 正式交谈：事先通知护理对象有目的、有准备的交谈，如入院评估时的收集资料。② 非正式交谈：日常治疗和护理工作中与护理对象的随意而自然的交谈。护士应重视非正式交谈的内容，因为从中可获得护理对象真实的想法和感受。同时在交谈过程中护士应灵活运用沟通技巧，对一些敏感话题应注意保护护理对象的隐私。

（2）提问方式：提问的方式有开放式与封闭式两种。开放式提问能引导护理对象无约束、不受限制地说出自己的想法与感受，有助于护士获取护理对象病情和心理方面等资料，如“今天感觉怎么样？”“昨晚睡得如何？”等；封闭式提问适用于说明具体问题或澄清某些事实，如“你今天吃了降压药吗？”“现在身上还冷吗？”等，提问简明扼要，占用时间少，资料获取率高，但不便于护理对象表达心理变化和情感信息，不利于护理人员与护理对象的沟通与交流。

护士应根据护理对象的状态、配合程度、时间和场合的不同选择不同的提问方式，也可遵循开放式与封闭式两种提问方式交替运用的原则，如“您感觉哪儿不舒服？”“多长时间了？”，这种提问方式，既可使病人畅所欲言，又可掌握时间节奏，确保谈话的预期效果。

（3）注意事项：① 事前拟好交谈提纲。② 交谈环境应安静、舒适、不受干扰。③ 做好自我介绍，说明交谈的目的及需要的时间，是护理对象有充分的心理准备。④ 交谈要用开放式，不能套问、追问病人，如“服药后你感觉好多了吧？”“你怎么还躺在床上？”。⑤ 尊重护理对象的隐私，其不愿表达的内容不得追问和套问。⑥ 引导护理对象抓住交谈的主题，防止偏离主题，但应注意避免生硬打断病人的叙述或只考虑收集资料而对病人的提问置之不理。⑦ 和交谈对象保持目光交流。⑧ 不要使用病人难以理解的医学词汇。

2）观　察

观察是借观察者的感官有目的地收集有关护理对象的资料，通常与交谈或身体评估同时进行，也可单独进行。观察是一个连续的过程，护士与病人初次接触即可观察到病人的外貌、步态、精神状态等情况。住院期间，护士需对病人进行连续性观察，有意识地收集与护理诊断相关的证据，对护理问题作出科学的判断。观察可以澄清或证实主观资料，或补充交谈所没有提供的信息。因此，护士应特别注意护理对象的非言语表现，以收集支持或否定护理诊断的资料，修改和补充护理计划，观察实施护理措施后的效果。

3）健康评估

健康评估是收集客观资料的方法之一。护士运用视诊、触诊、叩诊、听诊、嗅诊等方法，对病人进行全面的体格检查，从而了解病人的阳性体征，确立护理诊断，制定护理计划。

4）查阅有关资料

包括护理对象的病历、各种护理记录以及有关文献等。

4. 资料的分类

（1）按照资料的来源划分：可分为主观资料和客观资料。

① 主观资料：护理对象的主诉和主观感觉，即护理对象对自己健康状况的认知和体验，例如病人描述“头晕”“我感觉越来越疼”等。一般来说，主观资料无法被具体的观察和测量。

② 客观资料：检查者通过观察、会谈、体格检查和实验室检查等方法获得的有关护理对象健康状况的资料，如甲床发绀、血压升高、体重下降等资料。

（2）按照资料的时间划分：可分为既往资料和现在资料。

① 既往资料：与护理对象过去健康状况有关的资料，包括既往病史、治疗史、过敏史等。如过去手术经验、吸烟史、常用避孕方法、血糖状况等。

② 现在资料：与护理对象现在健康状况有关的资料，如现在的血压、睡眠、饮食、排便状况等。

5. 资料的来源

（1）护理对象本人：护理对象是资料的最佳来源。护理对象所提供的资料是其他途径无法得到的。只要护理对象意识清楚，情绪稳定，沟通无障碍，健康状况允许，就应成为资料的主要来源。

（2）家属及重要关系人：对意识不清、精神状态不稳定的病人、婴幼儿，其家属和重要关系人是获取资料的重要来源。当病人病情危重或急诊情况下，家属和重要关系人可能成为资料的唯一来源。重要关系人包括主要的照护者及对护理对象的健康有重大影响力者，如父母、配偶、兄弟姐妹、其他亲戚、朋友、同事等。家属和重要关系人不仅能提供护理对象现在的健康状况，还能提示护理对象的状况改变是何时发生的以及功能受到何种程度的影响。

（3）其他医务人员：主要是指共同或曾经参与照护服务对象的医疗成员，包括其他护士、医师、营养师、康复师等，都可提供护理对象对治疗护理活动反应的重要资料。

（4）病历和记录：病历有护理对象既往病史和现有健康状况，如症状、病程及治疗信息等，同时也有许多辅助检查的客观资料，如实验室检查报告等。记录包括社区的卫生记录和儿童的预防接种记录等。

（5）文献回顾：回顾与疾病有关的护理学及其他学科的文献可以增加护士对特定疾病的症状、治疗和预后的知识，并给实际治疗建立标准。

（二）核实资料

1. 核实主观资料

主观资料常来源于护理对象的主观感受，因此，不可避免地会出现一定偏差，如产妇认为“我的乳汁分泌正常”，护士通过观察发现婴儿经常因饥饿而哭闹，证明产妇乳汁不足。核实主观资料不是不信任护理对象，而是运用客观方法进一步验证主观资料。

2. 澄清含糊资料

如果在资料收集整理过程中，发现有些资料内容不够完整或不够确切，应进一步进行取证和补充，以保证资料的完整性及准确性。例如病人主诉“大便正常”，这项资料不够明确，护士需进一步询问大便的具体情况如次数、性状、是否费力等。

（三）整理资料

整理资料是护理评估的重要组成部分，是将收集的资料进行归纳、分类，暴露护理对象的护理需求，确定护理问题。资料分类的方法有：

1. 按马斯洛需要层次进行整理分类

（1）生理的需要：如体温升高，心动过速等。

（2）安全的需要：如夜间睡眠需开灯，术前精神紧张等。

（3）爱与归属的需要：如病人害怕孤独，希望有亲友来探望等。

（4）尊重的需要：如因疾病导致自卑等。

（5）自我实现的需要：如担心住院会影响工作，无法实现自己的理想等。

2. 按戈登的 11 种功能性健康型态整理分类

（1）健康感知-健康管理型态：如疾病起因、本次入院期望等。

（2）营养-代谢型态：如营养状态、生长发育等的需求。

（3）排泄型态：包括排便、皮肤的排泄情况。

（4）活动-运动型态：如活动方式、活动量等。

（5）睡眠-休息型态：如睡眠、精神放松的状况。

（6）认知-感知型态：如对健康的认识、眩晕等。

（7）角色-关系型态：如家庭关系、同事关系等。

（8）自我认识-自我概念型态：如对自我的认识，疾病对自我概念的影响等。

（9）性-生殖型态：如生育史、月经等。

（10）应对-压力耐受型态：如主要生活变化、解决问题的能力等。

（11）价值-信念型态：如宗教信仰、个人理想等。

3. 按北美护理诊断协会（NANDA）的人类反应型态分类法Ⅱ进行诊断分类

按该方法可分为 13 类：促进健康；营养；排泄；活动/休息；感知/认知；自我感知；角色关系；性/生殖；应对/应激耐受性；生活准则；安全/防御；舒适；成长/发展。

（四）分析资料

1. 检查有无遗漏

将资料进行整理分类后，应仔细检查有无遗漏，以保证资料的完整性和准确性。

2. 找出异常

护士应掌握常用指标的正常值，将所收集到的资料与正常值进行比较，并在此基础上进行综合分析，以发现异常情况。

3. 评估危险因素

有些资料虽然目前还在正常范围，但是由于存在危险因素，若不及时采取预防措施，很可能会出现异常，损害服务对象的健康。因此，护士应及时收集资料评估这些危险因素。

（五）记录资料

记录资料是护理评估的最后一步，记录时应遵循全面、客观、准确、及时的原则，并符合医疗护理文件书写的要求，具体要求如下：

（1）记录及时，不可遗漏，不能涂改。

（2）主观资料应尽量用病人自己的语言，并加上引号。如“我从没像这么疼过”。

（3）记录描述应确切，正确使用医学术语，避免护士的主观判断和结论。

（4）记录时避免使用含糊不清、无法衡量的词，如“食量尚可”，不如具体记录为“每日主食6两，早，中，晚各2两”。

二、护理诊断

根据收集的资料做出护理诊断（nursing diagnosis）是护理程序的第二步。护士运用评判性思维分析护理评估的资料，以判断护理对象现存的或潜在的健康问题以及引起健康问题的原因。

（一）护理诊断的概念

1990年北美护理诊断协会对护理诊断的定义是：护理诊断是关于个人、家庭、社区对现存的或潜在的健康问题及生命过程中问题的反应的一种临床判断，是护士为达到预期结果选择护理措施的基础，这些预期结果应能通过护理职能达到。

护理诊断是对护理对象生命历程中所遇到的生理、心理、精神、社会和文化等方面问题的阐述，这些问题可以通过护理措施得以解决。

（二）护理诊断的类型

根据护理对象的健康状态可将护理诊断分为现存的、潜在的、健康的、综合的护理诊断四种类型。

1. 现存的护理诊断

现存的护理诊断是护理对象当前正存在的健康问题或反应的描述。书写时，通常将“现存的”省略，如“气体交换受损”“体温过高”即为现存的护理诊断。

2. 潜在的护理诊断

潜在的护理诊断是对易感的护理对象的健康状况或生命过程可能出现反应的描述，又称为危险的护理诊断。护理对象目前虽尚未发生问题，但因危险因素存在，若不进行预防处理就可能会发生问题。潜在的护理诊断要求护士有预见性，能够识别当前危险因素，预测可能出现的问题。常用“有……的危险”进行描述。如术后病人抵抗力下降，存在“有感染的危险”。

3. 健康的护理诊断

健康的护理诊断是对个体、家庭或社区护理对象具有的达到更高健康水平潜能的描述。如一位母亲的护理诊断为“母乳喂养有效”，护士应帮助这位母亲坚持母乳喂养的良好行为。

4. 综合的护理诊断

护理诊断是指一组由某种特定的情境或事件所引起的现存的或潜在的护理诊断。如“强暴创伤综合征”是指受害者遭受违背意愿的、强迫的，粗暴的性侵犯后所表现的持续适应不良反应，包括情感反应、多种躯体症状，生活方式发生紊乱的急性期和生活方式重整的长期过程等。

（三）护理诊断的组成

护理诊断由名称、定义、诊断依据和相关因素四个部分组成。

1. 名　称

每一项 NANDA 公认的护理诊断都有其特定名称。名称是对护理对象健康状况的概括性描述。一般用改变、受损、缺陷、无效或有效等特定描述语，如“气体交换受损”。

2. 定　义

NANDA 在经过临床实践确认后，对每个护理诊断做出明确的定义。定义是对护理诊断名称的一种清晰的、精确的描述和解释，并以此与其他护理诊断相鉴别。例如“体液不足”的定义为“个体处于血管内、细胞内或细胞间体液缺失的状态”。

3. 诊断依据

明确诊断依据是正确做出护理诊断的前提。诊断依据是指做出护理诊断的临床判断标准，常常是病人所具有的一组症状和体征，以及相关病史，也可以是危险因素。诊断依据根据在特定诊断中的重要程度可将其分为主要依据和次要依据。主要依据是指形成某一特定诊断所应具备的一组症状和体征及有关病史。次要依据是指在形成诊断时，多数情况下会出现的症状、体征及病史，对诊断的形成起支持作用，但不一定每次均存在。例如“腹泻”的主要依据是“便次增多（＞3 次/日）；松散、水样便”。次要依据是“腹痛、肠鸣音亢进；大便量增多及颜色变化；有里急后重感”。

4. 相关因素

相关因素是指引发护理对象健康问题的原因和情境，常见的相关因素包括以下几个方面。

（1）病理生理方面：与病理生理改变有关的因素。例如“体液不足”的相关因素可能是糖尿病。

（2）心理方面：与心理状况有关的因素。例如“活动无耐力”可能由疾病后病人处于较严重的抑郁状态引起。

（3）治疗方面：与治疗措施有关的因素（用药、手术创伤等）。例如“语言沟通障碍”的相关因素可能是使用呼吸机时行气管插管所致。

（4）情境方面：环境、情境等方面的因素（陌生环境、应激刺激等）。例如“睡眠型态紊乱”可能与住院后环境改变有关，由于护理对象承担过多角色，一时出现角色冲突导致“角色紊乱”。

（5）年龄方面：在生长发育或成熟过程中与年龄有关的因素，如便秘常见于老年人。

一个护理诊断可以有很多相关因素，如睡眠型态紊乱，可以是与手术后疼痛有关、与焦虑有关、与夜间持续输液有关、与环境不适应有关。明确护理诊断的相关因素可以为护理措施的制定提供依据。

（四）护理诊断的陈述

护理诊断的陈述包括三个因素：即健康问题（problem，P）、相关因素（etiology，E）、症状和体征（signs and symptoms，S）。

1. 三部分陈述

三部分陈述多用于现存的护理诊断，即 PES 方式。当护士对护理诊断的使用较为熟练时，可省略其中的 S 部分，目前的趋势是将护理诊断简化为 PE 两部分。

举例：清理呼吸道无效：痰鸣、呼吸急促、发绀　　与痰液过于黏稠有关

P　　　　S　　　　E

2. 二部分陈述

二部分陈述即 PE 方式，只有护理诊断名称 P 和相关因素 E，而没有症状和体征 S，多用于“有……危险”的护理诊断，因为危险目前尚未发生，所以没有症状和体征。也可作为三部分陈述的简化。

举例：有皮肤完整性受损的危险　　与长期卧床有关

P　　　　E

3. 一部分陈述

一部分陈述即 P 方式，用于健康的护理诊断，也可用于综合的护理诊断。

举例①：母乳喂养有效

P

举例②：有废用综合征的危险

P

（五）合作性问题——潜在并发症

在临床护理实践中，护士常遇到一些健康问题没有包含在 NANDA 制定的护理诊断中，而这些健康问题也确实需要护士提供护理措施。因此，护士需要解决的问题可分为两类：一类是通过采取措施可以解决的问题，属于护理诊断；另一类是与其他健康保健人员，尤其是医生共同合作解决，护士主要进行观察、监测护理的问题，属于合作性问题。合作性问题的陈述方式是"潜在并发症：××××"。潜在并发症的英文缩写为 PC，如"潜在并发症：心律失常"可简写为"PC：心律失常"。

护理诊断与医护合作性问题的区别见表 5-1。

表 5-1　护理诊断与医护合作性问题的区别

区别点	护理诊断	医护合作性问题
决定治疗者	护理人员	医生与护士合作处理
陈述的方式（如冠心病）	胸痛与心肌缺血缺氧有关	潜在并发症：心律失常
预期目标	需要确定预期目标，作为护理效果评价的标准	不强调确定预期目标，因为不是护理职责范围内能单独解决的
护理措施的原则	减轻、消除、预防、排除病痛，促进健康	预防、监测并发症的发生和病情的变化，医护共同进行干预

（六）护理诊断与医疗诊断的区别

医疗诊断是对一种疾病、一组症状体征的叙述，是用一个名词说明一个疾病或病理改变，以指导治疗措施；护理诊断是描述护理对象现存的或潜在的健康问题的反应，制定合理的护理计划，帮助其适应和改善健康问题，两者的主要区别见表 5-2。

表 5-2　护理诊断与医疗诊断的区别

项目	护理诊断	医疗诊断
临床判断对象	对个体、家庭及社区的健康问题或生命过程反应的临床判断	对个体病理生理变化的临床判断
描述内容	描述个体对健康问题的反应	描述一种疾病
问题状态	现存或潜在的	多是现存的
决策者	护士	医疗人员
职责范围	属于护理职责范围	属于医疗职责范围
适用范围	适用于个体、家庭、社区的健康问题	适用于个体疾病
数量	可同时有多个	通常只有一个
稳定性	随健康状况变化而变化	一旦确诊不会改变

（七）书写护理诊断的注意事项

（1）应使用统一的护理诊断名称，所列名称应准确、规范，以利于护理人员之间的交流与探讨，规范教学。

（2）一个护理诊断针对一个健康问题，一个病人可有多个护理诊断，并随病情发展而变化。

（3）避免用症状或体征代替护理诊断。

（4）护理诊断应明确相关因素，因为护理措施多是针对相关因素制定。同样的护理诊断可因不同的相关因素而制定不同的护理措施。

（5）护理诊断确定的问题应是护理措施能解决或部分解决的。

（6）护理诊断不应有易引起法律纠纷的描述。

（7）护理诊断不是反映护理人员遇到的困难，而是对护理对象的健康问题的描述。

三、护理计划

护理计划（nursing planning）是护理程序的第三步，是以护理诊断为依据，制定的预期目标和护理措施，预防、缓解和解决护理诊断中确定的健康问题的过程，它是护理过程中的具体决策，是对护理对象实施护理的行动指南。护理计划包括四个方面的内容：排列护理诊断的优先顺序、确定预期目标、制定护理措施、护理计划成文。

（一）排列优先顺序

病人的护理诊断往往不止一个，所以面对多个护理诊断时为了确保护理工作高效、有效地进行，应根据问题的轻、重、缓、急来确定问题的先后顺序，所以需要对护理诊断进行合理排序。排序时，将病人的问题分为首优问题、中优问题、次优问题。

1. 排序方法

（1）首优问题：主要指对病人生命有威胁，需要立即采取行动解决的问题。如清理呼吸道无效、气体交换受损。

（2）中优问题：主要指虽不会威胁病人生命，但能导致病人身体上的不健康或情绪上变化的问题，如活动无耐力、便秘等。

（3）次优问题：主要指人们在应对发展和生活变化时所产生的问题。这些问题常常不是很急迫或需要较少帮助就可解决，如家庭应对无效、知识缺乏等。

2. 排序原则

（1）优先解决危及病人生命的问题。

（2）按人类需要层次排列，先解决低层次需要的问题，后解决高层次需要的问题，可以根据具体情况适当调整。

（3）在无原则性冲突的情况下，可考虑病人认为最重要的问题给予优先解决。

（4）对于潜在性问题，根据性质决定其序列。

（5）需要注意的是，排序只是明确护理重点的方向，解决问题在时间上往往是同时进行的。

（二）确定预期目标

预期目标指通过护理干预，护士期望护理对象达到的健康状态或在行为上的改变，其目的是指导护理措施的制定。预期目标不是护理行为，但能指导护理行为，并作为评价护理效果的标准。每个护理诊断都要有相应的预期目标。

1. 预期目标种类

根据实现预期目标所需时间的长短可将护理目标分为短期目标和长期目标两大类。

（1）短期目标：在相应较短的时间内要达到的目标（一般指 1 周内），适合于病情变化快、住院时间短的病人。

（2）长期目标：需要相应较长时间才能实现的目标（一般指 1 周以上，甚至数月）。

2. 目标的陈述方式

目标的陈述通常包括以下几个成分：主语、谓语、行为标准、条件状语及时间状语。陈述公式为：

时间状语+主语+谓语+行为标准+条件状语

（1）主语：主语应是病人或其身体的任何一部分，如体温、体重、皮肤，有时主语可以省略，但句子逻辑主语一定是病人。

（2）谓语：行为动词，指护理对象将要完成的动作。

（3）行为标准：行动所要达到的程度，包括时间、速度、距离、次数等。

（4）条件状语：主语在完成某行为时所处的条件状况，包括地点、方式或范围，如在护士的指导下、借助支撑物等。条件状语不一定在每个目标出现。

（5）时间状语：主语应在何时达到目标中陈述的结果。这一成分的重要性在于限定了评价时间，可以督促护士尽心尽力地帮助病人尽快达到目标。

3. 确定预期目标的注意事项

（1）目标应以病人为中心。目标是期望接受护理后发生的改变，而不是护理行为本身，更不是护理措施。如“出院前教会病人自己注射胰岛素”应改为“出院前病人学会自己注射胰岛素”。强调主语是病人才能真正保证病人是实施护理计划的受益者。

（2）目标应有明确针对性，即来自一个护理诊断，但一个护理诊断可有多个护理目标。

（3）一个目标只能出现一个行为动词，避免出现多个行为动词，以免在进行评价时，若只完成了一个行为动词的行为标准就无法判断目标是否实现。

（4）目标应是具体的、可观察、可测量、可评价的，避免使用含糊的、不明确的词句。如避免使用“了解、增强、减轻、好、坏、尚可”等词语。

（5）目标应是护理范畴内的，可以通过护理措施达到的，并且应该与医嘱保持一致。

（6）目标必须具有现实性和可行性，要在病人的能力范围之内，要考虑其身体心理状况、智力水平、经济条件、目标完成期限的可行性、目标结果设定的可行性，同时要病人认可并乐意接受。

（7）应让病人参与目标的制定，这样可以使病人认识到对自己健康负责不仅是医护人员的责任，也是自己的责任，护患双方应共同努力以保证目标的实现。

（8）关于潜在并发症的目标，潜在并发症属于合作性问题，有些潜在并发症通过护理措施能防患于未然，但有的潜在并发症通过护理措施却无法阻止其发生，护士的主要任务是监测并发症的发生及发展。潜在并发症的目标应陈述为“护士能及时发现并发症的发生并积极配合处理”，而不能写成“住院期间不发生并发症”。

（三）制定护理措施

护理措施是护士协助病人为达到预定目标而制定的具体方法和内容，规定了解健康问题的护理活动方式与步骤。护理措施的制定是一个针对护理诊断、结合护理评估得到病人的具体情况，运用知识和经验作出决策的过程。

1. 护理措施的类型

（1）依赖性护理措施：护士遵照医嘱采取的护理措施，它贯彻了医疗措施的行为。如遵医嘱给药等。

（2）合作性护理措施：护士与其他健康保健人员相互合作完成的护理活动。如出现“营养失调：高于机体的需要量”的问题时，为帮助病人达到理想体重的目标，护士需要和营养师一起讨论制订符合病人病情的饮食计划。

（3）独立性护理措施：不依赖医生的医嘱，护士依据所收集的资料，凭借自己的知识、经验、能力独立完成的护理活动。这类护理措施完全由护士制定并实施，如长期卧床导致“有皮肤完整性受损的危险”，护士每天定时给病人翻身、用温水擦拭等措施都是独立性护理措施。

2. 制定护理措施的要求

（1）具有针对性：措施应针对预期目标，一个预期目标可通过几项护理措施来实现，按主次、承启关系排列。

（2）必须切实可行：制定护理措施时应考虑病人的基本情况、认知水平和改变目前健康状况的愿望以及医院的硬件设施及技术水平等。

（3）明确、具体、全面：护理措施必须具有可操作性。一项完整的护理措施包括日期、具体的内容、用量、执行的方法、执行的时间和签名。

（4）保证病人安全：护理措施应考虑病人的病情和耐受力，使病人乐于接受，避免伤害。

（5）以科学理论为依据：每项护理措施都应有科学依据，应以医学基础知识、行为科学知识、社会科学知识等为基础。

（6）鼓励病人及家属参与措施的制定：护理措施的执行需要有病人及家属的参与及积极的配合，这样有利于病人及家属理解护理措施的意义和功能，更好地接受、配合护理活动，从而达到护理措施的最佳效果。

（四）护理计划成文

护理计划是将护理诊断、预期目标、护理措施等各种信息按一定规格组合而形成的护理文件。护理计划一般都制成表格形式，各医院的规格不完全相同，一般包括日期、护理诊断、预期目标、护理措施、效果评价几项内容。一份护理计划只对一个病人的护理活动起指导作用，体现护理计划的个体差异性。护理计划还应具有动态发展性，随着病人病情的变化、护理效果的优劣而补充调整。

四、实　施

实施（implementation）是护理程序的第四步，是执行护理计划，实现护理目标的过程。这一步不仅要求护士具备丰富的专业知识，还要具备熟练的操作技能和良好的人际沟通能力，才能保证病人得到高质量的护理。

实施的过程可以分为实施前准备、实施和记录三个部分。

1. 实施前准备

实施前准备阶段要求护士思考与解决以下几个问题。

（1）做什么：因为护理程序的每个阶段不是孤立的而是相互联系的，评估是一个持续的过程，它贯穿整个护理过程中，随着病情的不断变化，护士每一次接触病人都应重新评估病人，审阅已制定好的护理计划，以保证其内容与病人当前情况相符合。此后将准备实施的护理措施组织起来，安排好先后次序，以保证正确有序的执行。

（2）谁去做：将护理措施进行分类与分工，确定护理措施由哪一级别的护士做，是一个护士做还是多个护士做。

（3）怎样做：护士应分析实施护理计划时将使用到的护理知识和技术，如护理操作程序或仪器设备的使用方法等，若有不足，及时复习或学习有关资料。

（4）何时做：实施护理措施的时间选择和安排要恰当，护士应该根据病人的具体情况、要求等多方面因素来选择执行估计措施的时机，如健康教育的时间应该选择在病人身体状况良好、情绪稳定的情况下进行，以达到预期的效果。

（5）何地做：确定实施护理措施的场所，以保证措施的顺利实施。对于涉及隐私的操作或谈话，应选择比较隐蔽的场所进行。

2. 实　施

解决护理问题是此阶段护理的重点。在执行过程中护士要与其他医务人员协调配合，充分发挥病人与家属的积极性。护士在执行护理措施的同时，要随时对病人的病情及病人对护理措施的反应及效果进行评估。使护理措施满足病人的需要。

3. 记　录

护理措施实施后，护士要把其所执行的各项护理措施及病人的反应进行完整、准确的文字记录，即护理病程记录或护理记录。

记录要求及时、准确、真实、重点突出，可采取文字描述或填表的方式。常见的记录格式有 PIO 记录方式，P（problem）健康问题、I（intervention）措施、O（outcome）结果。

记录是一项很重要的工作，其意义在于：① 是护士执行护理措施期间的全部经过。② 有利于其他医护人员了解该病人的情况。③ 可作为护理质量评价的一个依据。④ 为护理科研和教学提供资料和数据。⑤ 处理医疗纠纷时提供证据。

五、评　价

评价（evaluation）是护理程序的第五步，是有计划地、系统地将病人的健康现状与确定的预期目标进行比较，并作出判断的过程。评价虽然是护理程序的最后一步，但并不意味着护理程序的结束。相反，通过评价发现新问题、重新修订计划，而使护理程序循环往复地进行下去。评价的步骤包括：

（一）建立评价标准

将计划阶段所确定的预期目标作为评价护理效果的标准。预期目标可指导护士确定评价阶段所需收集资料的类型并提供判断病人健康与否的标准。例如预期目标是“病人 3 天后学会自己监测脉率的方法”。根据这一预期目标，护士确定护理评价时所需收集资料的类型。

（二）收集资料

根据评价标准和评价内容，护士可通过检查、访谈、查阅病历等方式收集主客观资料。

（三）评价预期目标是否实现

对照各项评价标准，将护理对象的反应与预期目标比较，衡量目标实现程度。目标实现的程度有三种：①目标完全实现；②目标部分实现；③目标未实现。

（四）分析目标部分实现或未实现的原因

分析目标部分实现或未实现的原因，找出问题之所在。

（1）所收集的基础资料是否真实、全面、准确？

（2）护理诊断是否正确？

（3）预期目标是否正确？

（4）护理措施是否有针对性且得到有效的落实？

（5）护理对象及家属是否积极地配合？

（6）病情是否已经改变或有新的问题发生？原定计划是否失去了有效性？

（五）重审护理计划

对健康问题重新估计后，作出全面决定。一般有以下 4 种可能：

1. 停　止

预期目标已实现或问题已经解决，停止采取护理措施。

2. 继　续

预期目标正确，护理问题有一定改善，但未彻底解决，继续执行计划。

3. 取　消

原有的潜在性问题未发生，危险因素不存在，相应的诊断、目标及措施可以取消。

4. 修　订

目标未实现或部分实现，病人仍存在健康问题，应重新收集资料，修正不适当的诊断、目标或措施。

第五章　课后巩固

第六章　护理安全与防护

第一节　护理安全控制

为了保证病人身心健康及用药安全，避免医疗护理差错、事故的发生，应增强安全防范意识，采取有效措施消除或控制不安全因素，保护护理人员自身安全，为护理对象提供满意而安全的护理服务。

6-1　预习指导

一、概　述

（一）护理安全的相关概念

1. 护理质量缺陷

护理质量缺陷是指在护理活动中，出现技术、服务和管理等方面的失误。一切不符合质量标准的现象都属于质量缺陷。护理质量缺陷体现在：病人对护理的不满意、医疗事故、医疗纠纷，包括护理事故、护理差错、护理投诉等。

2. 护理安全

护理安全是指在实施护理的全过程中，病人不发生法律和法定的规章制度允许范围以外的心理、机体结构或功能上的损伤、障碍、缺陷或死亡。

3. 护理事故

护理事故是指在护理工作中，由于护理人员的过失，直接造成病人死亡、残疾、组织器官损伤，导致功能障碍或造成病人明显人身损害等其他后果。

4. 护理差错

护理差错是指在护理工作中，由于责任心不强、工作粗疏、不严格执行规章制度或违反操作技术规程等原因，给病人造成精神及肉体的痛苦，或影响医疗护理工作的正常进行，但尚未造成严重后果和构成事故。

（二）护理安全防范的意义

1. 有利于提高护理质量

日常护理工作中存在着一些不安全的因素，这些因素直接或间接地影响着护理质量。临床护理工作中的不安全因素不仅可能会使病人的病情加重，推迟病人恢复健康的进程，甚至还有可能会给病人造成器官功能的障碍而导致残疾或死亡。由此可见护理安全与护理质量密切相关。护理质量体现护理安全的水平，护理安全措施的落实有利于提高护理质量。

2. 创造和谐的医疗环境

护理安全措施实施是否有效，直接反映医院护理管理水平影响医院信誉和护士在社会公众中的形象。护理不安全因素引发的后果，常常会造成医疗护理纠纷，引发护患之间的矛盾与争执，甚至导致法律诉讼。因此，监督护理安全措施的执行，控制护理差错事故的发生，保障护理安全制度的落实，不仅可以有效减少差错事故的发生概率，为病人提供安全可靠的护理服务，赢得病人的认同和信赖，同时还可创造和谐的医疗环境，树立护士在社会公众中的良好形象。

3. 保护护理人员的自身安全

护理安全措施的有效实施不仅可以为病人提供高质量的护理服务，保护病人的合法权益不受到损害，同时也保护着护士的自身安全。护士不断强化安全意识，对职业行为中的有害因素进行科学性的有效防护，可以减少职业暴露机会，避免职业伤害，保护自身的安全。

二、护理安全的影响因素

（一）人员因素

1. 护理人员因素

随着医疗效率的提高，护理人员的工作量也随之增长，但是护理人员常常配备不足，达不到卫生部有关规定要求的床护比。护理人员不足的问题日益显现，护理人员常处于高度紧张的工作状态，护理质量得不到保证。这就增加了护理过程中护理人员行为过失发生的概率，增加了病人的护理风险。另外，护理人员的自我素质对护理安全也有很大的影响。

2. 病人因素

护理是一项护患双方共同参与的活动，护理活动的正确实施有赖于病人的密切配合及支持，病人的心理素质、对疾病的认知程度及承受力，将影响病人的情绪，进而影响病人的遵医行为，形成护理安全隐患。

（二）环境因素

病人所处的医疗环境直接影响着病人的护理质量。护理设施数量不足、质量不好，都会影响护理技术的正常发挥，影响护理效果，形成护理不安全的因素。环境方面主要包括：

1. 医院的基础设施及布局

如基础设施不完善配套，布局不够合理，不能达到规范标准。病区物品配备和布局不当也潜在着不安全因素，如地面过滑导致跌伤；床旁无护栏造成坠床；热水瓶放置不当导致烫伤等。

2. 环境污染

环境污染所致的不安全因素，常见于消毒隔离不严导致的院内交叉感染等。

3. 危险品管理

医用危险品管理及使用不当，如氧气、煤气、蒸汽锅炉等潜在不安全因素。

4. 病区治安

病区的治安问题，如防火、防盗、防止犯罪活动等。

5. 病人的经济状况

家庭、单位及社会对病人的关心程度，对病人的情绪均构成一定影响。

（三）管理因素

管理体制是护理安全管理的核心，管理制度不完善、质量监控不力都是造成护理不安全的重要因素。管理层不重视各种制度的建立健全，约束力不强，监控措施不力，对在职人员的职业道德教育重视不够，对病人存在的安全隐患预见性差，以及护理人员配置不合理，重视成本核算而减员裁员等问题的存在均能影响护理安全。

（四）技术因素

随着新技术、新项目的开展，一些操作复杂、流程精细的专科技术考验着护理人员的实践能力。由于临床经验不足、技术不够精湛、应急处理不到位等情况构成对病人的风险，不仅增加了护理工作的压力，还导致护理工作中技术方面风险加大，影响护理安全。

三、护理安全的控制

（一）加强护理职业安全教育

加强护理安全教育，提高全体护理人员的安全意识，是保证护理安全的基础。通过经常性、实效性、针对性的安全教育，树立“安全第一”的观念，提高护理人员的风险意识，增强护理安全工作的自觉性，严格执行安全规章制度，促使安全护理行为的养成。

（二）强化法治观念、增强法律意识

护理人员要加强法律知识的学习，增强法律意识、强化法治观念，自觉遵守法律、法

规，以防范由于法治观念不强所造成的护理差错和事故，善于运用法律武器保护病人及维护自身合法权益。

（三）加强专业理论和技术培训

在临床护理工作中，护士要有扎实的专业理论知识及娴熟的技术，严格执行操作规范。要不断学习新知识、新技术，加强理论和技术培训，适应临床护理发展的需要，从根本上防止技术性护理差错、事故的发生，保证病人的安全及健康。

（四）提高护理系统安全性和有效性

应从护理系统运行的安全性和应对的有效性入手，建立健全各项安全管理制度，落实各项安全管理措施，依据护理工作岗位的需求及护理服务的质量，最大限度地减少由于护理人员资源短缺、安全管理滞后、运行机制陈旧而造成的不安全的隐患。

（五）建立连续监测的安全网络

医院应实行“护理部—科护士长—病区护士长”三级护理管理体系，监督检查护理物品的质量、性能等是否符合安全要求。对有可能影响全局或最容易出问题的环节给予高质量重视，加强监控，如手术室、急诊科、ICU、供应室等。

（六）强化和推进标准预防

可采用美国疾病控制中心提出的标准预防进行护理职业防护，即所有病人的血液、体液、分泌物及排泄物等都具有潜在的传染性，接触时均应采取防护措施，以防止血源性传播疾病和非血源性传播疾病的传播。

标准预防有 3 个基本内容：

1. 隔离对象

所有病人的血液、体液、分泌物、排泄物及其被污染的物品等都具有传染性。

2. 防　护

坚持对病人和医务人员共同负责的原则，强调双向防护，防止疾病双向传播。

3. 隔离措施

根据疾病主要传播途径，采取相应的隔离措施(包括接触隔离、空气隔离及微粒隔离等)，其重点是洗手和洗手的时机。

标准预防技术包括洗手、戴手套、穿隔离衣、戴护目镜和面罩等，通过采取综合性防护措施，减少受感染的机会。护士必须正确掌握各级防护标准、防护措施及各种防护物品的使用方法，以避免防护不足或防护过度。

（七）科学化管理，重视护士的个人保健

合理配置护理人员，尊重理解护士工作的繁重及不规律性，减轻护士工作超负荷，设法改善工作环境，妥善处理人际关系，营造良好的工作环境，从而减轻护士压力。医院为护理人员定期进行健康查体和免疫接种（表 6-1）。

表 6-1　职业防护中的预防接种方案与种类

方　案	种　类
必须接受的方案	重组乙型病毒性肝炎疫苗、流行性感冒疫苗（灭活的或亚单位疫苗）、麻疹活动疫苗、腮腺炎活动疫苗、风疹活疫苗、水痘-带状疱疹活疫苗
可选择方案（特殊情况下）	卡介苗、甲型病毒性肝炎疫苗、流行性脑脊髓膜炎多糖疫苗（A、C、W135、Y 四联疫苗）脊髓灰质炎疫苗、狂犬疫苗（地鼠肾组织培养人用疫苗）、破伤风与白喉疫苗、伤寒菌苗、牛痘疫苗（天花疫苗）

第二节　护理职业防护

一、护理职业防护的相关概念及意义

（一）护理职业防护的相关概念

6-2　预习指导

1. 护理职业防护

护理职业防护是指在护理工作中采取多种有效措施，保护护士免受职业损伤因素侵袭，或将其所受到伤害降到最低程度。

2. 护理职业暴露

护理职业暴露是指护理人员工作在医院特定的环境之中，在为病人提供护理服务过程中，经常暴露于感染病人的血液、体液及排泄物污染的环境中。高危人群，以及实验室、医护、预防保健人员和有关的监管工作人员中，护理人员位居高危之首。

3. 护理职业风险

护理职业风险是指护理服务过程中可能发生的一切不安全事件。

（二）护理职业防护的意义

1. 提高护士职业生命质量

护理职业防护措施的有效实施，不仅可以避免由职业有害因素对护士造成的机体损害，

而且还可以控制由环境和行为引发的不安全因素。通过职业防护可以维护护士的身体健康，减轻心理压力，增强社会适应能力，提高护士职业生命质量。

2. 科学规避护理职业风险

通过对职业防护知识的学习和技能强化的规范化培训，可以提高护士对职业防护的防范意识，自觉履行职业规范要求，有效控制职业性有害因素，科学有效地规避风险。有关研究表明，暴露后预防能降低81%的病毒感染，医护人员发生职业暴露后及时采取补救措施是降低职业危害的有效方法。

3. 营造轻松和谐工作范围

良好安全的护理职业环境，不仅可以使护士产生愉悦的心情，还可以增加职业满意度、安全感和成就感，也能使之形成对职业选择的认同感。同时轻松愉快的工作氛围，可以缓解护士工作的压力，改善其精神卫生状况，提高护士的职业适应能力。

二、职业损害的危险因素

护士工作环境是治疗与护理病人的场所，在与病人接触过程中会经常暴露在各种职业危害中，直接影响护理人员的健康和安全，这些危险因素主要包括生物性因素、物理性因素、化学性因素和心理社会性因素。

（一）生物性因素

生物性因素是指医务人员在从事规范的诊断、治疗、护理及检验等工作过程中，意外沾染、吸入或食入的病原微生物或含有病原微生物的污染物。生物性因素是影响护理职业安全最常见的职业性有害因素。护理工作环境中主要的生物性因素为细菌和病毒。常见的致病菌有：葡萄球菌、链球菌、肺炎球菌及大肠杆菌等，广泛存在于病人的各种分泌物、排泄物及用过的衣物和器具中，它们通过呼吸道、消化道、血液、皮肤等途径感染护理人员。常见的病毒有：肝炎病毒、人类免疫缺陷病毒（HIV）及冠状病毒等，传播途径以呼吸道和血液传播较为常见。

（二）物理性因素

1. 机械性损伤

常见的机械性损伤有扭伤、撞伤、跌倒等。临床护理工作体力劳动较多，并且劳动强度较大，负重过度、用力不当、不正确的弯腰等，容易发生腰肌扭伤，引发腰椎间盘脱出，造成自身伤害。此外，超时站立、走动还可引起下肢静脉曲张等。

2. 锐器伤

锐器伤是护理人员最常见的职业损伤因素之一。而感染的针刺伤是导致医务人员血源性传播疾病的最主要因素，其中最常见、危害性最大的是感染乙型肝炎病毒、丙型肝炎病毒和人类免疫缺陷病毒。临床护理工作中，护理人员经常接触到诸如注射针头、手术刀片、针剂安瓿、碎玻璃等各种锐器，特别是抢救危重患者而在匆忙中进行护理操作时，极易受到锐器损伤；而不规范的操作行为，如加药过程粗心、徒手分离针头、操作后重新回套针帽、拔针时处理不当等，也可导致针刺伤的发生率增高，尤其是掰安瓿极易发生锐器伤，而处理使用过的针头时刺伤率更高。

3. 放射性损伤

紫外线等消毒设施使用不当可引起紫外线眼炎或皮炎，吸入过多臭氧可引起胸闷、气短、肺水肿等。在为病人进行放射性诊断和治疗时，护理人员自我保护不当，可导致放射性皮炎、皮肤溃疡坏死，甚至会引发皮肤癌。

4. 温度性损伤

高温和低温均可造成身体损伤，常见的温度性损伤有热水瓶、热水袋所致的烫伤；易燃易爆物品如氧气、乙醇等所致的烧伤；各种电器使用如烤灯、频谱仪、高频电刀所致的烧伤等。

5. 噪　声

医院中噪声主要来源于监护仪、呼吸机的机械声、报警声、电话铃声、病人呻吟声、物品及机器移动的声音等。护理人员长期处于高分贝的工作环境中，可引起听觉系统等损伤，也可使其产生苦恼、烦躁不安等心理反应。

（三）化学性因素

医院是一个特殊的工作环境，护士可因为在日常护理工作中通过各种途径接触到多种化学消毒剂或化疗药物而使身体受到不同程度的损伤。

1. 化学消毒剂

如甲醛、过氧乙酸、戊二醛及含氯消毒剂等，在极微量的接触中即可刺激皮肤、咽、呼吸道，引起皮肤过敏、流泪、恶心、呕吐及气喘等症状。经常接触还会引起眼结膜灼伤、上呼吸道炎症、喉头水肿和痉挛、化学性气管炎或肺炎等。长期接触可造成肝脏损害及肺纤维化，还会损害中枢神经系统，表现为头痛、记忆力衰退。

2. 化疗药物

如环磷酰胺、氮芥、阿霉素、丝裂霉素、氟尿嘧啶等，护士在配药或注射过程中通过皮肤直接接触或吸入药物而受到低剂量化疗药物的影响，日积月累可导致畸形、肿瘤及脏器损伤等。

3. 麻醉废气

吸入性麻醉药可以污染手术室空气，若室内排污设施不完善，长期接触可导致麻醉废气在体内蓄积造成慢性氟化物中毒，导致遗传与生育功能等受到影响。

（四）心理社会性因素

护士长期面对意外伤害、疾病、死亡及忧伤情绪可导致健康失调或身心失衡。长期的三班倒造成护士心理压力加重、角色及生物钟紊乱，随着医疗环境的恶化，医护人员得不到社会的尊重，某些病人及家属对护理工作存在偏见，无理取闹，甚至发生暴力殴打事件，使护理工作的风险性和紧张感大大增加，这些都会影响护士精神状态和生活态度，进而影响心理健康。

三、常见护理职业损伤的防护措施

（一）生物性损伤的防护

1. 切断传播途径，执行标准预防

（1）洗手：洗手是预防传染病传播的最重要措施之一。护士在实施护理操作前后，特别是接触血液、排泄物、分泌物及污染物品前后，无论是否戴手套都要洗手。

（2）避免直接接触血液或体液：护士操作前应常规实施职业性防护，防止皮肤、黏膜与病人的血液、体液接触。常用的防护措施包括手套、口罩、护目镜及隔离衣。

① 戴手套：护士接触病人血液或体液、有创伤的皮肤黏膜、进行侵入性治疗或在接触和处理被病人血液和体液污染的物品和锐器时，均应戴手套操作，特别是护士手上有伤口时更应该注意。

② 戴口罩或护目镜：在处理病人的血液、体液及分泌物等有可能溅出的操作时，特别是在行支气管镜、内镜及支气管插管等操作时，应戴口罩和护目镜。

③ 穿隔离衣：在身体有可能被血液、体液、分泌物和排泄物污染，或进行特殊手术时应穿隔离衣。

2. 安全处理锐利器具

大多数锐器伤是可以预防的。因此，要严格按照操作规程处理针头、手术刀及安瓿等锐器。

3. 医疗废物及排泄物的处理

对使用过的一次性医疗用品和其他固体废弃物，均应放入双层防水污物袋内，要严格按照《医疗废物管理条例》中的规定，存放在指定地点，做好危险物标识，严密封口，由专人进行集中焚烧处理。排泄物和分泌物等污物倒入专用密闭容器内，经过消毒后排入污水池或下水道内。

4. 预防性用药

为了避免和减少医护人员感染乙型肝炎病毒，接种乙型肝炎疫苗是预防乙型肝炎病毒的最有效措施，有效率达 96%～99%。

（二）物理性损伤的防护

锐器伤的防护：

（1）建立防护制度，提高自我防护意识：建立并严格执行接触病人血液、体液时的防护制度、废弃医疗锐器处理制度、侵入性诊疗和护理操作的防护制度。① 进行有可能接触病人血液、体液的诊疗和护理操作时，必须戴手套。操作完毕，脱去手套后应立即洗手，必要时进行手消毒。手部皮肤如有破损时，必须戴双层手套。② 在进行侵入性诊疗和护理操作过程中，光线要充足，传递器械时要娴熟规范。并特别注意防止被针头、缝合针、刀片等锐器刺伤或划伤。③ 使用后的锐器应当直接放入耐刺无渗漏的锐器盒内，以防被刺伤。

（2）规范锐器使用时的防护：①抽吸药液时严格遵循无菌操作原则，抽吸后必须立即用单手套上针帽。②使用安瓿制剂时，应先用砂轮划痕后再掰安瓿，掰安瓿时可垫棉花或纱布以防损伤皮肤。

（3）纠正易引起锐器伤的危险行为：① 禁止用双手分离污染的针头和注射器。② 禁止用手直接接触使用后的针头、刀片等锐器。③ 禁止用手折弯或弄直针头。④ 禁止双手回套针帽。⑤ 禁止用手直接传递锐器（可以使用小托盘传递）。⑥ 禁止徒手携带裸露针头等锐器物。⑦ 禁止消毒液浸泡针头。⑧禁止直接接触医疗废物。

（4）加强护士的健康管理：① 建立护士健康档案，定期为护士进行体检，并接种相应的疫苗。② 建立损伤后登记上报制度。③ 建立锐器伤处理流程。④ 建立受伤护士的监控体系，追踪伤者健康状况。⑤ 关注受伤护士的心理变化，做好心理疏导，及时采取有效地补救措施。

（5）和谐沟通，相互配合：在操作过程中，应体谅和宽容不合作的病人，尽力与其沟通，并取得病人及其家属的信任，从而达到治疗和护理的目的。必要时请求其他人协助配合，尽量减少锐器误伤自己或病人。

（6）使用具有安全装置的器材：① 采用真空采血设备采集血液标本。② 使用“可来福”接头等无针连接系统。③ 采用具有安全保护性装置的物品，如自动注射器及安全型静脉留置针等。

（7）锐器伤的紧急处理流程：临床护理工作中一旦发生锐器伤应迅速采取下列紧急处理措施：① 保持镇静。② 立即用健侧手从伤口的近心端向远心端挤出伤口部位的血液，但禁止在伤口局部来回挤压，以免产生虹吸现象，将污染血液回吸入血管，增加感染机会。③用肥皂水彻底清洗伤口并在流动干净水下反复冲洗污染的创面及暴露的黏膜。④ 用 75%

乙醇或 0.5%碘伏消毒伤口，并包扎。⑤ 及时填写锐器伤登记表，并尽早向主管部门及医院感染管理科汇报。⑥ 请专家评估锐器伤并指导处理，根据病人血液中含病毒的多少和伤口的深度、范围及暴露时间进行评估，并做相应的处理。相应的治疗应在受伤 1~2 小时内开始，不要超过 24 小时。如果超过 24 小时也应采取补救措施。⑦ 血清学检测与处理原则符合要求（见表 6-2）。

表 6-2　锐器伤后血清学检测结果与处理原则

检测结果	处理原则
病人 HBsAg 阳性，受伤护士 HBsAg 阳性或抗-HBS 阳性或抗-HBc 阳性者	◆不需注射疫苗或乙肝免疫球蛋白（HBIG）
受伤护士 HBsAg 阴性或抗-HBs 阴性且未注射疫苗者	◆24 小时内注射 HBIG 并注射疫苗。于受伤当天、第 3 个月、6 个月、12 个月随访和监测
病人抗-HCV 阳性，受伤护士抗-HCV 阴性者	◆于受伤当天、第 3 周、3 个月、6 个月随访和监测
病人 HIV 阳性，受伤护士 HIV 抗体阴性	◆① 经过专家评估后可立即预防性用药，并进行医学观察 1 年； ② 于受伤当天、4 周、8 周、12 周、6 个月时检查 HIV 抗体； ③ 预防性用药的原则：若被 HIV 污染的针头刺伤，应在 4 小时内，最迟不超过 24 小时进行预防用药。可选用逆转录酶抑制剂、蛋白酶抑制剂。即使超过 24 小时，也应实施预防性用药

（三）化疗药物损伤的防护

1. 加强药物防护知识教育

包括药物学基础、操作规程、废弃物处理等知识教育，提高护士对化疗药物危险的认识，增强防护意识。

2. 配制化疗药物的环境要求

在条件允许的情况下，应设专门化疗药物配药间，配有空气净化装置，在专用垂直层流生物安全柜内配药，防止含有药物微粒的气溶胶或气雾对护士产生伤害。操作台面应覆以一次性防渗透性防护垫，以吸附溅出的药液，减少药液污染台面。

3. 配制化疗药物的操作要求

（1）配制前用流动水洗手，佩戴一次性防护口罩、帽子、眼罩、手套、身穿一次性非透过性、无絮状物防静电工作服。

（2）打开安瓿前应轻弹其颈部，使附着的药粉降落至瓶底。掰开安部时应垫纱布，避免药粉、药液外溢，或玻璃碎片四处飞溅，并防止划破手套。

（3）溶解药物时溶媒应沿瓶壁缓慢注入瓶底，待药粉浸透后再摇动，防止药粉溢出。

（4）抽取药液后在药瓶内进行排气和排液后再拔针，不要将药物排于空气中。

（5）抽取药液时用一次性注射器和针腔较大的针头，以防注射器内压力过大，药液外溢。所抽药液以不超过注射器容量的 3/4 为宜。防止针栓从针筒中意外滑落。

（6）操作完毕脱去手套后用流动水和洗手液彻底洗手并行沐浴，减轻药物毒性作用。

4. 执行化疗药物的操作要求

（1）静脉给药时应戴手套。

（2）确保注射器及输液器接头处连接紧密，以防药液外渗。

（3）茂非滴管内加入药物时，先用无菌棉球围在滴管开口处再加药，速度不宜过快，以防药液从管口溢出。

化疗药物污染的处理：

如果化疗药物外溅，应立即标明污染范围，避免他人接触。如果药液溅到桌面或地上，应立即用吸水毛巾或纱布吸附；若为粉剂则用湿纱布轻轻擦抹，并用肥皂水擦洗污染表面后，再用 75%乙醇擦拭；若不慎溅到皮肤或眼睛里，应立即用肥皂水或等渗洁眼液彻底冲洗；若不慎溅到工作服上要立即更换。

5. 化疗废弃物和污染物品的处理要求

（1）接触过化疗药物的针头、注射器、输液管、棉球、棉签等，必须放置在防刺破、无渗漏的专用密闭垃圾桶内，标明警示标志统一处理，不能与普通垃圾等同处理。

（2）所有污物必须经焚烧处理。

（3）非一次性物品应与其他物品分开放置，并经高温处理。

（4）处理 48 小时内接触过化疗病人的分泌物、呕吐物、排泄物及血液时，必须穿隔离衣、戴手套；化疗病人使用过的物品应先用热水冲洗 2 次，然后分装标记，集中处理。

（四）血源性职业损伤

血源性职业损伤是指医务人员从事诊疗、护理等工作过程中意外地接触了病人含有传染性病原体的血液或其他体液，有可能被感染的情况。例如 HBV、HCV 和 HIV 等，血液中含血源性病原体浓度最高，4μl 含有 HBV 的血液足以使受伤者感染 HBV，其他依次为伤口分泌物、精液、阴道分泌物、羊水等。必须通过采取综合性防护措施，减少护士感染 HBV、HCV 和 HIV 等机会。

1. 损伤的原因

1）接触血液与体液的操作

（1）在进行接触血液、体液的操作时未戴手套。

（2）手部皮肤发生破损，在可能接触病人的血液或体液时，未戴双层手套；或发生意外，如病人血液、分泌物溅入护理人员的眼睛、鼻腔或口腔中。

（3）在为病人实施心肺复苏时，徒手清理口腔内分泌物及血液、口对口人工呼吸。

（4）与针刺伤有关的操作，主要通过针刺、刀割、玻璃碎片或其他锐器所致的皮肤损伤或黏膜溅洒等方式引起。针刺伤最容易发生在针头使用后的丢弃环节。

2. 血源性损伤的防护措施

（1）洗手：护理人员在接触病人前后，特别是接触血液、分泌物、排泄物及污染物品前后，无论是否戴手套都要洗手。

（2）做好个人防护：可能发生血源性病原体职业暴露的主要科室，如手术室、分娩室、普通病房的外科操作、口腔科、骨科、供应室等，护理人员应常规实施职业防护，防止皮肤、黏膜与病人血液、体液接触。常用防护措施包括戴手套、口罩、护目镜及穿隔离衣等。当护理人员接触病人血液或体液、有创伤的皮肤黏膜、进行体腔及血管侵入性操作或在接触和处理被病人体液污染的物品和锐器时，均应戴手套操作，护理人员手上有伤口时应戴双层手套。在处理病人血液、分泌物及体液等有可能溅出的操作时，特别是在行气管内插管、支气管镜及内镜等检查时，应戴口罩和护目镜，以保护眼睛和面部。在身体有可能被血液、体液、分泌物或排泄物污染，或进行特殊操作时，应穿隔离衣以免受暴露风险。

（3）安全注射。安全注射是指注射时不伤及病人和护士，并且保障注射所产生的废物不对社会造成危害。因此要确保提供安全注射所需要的条件，并遵守安全操作规程。

（4）医疗废物处理：对使用过的一次性医疗用品和其他固定废弃物，均应放入双层防水污物袋内，密封并贴上特殊标记，送到指定地点，并由专人焚烧处理。

（五）负重伤的职业防护

负重伤是指由于工作性质的原因常需要搬动或移动重物，而使身体负重过度或不合理用力等，导致肌肉、骨骼、关节的损伤。

1. 负重伤的原因

（1）工作强度大：临床护士工作压力较大，不但需要处理诸多强度较大的工作，且要适应较快的工作节奏，尤其手术室、急救中心的护士，精神始终处于高度紧张状态，随时准备处理应激事件。长期处于此环境工作，使护士身体负荷过重，用力不均衡及长时间站立工作，使腰部很易受损，加速了椎间盘的损伤，导致椎间盘突出症或下肢静脉曲张等负重伤的发生。

（2）长期蓄积性损伤：损伤是护士发生椎间盘突出症的常见原因，蓄积性损伤是其重要的诱因。临床护士执行相关护理操作中，弯腰、扭转动作较多，对腰部损伤较大。长期的损伤积累导致腰部负荷加重，使其易患腰部疾病。此外，年轻护士急性腰部损伤容易引发腰椎间盘突出症。

2. 负重伤防护措施

（1）加强锻炼、提高身体素质：加强腰部锻炼是预防负重伤的重要措施。通过锻炼可提高机体免疫力，同时还可增加身体的柔韧性、增加骨关节活动度、减轻骨关节损伤。例如健美操、太极拳、瑜伽等。

（2）保持正确的工作姿势：护士日常的工作、生活中，应注意保持正确的工作姿势，良好的身体姿势不仅可以预防腰肌劳损的发生，还可延缓椎间盘退变的过程，从而预防腰椎间盘突出症的发生。在站立或坐位时应尽可能保持腰椎伸直，使脊柱支撑力增大，避免因过度屈曲引起腰部韧带劳损，减轻身体重力对腰椎的损伤。在半弯腰或弯腰时，应两足分开使重力落在髋关节和两足处，降低腰部负荷。弯腰搬重物时，应先伸直腰部，再屈髋下蹲，后髋及膝关节用力，随后挺腰将重物搬起。

（3）经常变换姿势：护理工作者应定期变换体位，缓解肌肉、关节、骨骼疲劳，减轻脊柱负荷。同时护士要避免过于剧烈活动，防止拉伤腰部肌肉，损伤椎间盘。

（4）使用劳动保护用具：护士在工作中可以佩戴腰围等保护用具以加强腰部的稳定性，保护腰肌和椎间盘不受损伤。腰椎间盘突出症的护士在急性期疼痛加重时坚持佩戴，于卧床休息时解下。腰围只在活动工作时使用，以免长时间使用造成腰肌萎缩，导致腰背痛等。

（5）促进下肢血液循环：由于工作性质缘故，护理工作者常常会超时站立，导致下肢静脉血液回流受阻，发生下肢静脉曲张，甚至引发严重后果。为了预防下肢静脉曲张的发生，护士在站立工作过程中，应注意：

① 避免长时间保持同一姿势，适当、轻微的活动，有助于促进下肢血液循环。

② 站立时，可让双腿轮流支撑身体重量，并可适当做踮脚动作，促进小腿肌肉收缩，减轻静脉血液淤积。

③ 工作间歇可以适当做下肢运动操，尽量抬高下肢，以促进血液回流。

④ 穿弹力袜或捆绑弹力绷带，可以促进下肢血液回流，减轻肢体的沉重感和疲劳感。

（6）养成良好的生活饮食习惯：

① 从事护理工作的人员，提倡卧硬板床休息，并注意床垫的厚度适宜。

② 应注意避免长时间弯腰活动，减少弯腰次数。尽量减少持重物的时间及重量，减轻腰部负荷，预防负重伤发生。

（7）科学合理饮食：由于护士每天承担着繁重的护理工作，应注意营养的科学调配。

① 多食富含钙、铁、锌的食物，如牛奶、菠菜、西红柿、骨头汤等。

② 增加机体内蛋白质的摄入量，多食肉、蛋、鱼及豆制品等。

③ 多食富含维生素 B、维生素 E 的食物，如花生、芝麻等。维生素 B 是神经活动所需的营养素，可缓解疼痛、减轻疲劳；维生素 E 可扩张血管、促进血流，消除肌肉紧张。

（六）职业疲溃感

职业疲溃感是指由于持续的工作压力引起的个体“严重紧张”反应，从而出现的一组症候群，其主要表现为：缺乏工作动机、回避与他人交流、对事物多持否定态度、情感冷漠等。

1. 职业疲溃感的原因

护理人员每天需要监测病人的病情变化，还要处理复杂的人际关系，同时还要面临可能发生事故的威胁，工作中存在众多的压力源使护士成为职业疲溃感的高发人群。职业疲溃的发生与工作压力有关，其主要压力来源于：

（1）工作时间长，工作负荷过重，且比较琐碎。

（2）工作环境无安全感，常接触病原菌、病毒、放射性物质、化学有害物质等。

（3）接受继续教育、培训机会偏少，职称晋升较难。

（4）护士参与决策机会少，护理人员缺乏主人翁意识。

（5）人际关系复杂，沟通不畅，难免出现冲突。

（6）对护理人员的价值认同不够，导致情绪低落，工作缺乏积极性和激情。

（7）自我期望值过高，害怕暴露自己的弱点与缺陷，工作满意度下降，长期压抑自己的情绪。

（8）缺乏必要的心理应对能力，在面对压力时，不能充分运用各种防卫机制保护自己。

2. 职业疲溃感防护措施

（1）积极参加教育与培训：护士应积极参加继续教育和学术会议以及其他形式的学习，增加对学科发展前沿和国内外专业情况的了解，以带来工作变革的方向和动力，拓展专业领域的视野，提高职业竞争力，避免职业风险，增强应对工作压力的能力。

（2）合理安排劳动时间：合理安排劳动时间和班次可以降低夜班劳动带来的负面效应。避免连续上夜班，每上一次夜班应保证足够的休息时间，这样可以最大限度降低夜班带来的身心疲劳，减轻护士的职业紧张，提高工作效率。

（3）创造健康的职业环境：一个良好的职业环境，可以在一定程度上缓解工作和思想的压力。护士应培养自己团队合作的精神，友好沟通，宽容理解，发挥各自的特长和优势，满足其实现自身价值需要的同时，营造出积极向上、和谐温馨、愉快健康的职业环境。

（4）培养积极乐观的精神：积极乐观的精神，愉快的情绪是战胜疲劳的基础和关键。面对困难和挫折调整心态，以开朗豁达的态度对待，可以缓解压力引起的身心反应，并可将压力转换成积极动力，促进个人发展的机遇。

（5）合理疏导压力带来的影响：合理运用应对压力的技巧，积极疏导负面的躯体和心理反应，可以降低紧张感。同时培养轻松的业余爱好，养成锻炼身体的习惯等，都有助于摆脱焦虑、烦恼，焕发出充沛的精力。

（6）提高自身综合素质：社会的进步、人们健康需求的增加、新的仪器设备的使用，是促使护理学科和护理人员发展的动力。护理人员应与时俱进，不断提升自身综合素质，适应时代发展的需要，克服职业疲溃感。

（7）提高家庭支持和提高社会地位：护理管理者应制定家庭支持政策，增强护士的家庭支持，当护士因家庭原因需要请假时护理管理者应表示理解和关心。另外，还应努力加大对护士的正面宣传与培养，积极提高护士的社会地位。

（8）提高护理工作价值感：随着时代的发展，赋予了护士多元化的角色，护士成为“维护和促进人类健康”的重要生力军，社会对护理工作的评价也需相应得到改善。护士社会地位的提高，创造了一个尊重护士的社会环境，这些有助于提高护士自我工作价值感，增强应对工作疲溃感的动力。

第六章　课后巩固

第七章　医院与住院环境

第一节　医　院

一、医院的性质和任务

1. 医院的性质

7-1　预习指导

国务院颁布的《医疗机构管理条例》指出：“医疗机构以救死扶伤，防病治病，为公民的健康服务为宗旨。”这是我国医院的基本性质。医院作为卫生服务体系的重要组成部分，坚持为人民健康服务的宗旨，体现了国家卫生事业的公益性和保障性，同时，还具有生产性和经营性等特点。

2. 医院的任务

医院的功能即医院的任务。卫生部颁发的《全国医院工作条例》指出，医院的任务是“以医疗为中心，在提高医疗质量的基础上保证教学和科研任务的完成，并不断提高教学质量和科研水平。同时做好扩大预防、指导基层和计划生育的技术工作”。

二、医院的种类

（一）医院的分类

医院按不同的属性可以划分成多种类型。

（1）按综合性可划分为：综合医院、专科医院。

（2）按专科功能属性可划分为：五官科医院、肿瘤医院等。

（3）按行业性质可划分为：教学医院、企业医院、部队医院等。

（4）按服务对象可划分为：老年医院、儿童医院、妇幼医院等。

（二）医院的分级

我国从1989年开始实行医院分级管理制度，按卫生部分级管理制度将医院分为：三级（一、二、三级），十等（每级分甲、乙、丙三等，三级医院增设特等）。

（1）一级医院：直接向一定人口的社区提供预防、医疗、保健、康复服务的基层医院、卫生院，通常床位数小于100。

（2）二级医院：向多个社区提供综合医疗卫生服务和承担一定教学、科研任务的地区性医院，床位数通常为 100 ~ 500。

（3）三级医院：向几个地区提供高水平专科性医疗卫生服务和执行高等教学、科研任务的区域性以上的医院，床位数通常大于 500。

三、医院的组织结构

根据我国医院的组织结构模式，医院大致由三大系统构成：诊疗部门、辅助诊疗部门和行政后勤部门。各部门之间既分工明确，各尽其责，又相互协调，相互合作。

第二节　门诊部

一、门　诊

门诊是医院直接为公众提供诊断、治疗和预防保健服务的场所，具有人员多、流动性大，病种复杂，季节性强，就诊时间短等特点，护理人员应提供优质的服务，使病人能得到及时的诊断和治疗。

7–2　预习指导

（一）门诊的设置和布局

门诊设有和医院各科室相对应的诊室，并设有挂号处、收费处、化验室、药房、治疗室、候诊室等。诊室内配备诊察床，床前设有遮挡设备，室内设有洗手池和诊断床，室内放置各种体检用具以及化验检查申请单、处方等。治疗室内设有急救物品和设备，如氧气、吸引装置、急救药品等。

门诊的候诊、就诊环境以方便病人为目的，以注重公共卫生为原则，并体现医院对病人的人文关怀。门诊应做到美化、绿化、安静整洁、布局合理，并备有醒目的标志和指示路牌。可设立总服务台、导医处，配备多媒体查询触摸屏和电子显示屏，各种医疗服务项目清晰透明，使就诊程序简便快捷。在门诊处病人感到亲切宽松，从而对医院产生信任感，愿意配合医院工作。

（二）门诊的护理工作

1. 预检分诊

病人门诊就医应先预检分诊后挂号诊疗。预检分诊需由临床经验丰富的护士承担。护士应热情主动接待来院就诊的病人，简明扼要询问病史、观察病情后，作出初步诊断，给予合理的分诊挂号指导。

2. 安排就诊和候诊

病人挂号后分别到各科候诊室等候就诊。为保证病人候诊就诊的次序，护士应做好以下工作：

（1）开诊前准备好诊疗过程中使用的各种器械和用物。

（2）维持良好的就诊环境和候诊环境。

（3）整理初诊和复诊病案，收集整理各种检查化验报告。

（4）根据病人病情需要，测量体温、脉搏、呼吸、血压等，并记录在门诊病历上。

（5）按挂号先后顺序就诊，必要时协助医生进行诊断和检查等工作。

（6）观察候诊病人病情变化，如遇高热、剧痛、呼吸困难、出血、休克的病人，应立即安排提前就诊或送急诊处理；对病情较重或年老体弱病人，可适当调整就诊顺序让其提早就诊。

3. 健康教育

利用候诊时间开展健康教育，可采用口头、图片、黑板报、电视录像或赠送有关健康教育方面的宣传册等不同方式。对病人提出的询问应耐心热情地予以解答。

4. 根据医嘱执行治疗工作

如注射、换药、导尿、灌肠、穿刺等，护士必须严格执行操作规程，确保治疗安全有效。

5. 消毒隔离

门诊人群流量大，病人集中，易发生交叉感染，要认真做好消毒、隔离工作。门诊的空间、地面、墙壁、扶手、桌椅、诊察床、平车、轮椅等应定期进行清洁消毒处理。遇传染病或疑似传染病病人，应分诊到隔离门诊就诊，并做好疫情报告。

6. 健康体检与预防接种

经过培训的护士可直接参与各类保健门诊的咨询或诊疗工作。如健康体检、疾病普查、预防接种等，以满足人们日益增长的健康和卫生保健需求。

二、急　诊

急诊是医院诊治急、危重症病人的场所，是抢救病人生命的第一线，对生命垂危的病人及意外灾害事件，能提供快速、高效的服务。急诊科护士应具有良好的素质，具备一定的抢救知识和经验。急诊的管理工作应达到标准化、程序化、制度化。

（一）急诊的设置和布局

急诊一般设有预检处、诊室、抢救室、治疗室、监护室、观察室、清创室、药房、化验室、X射线室、心电图室、挂号室及收费室等，形成一个相对独立的单元，以保证急救工作的顺利完成。

急诊环境以方便病人就诊为目的，以最大限度地缩短候诊时间，争取抢救时间，提高抢救效率为原则，应做到宽敞、明亮、通风、安静和整洁。应设有专用电话、急救车、平车、轮椅等通讯和运送工具。应设有专用路线和宽敞的通道，通往医院各临床科室，标志清晰、路线路标指向明确，夜间有明显的灯光，以保证病人尽快得到救治。

（二）急诊护理工作

1. 预检分诊

预检护士负责接待来就诊的病人。通过简要评估，确定病人就诊的科室并护送病人到相应的诊室或抢救室。护士必须掌握急诊就诊的标准，做到“一问、二看、三检查、四分诊”，遇有急危重症病人应立即通知值班医生及抢救室护士进行抢救；遇到意外灾害事件，立即通知相关部门并救治伤员；遇有法律纠纷、刑事伤害、交通事故等事件，应尽快通知医院保卫部门或直接与公安部门取得联系，并请家属或陪送者留下，以协助相关部门了解情况。

2. 抢救工作

此项工作包括抢救物品的准备和配合抢救。

（1）物品准备：一切抢救物品要求做到“五定”，即定数量品种、定点安置、定人保管、定期消毒灭菌和定期检查维修。护士必须熟悉各种抢救物品的性能和使用方法，并能排除一般性故障，使所有抢救物品处于良好备用状态，抢救物品完好率要达到100%。

（2）配合抢救：① 护士必须严格遵守操作规程，争分夺秒实施抢救。在医生到达之前护士应根据病人病情作出初步诊断，并实施紧急处理。如给病人测量血压、吸氧、吸痰、止血、配血、建立静脉输液通路、进行人工呼吸、胸外心脏按压等。医生到达后，立即汇报处理情况和效果，积极配合医生进行抢救。正确执行医嘱，密切观察病情变化，及时报告医生。② 做好抢救记录和查对工作。护士应及时、准确、清晰地做好抢救记录，要详细记录与抢救相关的事件并注明时间，如病人和医生到达时间，各项抢救措施执行及停止时间（如用药、吸氧、心肺复苏等），要详细记录执行医嘱的内容及病人病情动态变化。在抢救过程中医生下达口头医嘱时，必须向医生复诵一遍，双方确认无误后再执行。抢救完毕后请医生及时补写医嘱和处方。各种抢救药品的空药瓶、空安瓿、输血袋等需经两人核对无误后方可丢弃。

3. 病情观察

通常急诊观察室设有一定数量的床位，以收治暂时未确诊的病人或已明确诊断，但因各种原因暂时不能住院的病人，或只需短时间观察即可返家的病人。观察时间一般为3～7天。观察室护士应做好下列工作：

（1）对观察室的病人进行入室登记、建立病案，详细填写各项记录，书写观察室病情报告。

（2）主动巡视和观察病人，及时执行医嘱，做好各项基础护理工作，加强心理护理。

（3）做好出入室病人及其家属的管理工作。

第三节　病　区

一、病区的设置和布局

病区设有病室、危重病室、抢救室、治疗室、护士办公室、医生办公室、配餐室、盥洗室、浴室、库房、洗涤间、厕所、医护值班室和示教室等。有条件的医院还可设置学习室、娱乐室、会客室、健身室等。

7-3　预习指导

病区的布局应合理，以方便治疗和护理工作。如护士办公室应设在病区的中心位置，与抢救室、危重病室及治疗室邻近，以便观察病情、抢救病人和准备物品。每个病区最好设 30 ~ 40 张病床，每间病室设 2 ~ 4 张病床，并设置相应数量的床旁桌椅，病床之间的距离不少于 1 米。两床之间应设有遮挡设备，以保护病人的隐私。有条件的医院可设置中心供氧及中心吸引装置、呼叫系统、电视、电话、壁柜、卫生间等。可设立单人病室，病室布置应温馨，充分体现医院人性化服务理念。

二、病区环境的管理

病区环境包括物理环境和社会环境。医护人员应创造一个良好的住院环境，以满足病人生理、心理及治疗的需要。

（一）物理环境

病区的物理环境是影响病人身心舒适的重要因素。对病区物理环境进行适当的调控，使其保持清洁、安静、舒适和安全，可促进病人疾病的痊愈和健康的恢复。

1. 整　洁

主要指病区的护理单元和医疗护理操作环境应整洁。要求达到避免污垢积存，防止细菌滋生的目的。保持病区环境整洁的措施有：

（1）病区陈设齐全，规格统一，布局合理，摆放整齐，方便取用。

（2）做到物有定位，用后归位。

（3）及时清理环境，病区内墙、地面及所有物品采用湿式清扫法。

（4）及时清除治疗、护理后的废弃物及病人的排泄物。

（5）保持病人及病床单位清洁，床单被套及衣裤及时更换。
（6）非病人生活及医疗护理必需品，不得带入病区。
（7）工作人员仪表端庄、服饰整洁、大方得体。

2. 安　静

安静的医院环境可使病人减轻焦虑，得到充分的休息和睡眠，促进其早日康复。根据 WHO 规定的噪声标准，白天病区的噪声强度应控制在 35 ~ 40 分贝（dB）。为保持病区环境安静，具体的措施有：

（1）病区的桌椅脚上应钉上橡胶垫，推车的轮轴、门窗交合链应定期滴注润滑油。
（2）电话、手机、呼叫系统等有声响的设备应使用消音设置，或将音量调至最低。
（3）医护人员应做到"四轻"，即走路轻、说话轻、操作轻、关门轻。
（4）加强对病人及家属的宣传工作，共同保持病室安静。

3. 舒　适

主要指病室的温度、湿度、通风、采光、色彩和绿化等方面，对病人的影响及调节。

（1）温度：适宜的温度，可使病人感到舒适安宁，能减少能量消耗，利于散热并可降低肾脏的负担。室温过高会使神经系统受到抑制，干扰消化和呼吸功能，不利于机体散热；室温过低使人畏寒，肌肉紧张，还会使病人在接受诊疗护理时受凉。病室适宜的温度一般为 18 ~ 22 °C。新生儿及老年病室等应以 22 ~ 24 °C 为宜。因此病室应备有室温计，以随时观察室温情况。

（2）湿度：湿度会影响皮肤散热的速度，从而影响病人的舒适感。湿度过高，蒸发作用减缓，可抑制出汗，病人感到湿闷不适，尿量增加，加重肾脏负担；湿度过低，空气干燥，人体蒸发大量水分，病人感到呼吸道黏膜干燥，口干、咽痛，对气管切开或呼吸道感染病人非常不利。病室的相对湿度，应该以 50% ~ 60%为宜。因此，病室应备有湿度计，以便对湿度观察和调节。可根据季节和条件采用开窗通风，地面洒水，暖气上放置湿毛巾，使用加湿器或利用空调设备等措施调节室内湿度。

（3）通风：通风换气可调节室内温度和湿度，增加空气中的含氧量，降低二氧化碳浓度和微生物的密度，使病人感到舒适，避免产生烦躁倦怠、头晕、食欲缺乏等症状，有利于病人康复。通风效果与通风面积（门窗大小）、室内外温度差、通风时间及室外气流速度有关。一般每次通风时间为 30 分钟左右，通风时应注意病人保暖，病室内如有污物应及时清除，如有不良气味应及时开窗通风。病室为无烟区，应告知病人及家属不得在室内吸烟。

（4）采光：病室采光有自然光源和人工光源两种。适量的日光照射能使被照射部位温度升高、血管扩张、血流增快，改善皮肤和组织的营养状况，使人食欲增加，舒适愉快。此外，阳光中的紫外线有杀菌作用，并可促进机体内部生成维生素 D。因此，病室应经常开窗，让阳光直接射入，或协助病人到户外接受阳光照射，以辅助治疗，增进疗效。但应注意不宜让阳光直射眼睛，午睡时应用窗帘遮挡阳光，以免引起病人不适。为了夜间照明及保证特殊检查和治疗护理的需要，病室需配备相应的人工光源。楼梯、药柜、抢救室、监护室内的灯光要明亮。普通病室除普通照明灯外还应装有地灯，在病人睡眠时开启，以减少对病人睡眠的干扰。病室还应备有立式鹅颈灯，便于特殊检查时使用。

（5）色彩：色彩会影响人的情绪行为和健康。以往病室及医务人员的工作服多采用白色，易使病人产生单调、恐惧感。现代医院多根据不同护理对象的需求而选择合适的色彩，如儿科护士服装采用粉红色，给人温馨亲切的感觉，减轻儿童的恐惧感；手术室选用绿色或蓝色，给人安静舒适的感觉，增加病人的信任感。病室墙壁上方选涂白色，下方选涂浅蓝色，以避免白色反光，引起病人疲劳。病床、桌、椅、窗帘、被套、床单等也趋向家居化，以满足病人的需要。

4. 安　全

安全是指安定、无危险、无伤害的环境。给病人提供安全的环境，应包括以下措施。

（1）避免各种原因导致的意外伤害：如浴室、厕所地面应有防滑设备，防止潮湿导致病人滑倒跌伤；昏迷病人应加床档或使用约束带，防止病人坠床或撞伤；小儿或意识障碍者热疗时应注意温度控制及保护皮肤，防止烫伤等。

（2）避免医源性损伤：给病人进行治疗护理操作时，应严格遵循操作规程和查对制度，防止差错事故发生；责任心强，语言、行为符合职业规范，以免造成病人生理和心理上的损伤。

（3）避免医院内感染：病区应有严格的管理系统和措施，防止医院内感染。如操作中严格执行无菌操作原则和消毒隔离制度，定期对病室及各种设备进行清洁、消毒、灭菌等。

（二）社会环境

病区是一个特殊的社会组织，病人刚住进医院时，对所接触的人、陈设、规则、气味、声音等都会感到陌生和不习惯，护士应为病人创造和维持一个良好的社会环境，消除病人不良的心理反应，帮助病人尽快适应医院环境。

1. 建立良好的人际关系

影响住院病人身心康复的人际关系，包括医患关系、护患关系和病友关系。帮助病人创建和维护良好的人际关系的措施有：

（1）根据病人的需求给予不同的身心护理，对病人一视同仁。

（2）操作技术娴熟，态度和蔼，获得病人信赖。

（3）尊重病人的权利与人格，注重保护病人的隐私，语言、行为、举止符合职业规范。

（4）鼓励病友间相互帮助和照顾，营造融洽愉快的氛围。

2. 制定合理的医院规则

医院为了保证医疗护理工作的顺利开展和预防医院内感染而制定各种院规，如入院须知、探视制度、陪护制度等。院规既是对病人行为的指导，也是对病人的一种约束，会对病人产生一定的影响。因此，医院应制定合理的医院规则并帮助病人适应，具体的措施有：

（1）热情接待，耐心解释，取得病人的理解与配合。
（2）在维护院规的情况下，让病人有一定的自主权。
（3）尊重探视人员，如探视时间和行为不恰当，劝阻和限制方法应适当。
（4）及时向病人提供其检查、治疗、护理等相关信息，并鼓励病人参与护理计划的制订。

三、病床单位

病床单位是指住院期间医疗机构提供给病人使用的家具和设备，它是病人住院期间休息、睡眠、治疗与护理等活动的最基本的生活单位。

病床单位的固定设备有：床、床垫、床褥、大单、棉胎或毛毯、被套、枕芯、枕套、橡胶单和中单（需要时准备）、床旁桌、床旁椅、跨床桌，床头墙壁上有照明灯、呼叫器、中心供氧和负压吸引装置等。

四、铺床法

铺床是为了保持床单位整齐，病床平整、紧扎、安全、实用，满足病人睡卧、休息的需要。临床常用的铺床法有：备用床、暂空床、麻醉床。

（一）备用床

1. 目　的

保持病室整洁，准备接受新病人。

2. 评　估

（1）病室内有无病人治疗或进餐。
（2）病床及床垫是否完好、安全，床单、被套是否符合床及棉胎的尺寸以及季节需要。
（3）床旁设施如呼叫系统、照明灯是否完好，供氧和负压吸引管道是否畅通，有无漏气。

3. 操作准备

（1）护士准备：洗净双手，戴口罩、着装整齐。熟悉铺备用床的操作方法。
（2）用物准备：床、床垫、床褥均加套、棉胎、枕芯、随季节加毛毯和罩单、大单、被套、枕套、床刷及一次性床刷套。
（3）环境准备：病室整洁通风，病室内无人治疗或进餐。

4. 实　施

（1）操作步骤：见表 7-1。

表 7-1 铺备用床

操作步骤	要点说明
备物检查	◆备齐用物，按取用顺序放于治疗车上（自下而上放置枕芯、棉胎或毛毯、被套、大单），推车至床旁 ◆检查床、床垫的功能是否完好，调整床至合适高度
移开桌椅	◆移开床旁桌，距床约 20 cm ◆移椅至床尾正中，距床约 15 cm
翻转床垫	◆酌情翻转床垫 ◆将床褥齐床头平铺于床垫上
铺单包角	◆将大单纵、横中线与床面纵、横中线对齐放于床上，同时向床头、床尾打开，再先近后远向两侧打开，先铺近侧床头，右手托起床垫一角，左手伸过床头中线，将大单平整塞入床垫下 ◆在距床头约 30 cm 处，向上提起大单边缘使其与床边垂直，呈一等边三角形。以床沿为界，将三角形分为上下两部分，将上半三角覆盖于床上，下半三角平整地塞于床垫下，再将上半三角翻下塞于床垫下 ◆同法铺好近侧床尾大单 ◆双手拉平大单中部，掌心向上，将大单平塞于床垫下 ◆转至床对侧，同法铺好对侧大单
套好被套 "S"式 卷筒式	◆将被套齐床头放于大单上，分别向床尾、近侧、对侧展开，开口向床尾，中线与床中线对齐。将被套开口端的上层打开至 1/3 处 ◆将折好的"S"型棉胎置于被套开口处，将棉胎上缘拉至被套封口处，棉胎角装人被套角处，将竖折的棉胎展开，与被套边平齐。于床尾处拉平棉胎及被套，系好带子 ◆被套反面向外，齐床头放置，分别向床尾、床两侧打开，开口向床尾，中线与床中线对齐。将棉胎平铺于被套上，上缘与被套封口边齐 ◆将棉胎与被套一并自床头卷向床尾，再由开口端翻转至床头，于床尾处拉平棉胎及被套，系好带子
折成被筒	◆将盖被的两侧向内折与床沿平齐，折成被筒;将尾端向内折叠，与床尾平齐
枕套放置	◆于床尾处套好枕套，系带，开口背门，横放于床头盖被上
桌椅归位	◆移回床旁桌椅，保持床单位整洁美观 ◆洗手

（2）注意事项：① 病室内有病人进餐或治疗时应暂停铺床。② 用物准备齐全，并按使用顺序放置，减少走动次数。③ 操作中动作要轻稳，避免尘土飞扬。④ 操作中正确应用节力原则：能升降的床，应将床升降至方便铺床的高度，避免腰部过度弯曲或伸展；铺床时身体尽量靠近床边，上身保持直立，两腿间距与肩同宽，两膝稍弯曲，两腿前后或左右分开，以扩大支撑面，降低重心，增加身体的稳定性；操作时使用肘部力量，动作平稳

有节奏，连续进行；避免无效动作的出现。⑤ 如为侧开口被套，棉胎应横摺三折，再 S 形竖向折叠三折，放入被套内先打开 S 形竖向折叠三折，再打开横摺三折的被头部分，最后展开拉平。

5. 评　价

（1）病床符合实用、耐用、舒适、安全的原则。
（2）大单中缝对齐，四角平整、紧扎。
（3）被头充实，盖被平整，两边内折对称。
（4）枕头平整充实，开口背门放置。
（5）操作流程流畅，注意节力。
（6）病室及病人单位环境整洁、美观。

（二）暂空床

1. 目　的

（1）保持病室整洁。
（2）供新入院病人或暂时离床病人使用。

2. 评　估

（1）新入院病人的病情、诊断情况。
（2）住院病人的病情是否可以暂时离床。

3. 操作准备

（1）护士准备：洗净双手，戴口罩，着装整齐。熟悉铺暂空床的操作方法。
（2）用物准备：床褥、大单、被套、棉胎、枕套、枕芯、必要时备橡胶单、中单。
（3）环境准备：同备用床。

4. 实　施

（1）操作步骤：见表 7-2。

表 7-2　铺暂空床

操作步骤	要点说明
折叠盖被	◆将备用床的盖被头端向内折 1/4，再扇形三折于床尾，并使各层平齐
酌情铺单	◆根据病情需要铺橡胶单和中单：将橡胶单上缘距床头 45～50 cm，中线与床中线齐并展开；将中单以同法铺在橡胶单上，两单边缘下垂部分起平整地塞入床垫下。转至对侧，将橡胶单和中单拉紧塞入床垫下
整理归位	◆将枕头放回床头，移回床旁椅，洗手

（2）注意事项：同备用床。

5. 评　价

（1）操作方法正确，符合节力原则。
（2）用物准备符合病情需要。
（3）病室及病人单位环境整洁、美观。
（4）病人上下床方便。

（三）麻醉床

1. 目　的

（1）便于接受和护理全麻术后病人。
（2）使病人安全、舒适，预防并发症。
（3）保护床上用物不被污染，便于更换。

2. 评　估

（1）病人的诊断、病情、手术部位、麻醉方式、术后需要的抢救或治疗物品等。
（2）呼叫系统、供氧管道、负压吸引管道是否完好、通畅。
（3）病室环境符合铺床操作的进行。

3. 操作准备

（1）护士准备：洗净双手，戴口罩，着装整齐。熟悉铺麻醉床的操作方法和麻醉护理盘的准备。

（2）用物准备。

① 床上用物：床、床垫、床褥均加套、棉胎、枕心、随季节加毛毯和罩单、大单、被套、枕套、床刷及一次性床刷套。

② 麻醉护理盘：治疗巾内备开口器、舌钳、通气导管、牙垫、治疗碗、氧气导管或鼻塞、吸痰导管、棉签、压舌板、平镊、纱布。治疗巾外准备手电筒、血压计、听诊器、治疗巾、弯盘、胶布、护理记录单、笔。有条件者准备心电监护仪。

③ 其他：护理车、输液架，无中心供氧和中心吸引装置的还要准备吸痰器、氧气筒，必要时准备胃肠减压器。天气寒冷时按需要准备热水袋、毛毯等。

（3）环境准备：同备用床。

4. 实　施

（1）操作步骤：见表 7-3。

表 7-3　铺麻醉床

操作步骤	要点说明
撤出原物	◆拆除原有枕套、被套、大单等物，放于污物袋内
洗手备物	◆洗手，备齐用物
铺单包角	◆同备用床法，铺好近侧大单 ◆根据病情需要铺橡胶单和中单：① 腹部手术者铺于床中部。同暂空床法，铺好床中部近侧橡胶单和中单。② 颈、胸部手术或全麻手术者铺于床头。橡胶单与中单上缘齐床头，下缘压在中部橡胶单和中单上，将边缘下垂部分塞入床垫下。③ 下肢手术者，铺于床尾。橡胶单与中单下缘齐床尾，上缘压在中部橡胶单和中单上，将边缘下垂部分塞入床垫下。非全麻手术时铺于手术部位即可
折叠盖被	◆转至对侧，同法逐层铺好大单、橡胶单和中单 ◆同备用床法，套被套并折成被筒，将盖被纵向三折叠于一侧床边，开口处向门
套枕放置	◆同备用床法，套好枕套，开口背门，横立于床头
桌椅归位	◆移回床旁桌，椅子置于盖被折叠侧
置盘整理	◆将麻醉护理盘置于床旁桌上，其他用物妥善放置 ◆整理病床单位，洗手

（2）注意事项：① 病室内有病人进餐或治疗时应暂停铺床。② 护理术后病人的用物准备齐全，以免延误抢救。③ 铺麻醉床应换上洁净的被单，保证术后病人舒适及预防感染。④ 注意中单要遮盖橡胶单，避免橡胶单与病人皮肤接触，引起病人的不适。⑤ 麻醉未清醒的病人应去枕平卧，头偏向一侧；枕头横立于床头，可防止病人因躁动撞伤头部。⑥ 操作中正确应用节力原则。

5. 评　价

（1）病床符合实用、耐用、舒适、安全的原则。

（2）操作流程流畅，注意节力。

（3）物品齐全，病人能及时得到抢救和护理。

第七章　课后巩固

第八章　病人入院和出院的护理

病人在门诊或急诊科就诊，经医生诊断确定需住院治疗时需要办理住院手续。护士应掌握病人入院的一般程序，按照整体护理的要求对病人进行评估，了解病人的护理需要，并给予针对性的护理措施，使病人尽快适应住院环境，配合治疗护理。

通过治疗护理，病人病情好转或痊愈，可以出院时需办理出院手续。护士应掌握病人出院的一般程序，协助办理出院手续，同时做好出院指导和卫生宣教，提高病人的自护能力，使其恢复健康。

第一节　入院护理

入院护理指病人经门诊或急诊医生诊查后，因病情需要住院做进一步观察、检查和治疗时，经检查医生签发住院证后由护士为病人提供的一系列护理工作。

8-1　预习指导

一、入院程序

入院程序是指门诊或急诊病人根据医生签发的住院证，自办理入院手续至进入病区的全过程。

（一）办理住院手续

病人或家属凭医生签发的住院证，到住院处填写登记表格，缴纳住院保证金，办理入院手续。手续办理后，由住院处通知相关病区值班护士，根据病人病情做好新病人入院准备工作。对急危重症病人可先抢救再补办入院手续。

（二）实施卫生处置

根据病人病情、身体状况及医院条件对病人进行卫生处理，如沐浴、更衣等。急危重症病人或即将分娩者可酌情免浴；遇有虱虮者，应先行灭虱虮，再做常规卫生处置；对于传染病病人或疑似传染病的病人，应送隔离室处置。病人换下的衣服和不需要的物品（包括贵重钱物）可交给家属带回或按手续存放。

（三）护送病人入病区

住院处护士携病历护送病人入病区，根据病人病情酌情选用步行、轮椅、平车或担架护送。护送时注意安全和保暖，不可停止必要治疗如输液、给氧等。护送病人入病区后，与值班护士认真交接病情、治疗、护理措施及物品等，并按要求记录。

二、入院后的初步护理工作

病区值班护士接到住院处通知后，根据病人病情立即准备病床，对一般病人应将备用床改为暂空床，并备齐病人所需用物，危重病人应安置在危重病室，并根据病情加铺橡胶单和中单；对急诊手术的病人应铺好麻醉床，对于急危重症和手术病人，应备好急救物品及药物。

（一）一般病人的入院护理

1. 准备床单位

病区护士接到住院处通知后，应立即根据病人病情准备床单位，将备用床改为暂空床，酌情加铺橡胶单和中单。同时备好病人所需物品，如脸盆、便器、暖瓶等。

2. 迎接新病人

护士应热情迎接新病人，并将其安置在指定的床位，向病人作自我介绍及介绍主管医生及同室的病友，协助病人卧床休息等。

3. 通知医生诊查

通知主管负责医生诊查病人，必要时协助医生为病人体检、治疗。

4. 测量生命体征

为新入院病人测量体温、脉搏、呼吸、血压和体重等，必要时测量身高。

5. 建立病人住院病历、填写有关护理表格

（1）排列住院病案顺序：体温单、医嘱单、入院记录、病史及体格检查、病程记录（手术、分娩记录单等）、会诊记录、各种检查检验报告单、护理病案、住院病案首页、住院证及门诊病案。

（2）用蓝（黑）钢笔逐项填写住院病历及各种表格眉栏项目。

（3）在体温单 40 ~ 42 °C 之间相应的时间栏内，用红钢笔纵行填写入院时间。

（4）记录体温、脉搏、呼吸、血压、身高及体重等各项首次检查值。

（5）填写病人入院登记本、诊断卡（一览表卡）、床头（尾）卡。

6. 介绍指导

向病人及家属介绍病区环境、有关规章制度以及相关设备的使用方法，指导常规标本（如粪便、尿液、痰液）的留取方法、时间及注意事项。

7. 执行医嘱

执行入院医嘱和护理措施，并通知营养室准备膳食。

8. 入院护理评估

按护理程序在病人入院 24 小时内收集病人的健康资料，对病人的健康状况进行评估了解，了解病人身体状况、心理需要及健康问题，为制定护理计划提供依据。

（二）急诊病人的入院护理

1. 通知医生

接到住院处通知后，护士应立即通知有关医生做好抢救准备。

2. 准备急救器材和药品

准备急救车、氧气、吸引器、输液物品及各种无菌包等，做好抢救准备。

3. 安置病人

将病人安置在已经备好床单位的危重病室或抢救室。

4. 配合抢救

密切观察病情变化，主动配合医生进行抢救，并做好护理记录。

5. 询问病史

对于不能正确叙述病情的病人，如语言障碍、听力障碍、意识不清的病人及婴幼儿等，需暂留陪护人员，以便询问病人病史。

三、分级护理

分级护理是指根据病人病情的轻、重、缓、急和自理程度的不同，确定并实施不同级别的护理内容。临床上一般分为四级，分别为特级护理、一级护理、二级护理和三级护理（表 8-1）。

表 8-1　分级护理

护理级别	适用对象	护理要点
特级护理	·病情危重，随时可能发生病情变化，需要进行抢救病人 ·重症监护病人 ·各种复杂或者大手术后的病人 ·严重创伤或大面积烧伤病人 ·使用呼吸机辅助呼吸，并需要严密监护病情的病人 ·其他有生命危险，需要严密监护生命体征的病人	专人 24 小时护理，严密观察病人病情变化，监测生命体征，备好急救所需物品；根据医嘱，正确实施治疗、给药措施；准确测量出入量；根据病人病情，正确实施基础护理和专科护理，如口腔护理、压疮护理、气道护理及管路护理等；实施安全措施；保持病人的舒适和功能体位，实施床旁交接班
一级护理	·病情趋向稳定的重症病人 ·手术后或者治疗期间需要严格卧床的病人 ·生活完全不能自理且病情不稳定的病人 ·生活部分自理，病情随时可能发生变化的病人	每小时巡视病人，观察病人病情变化，测量生命体征；根据医嘱，正确实施治疗、给药措施；根据病人病情，正确实施基础护理、专科护理：如口腔护理、压疮护理、气道护理；实施床旁交接班;管路护理等，实施安全措施；保持病人的舒适
二级护理	·病情稳定，仍需卧床的病人 ·生活部分自理的病人	每两小时巡视病人，观察病人病情变化，测量生命体征；根据医嘱，正确实施治疗、给药措施；根据病人病情，正确实施护理措施和安全措施；提供护理相关的健康指导
三级护理	·生活完全自理且病情稳定的病人 ·生活完全自理且处于康复期的病人	每三小时巡视病人，观察病人病情变化，测量生命体征；根据医嘱，正确实施治疗、给药措施；提供护理相关的健康指导

第二节　出院护理

出院护理是指住院病人经住院治疗和护理，病情好转、稳定、痊愈，需出院或转院，或不愿意接受治疗而自动离院时，护士对病人进行的一系列的护理工作。

8-2　预习指导

一、出院前护理工作

医生根据病人康复情况决定出院时间，开出出院医嘱后，护士应将做好下列工作。

（一）通知病人及家属

护士根据出院医嘱将出院日期通知病人及家属，并协助病人做好出院准备。

（二）进行健康教育

护士根据病人的康复情况，进行恰当的健康教育，指导病人出院后在饮食、服药、休息、功能锻炼和定期康复等方面的注意事项，必要时向病人和家属提供出院指导的有关资料，教会病人及家属相关的护理知识和技能等。

（三）做好心理护理

护士应注意观察病人的情绪变化，特别是自动出院的病人，给予其鼓励和安慰，以减轻因离开医院所产生的心理依赖、恐惧和焦虑，增强病人战胜疾病的信心。自动出院的病人应在出院医嘱上注明自动出院，并由病人或家属签字认可。

（四）征求病人意见

征求病人及家属对医院工作的意见，以便改进工作，不断提高医疗护理质量。

二、出院时护理工作

护士在病人出院当日应完成的护理工作，包括：

（一）执行出院医嘱

1. 停止一切医嘱

用红笔在各种卡片如服药卡、治疗卡、饮食卡、护理卡或有关表格上填写“出院”字样，注明时间并签名。撤去“病人一览表”上的诊断卡及床头（尾）卡。

2. 整理出院病历

按出院病历顺序整理病历，交病案室保存。排列出院病历顺序为：住院病案首页、住院证、出院记录或死亡记录、入院记录、病史及体格检查、病程记录、会议记录、各种检验及检查报告、护理病案、医嘱单、体温单。

3. 遵医嘱领取药物

遵医嘱领取病人出院后需继续服用的药物，将药物交给病人或家属，同时给予用药知识指导。

4. 填写病人出院登记本

填写病人出院登记，并在体温单 40 ~ 42 °C 之间相应的时间栏内，用红笔纵行填写出院时间。

（二）协助整理用物

归还寄存的物品，收回病人住院期间所借物品并消毒处理。

（三）护送病人出院

根据病人情况采取不同方法护送病人出病区，如步行护送、轮椅或平车等护送病人出医院。

三、出院后护理工作

病人离开病床后方可整理病床单位，避免在撤被服时给病人带来心理上的不适感。

（1）撤取病床上的污被服，放入污衣袋，由洗衣房收回处理，根据出院病人病种类别决定清洗和消毒方法。

（2）用消毒液擦拭床、床旁桌及床旁椅。非一次性痰杯、脸盆需消毒浸泡。

（3）将床垫、床褥、枕芯、棉胎等置日光下曝晒，也可选用紫外线照射或臭氧机消毒。

（4）定时开窗通风，更新室内空气。铺好备用床，准备迎接新病人。

（5）传染病病人出院后，床单位及病室须按终末消毒处理。

第三节　运送病人的护理技术

凡不能自行活动的病人，在入院、出院、外出检查治疗或室外活动时，护士可酌情选用轮椅、平车或担架等工具运送病人。在运送过程中，护士应正确运用人体力学原理，以减轻护患双方疲劳，确保安全。

8-3　预习指导

一、轮椅运送法

（一）目　的

（1）运送不能行走但能坐起的病人。

（2）帮助病人离床活动，促进血液循环和体力恢复。

（二）操作程序

1. 评　估

（1）病人的一般情况及认知反应，如年龄、体重、活动能力、意识状态等。

（2）轮椅性能是否完好。

（3）季节和室外温度。

2. 计　划

（1）护士准备：着装整洁、规范，洗手、剪指甲。

（2）病人准备：让病人了解使用轮椅的目的、注意事项及配合方法。
（3）用物准备：轮椅、毛毯及外套等根据季节准备，别针、软枕等按需要准备。
（4）环境准备：地面整洁、干燥、平坦、环境宽敞，便于轮椅通行。

3. 实　施

操作步骤及要点说明见表 8-2。

表 8-2　轮椅运送法

操作步骤	要点说明
核对解释	·检查轮椅性能，将轮椅推至病床旁，核对病人姓名、床号等并解释，以取得病人合作，按需给予便器
放置轮椅	·将轮椅背与床尾平齐，面朝床头，固定车闸，翻起脚踏板 ·天气寒冷时铺毛毯于轮椅上，毛毯上端高过病人颈部 15 cm
协助上椅	·扶病人坐于床沿，嘱双手掌撑在床面上，维持坐姿，协助穿衣裤、鞋袜 ·嘱病人双手置于护士肩上，护士双手环抱病人腰部，协助病人下床站立，移向轮椅，让病人扶住轮椅把手转身坐入轮椅，翻下脚踏板，协助病人将脚放至于脚踏板上（图 8-1）
整理病床	·铺暂空床，保持病室整洁美观
运送病人	·嘱病人手扶把手，尽量靠后坐，系好安全带，松闸，推病人至目的地
协助回床	·推轮椅至病床尾，将轮椅背与床尾平齐，病人面向床头 ·固定车闸，翻起脚踏板，解除病人身上固定的毛毯和别针等 ·协助病人站立、转身、坐于床沿，帮助病人脱去鞋和外衣，取舒适卧位。 ·整理病床单位

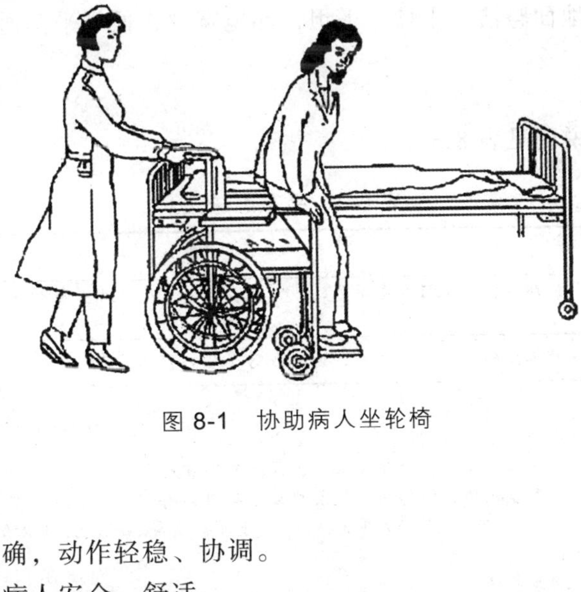

图 8-1　协助病人坐轮椅

4. 评　价

（1）操作方法正确，动作轻稳、协调。
（2）运送过程中病人安全、舒适。
（3）护患沟通有效，病人能主动配合。

（三）注意事项

（1）使用轮椅前应检查性能是否完好，确保病人安全。
（2）推轮椅时应控制车速，保持平稳，使病人舒适。
（3）根据室外温度适当增加衣服，盖被，注意保暖，防止受凉。

二、平车运送法

（一）目　的

运送不能起床的病人入院、做各种特殊检查、治疗、手术或转运等。

（二）操作程序

1. 评　估

（1）病人的一般情况及认知反应，如年龄、体重、躯体活动度，意识等。
（2）平车性能是否良好。
（3）季节和室外温度。

2. 计　划

（1）护士准备：着装整洁、规范，洗手。
（2）病人准备：神志清醒的病人，应清楚使用平车的目的、注意事项及配合方法。
（3）用物准备：平车、带套的毛毯或棉被，按需要备大、中单，木板等。
（4）环境准备：地面整洁、干燥、平坦，环境宽敞，便于平车通行。

3. 实　施

操作步骤及要点说明见表 8-3。

表 8-3　平车运送法

操作步骤	要点说明
核对解释	·检查平车性能，将平车推至病床旁，核对病人姓名、床号等并解释，以取得病人合作，按需给便盆器
检查导管	·检查病人身体上的导管是否通畅，避免脱落受压或液体逆流
▲挪动法 放置平车 协助上车	适用于病情允许，能在床上适当配合的病人 ·移开床旁桌椅，松开盖被 ·将平车与病床纵向紧靠，大轮靠床头，固定车闸或抵住平车。 ·嘱病人自行移至床边，协助病人依次移动上半身、臀部、下肢于平车上（图 8-2） ·协助病人躺好，用盖被包裹病人（先将脚端向上反折，再反折近侧，后对侧，两侧颈部反折成衣领） ·铺暂空床，保持病室整洁、美观 ·松闸，平稳地推病人到指定地点
▲一人搬运法	适用于患儿或体重较轻，不能自行移动的病人
放置平车	·移开床旁桌椅，松开盖被 ·推平车至床尾，使平车头端与床尾呈钝角，固定车闸

续表

操作步骤	要点说明
搬运病人	·护士一手自病人腋下伸至对侧肩部，另一手伸至病人大腿下，病人双臂交叉依于护士颈部后；护士抱起病人，移步转向平车，先将病人臀部轻放于平车中央，再放脚及上身（图 8-3） ·铺暂空床，保持病室整洁、美观 ·松闸，平稳地推病人到指定地点
协助回床	·回床搬运与离床搬运方法相同
▲二人搬运法 放置平车 搬运病人 协助回床	适用于不能活动，体重较重者 ·移开床旁桌椅，松开盖被 ·推平车至床尾，使平车头端与床尾呈钝角，固定车闸 ·护士甲、乙站在床的同侧，将病人双手置于胸腹部；护士甲一手托住病人的头、颈、肩部，另一手托住病人的腰部；护士乙一手托住病人臀部，另一手托住病人腘窝。由一人发出口令，两人同时抬起，使病人身体向护士侧倾斜，移步将病人轻放于平车中央（图 8-4） ·协助病人躺好，用盖被包裹病人 ·铺暂空床，保持病室整洁、美观 ·松闸，平稳地推病人到指定地点 ·回床搬运与离床搬运方法相同
▲三人搬运法 放置平车 搬运病人 协助回床	适用于病情较重或不能活动、体重超重的病人 ·移开床旁桌椅，松开盖被 ·推平车至床尾，使平车头端与床尾呈钝角，固定车闸 ·护士甲、乙、丙站在床的同一侧，将病人双手置于胸腹部；护士甲一手托住病人的头、颈、肩，另一手托住背部；护士乙一手托住病人的腰部；另一手托住臀部；护士丙一手托住病人的腘窝，另一手托住小腿。由一人发出口令，三人合力抬起病人，使病人身体向护士侧倾斜，将病人轻放于平车中央（图 8-5） ·协助病人躺好，用盖被包裹病人 ·铺暂空床，保持病室整洁、美观 ·松闸，平稳地推病人到指定地点 ·回床搬运与离床搬运方法相同
▲四人搬运法 放置平车 搬运病人 协助回床	适用于颈椎、腰椎骨折的病人，或病情危重的病人 ·移开床旁桌椅，松开盖被 ·在病人腰部、臀部下铺帆布单或大单 ·将平车与病床纵向靠紧，大轮靠床头，固定车闸 ·护士甲站在床头，握于大单头端，或托住病人的头、颈、肩；护士乙站于床尾，紧握大单尾端，或托住病人的双腿；护士丙、丁分别站于病床及平车两侧，紧握大单。由一人发出口令，四人同时抬起病人，将病人轻放于平车中央（图 8-6） ·铺暂空床，保持病室整洁、美观 ·松闸，平稳地推病人到指定地点 ·回床搬运与离床搬运方法相同

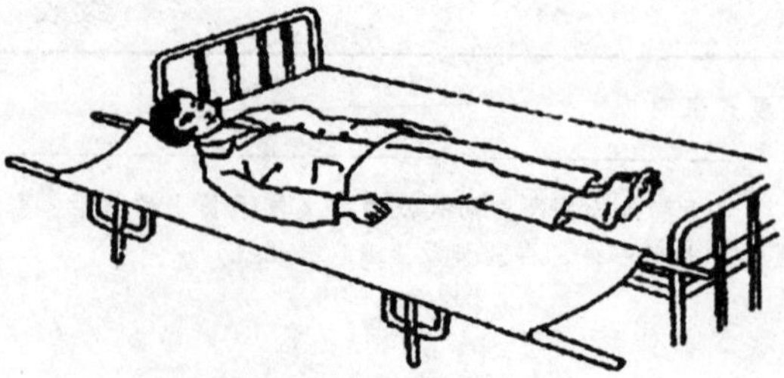

图 8-2 病人挪动于平车上

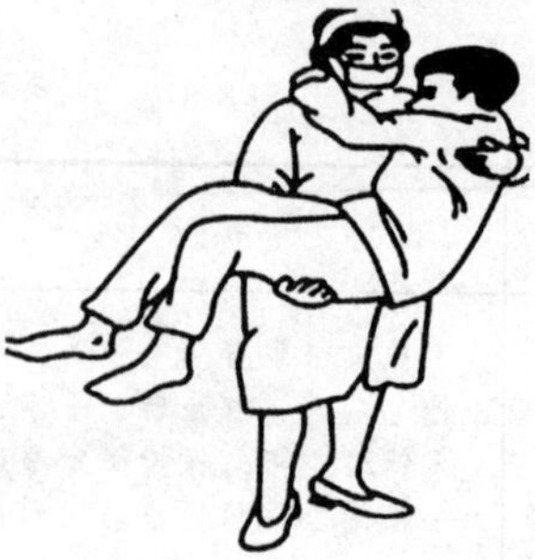

图 8-3 一人搬运法

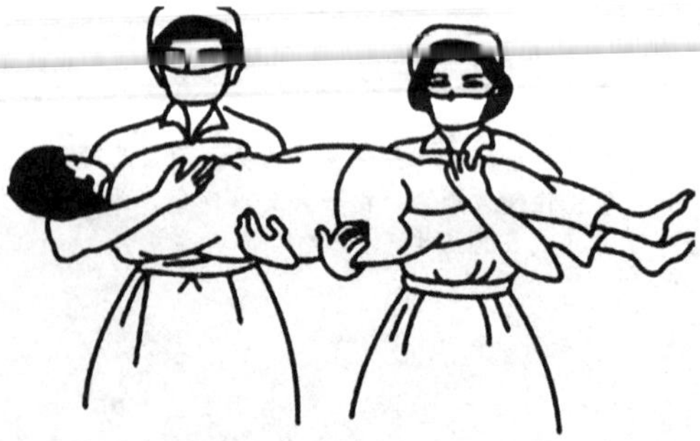

图 8-4 两人搬运法

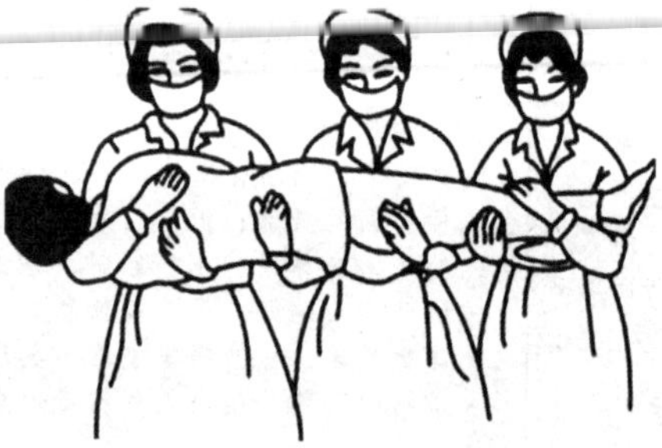

图 8-5 三人搬运法

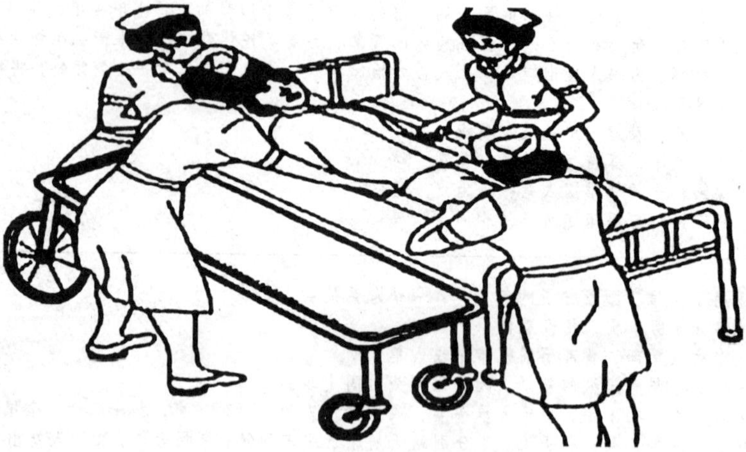

图 8-6 四人搬运法

（三）注意事项

（1）动作轻稳，协调一致：搬运病人时动作轻稳、协调一致，尽量使病人身体靠近护士，使重力线通过支撑面保持平衡，达到省力的效果。

（2）观察病情：推平车时车速适宜，护士应在病人头端，便于观察病情。

（3）确保病人安全、舒适：上下坡时保持病人头部在高处一端，以免引起不适（如平车一端为大轮，一端为小轮，则以大轮端为头端）；搬运骨折病人，平车上需垫木板并固定好骨折部位；有输液管及引流管的病人，应保持管路通畅；颅脑损伤、颌面部外伤及昏迷病人，应当将头偏向一侧。推平车进出门时应先打开门，不可用车撞门，以免震动病人及损坏建筑物。

（4）注意保暖：如天气寒冷应注意保暖，避免病人受凉。

（5）保证病人的持续性治疗不受影响。

三、担架运送法

在急救过程中，担架是运送病人最基本最常用的工具，其特点是运送病人平稳舒适，乘各种交通工具上下方便，体积小。

担架运送的目的、操作，同平车运送法。由于担架位置低，运送病人时，应有两人将担架抬起（高个子在病人头端，矮个子在脚端）与病床平齐，便于搬运病人。运送时步伐一致，确保平稳。

第八章　课后巩固

第九章　病人卧位与安全的护理

临床上常根据病人的病情、治疗与护理的需要调整相应的卧位。正确的卧位对增加病人的舒适感、治疗疾病、减轻症状以及进行各种检查，预防并发症和增进安全均有积极的作用。护士在临床护理工作中应熟悉各种卧位的目的及安置方法，指导并协助病人采取舒适安全和正确的卧位。

第一节　临床常用卧位

一、卧位的概念

卧位是指病人休息和适应医疗护理需要所采取的卧床姿势。按卧位的自主性通常可分为主动卧位、被动卧位和被迫卧位三种。

9-1　预习指导

1. 主动卧位

病人身体活动自如，能根据自己的意愿随意改变体位，称为主动卧位。

2. 被动卧位

病人自身无变换卧位的能力，躺在被安置的卧位，称为被动卧位。常见于极度衰弱、昏迷、瘫痪的病人。

3. 被迫卧位

病人意识清晰，也有变换卧位的能力，由于疾病或治疗的原因被迫采取的卧位称被迫卧位。如哮喘急性发作的病人由于呼吸极度困难而被迫采取端坐位。

二、卧位的种类

（一）仰卧位

1. 去枕仰卧位

1）适用范围

（1）昏迷或全身麻醉未清醒的病人，可避免呕吐物误入气管而引起窒息或肺部感染。

（2）椎管内麻醉或脊髓腔穿刺后的病人，可预防颅内压减低而引起的头痛。

2）安置方法

协助病人去枕仰卧，头偏向一侧，两臂放于身体两侧，两腿自然放平，将枕头横立于床头（图 9-1）。

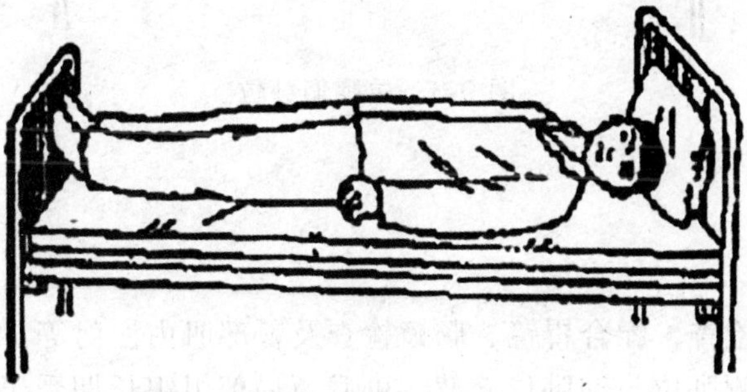

图 9-1　去枕仰卧位

2. 中凹卧位

1）适用范围

适用于休克病人。病人抬高头胸部，保持气道通畅，有利于通气，从而改善缺氧症状；抬高下肢，有利于静脉血液回流，增加心排出量而缓解休克症状。

2）安置方法

病人仰卧，抬高头胸部约 10°～20°，抬高下肢约 20°～30°（图 9-2）。

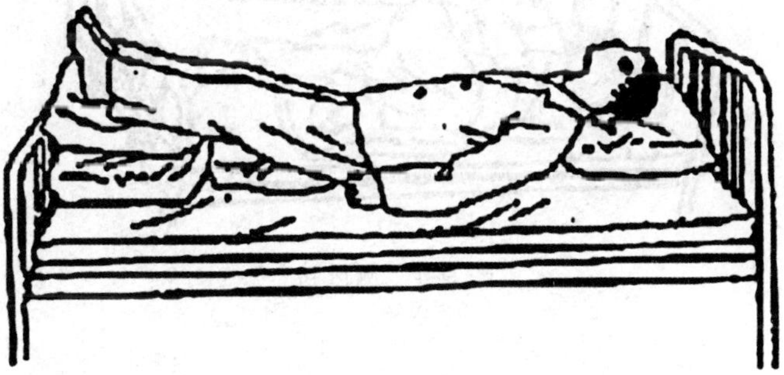

图 9-2　中凹卧位

3. 屈膝仰卧位

1）适用范围

用于胸腹部检查实施导尿术及会阴冲洗的病人。因该卧位可使腹部肌肉放松，便于检查或暴露操作范围。

2）安置方法

病人仰卧，头下垫枕，两臂放于身体两侧，两膝微屈曲并稍向外分开（图 9-3）。检查或操作时注意保暖及保护病人隐私。

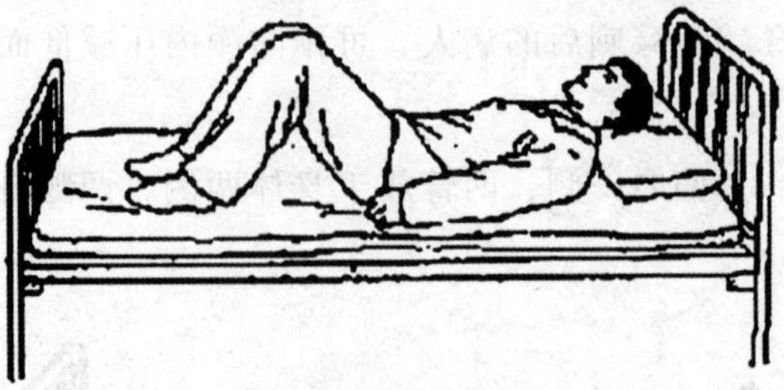

图 9-3　屈膝仰卧位

（二）侧卧位

1. 适用范围

（1）灌肠、肛门检查，配合胃镜、肠镜检查及臀部肌内注射等。

（2）预防压疮。侧卧位与仰卧位交替，可避免局部组织长期受压，防止压疮发生。同时便于擦洗和按摩受压部位，使病人舒适。

（3）对单侧肺部病变者根据病情采取患侧卧位或健侧卧位。

2. 安置方法

病人侧卧，臀部稍后移，两臂屈肘，一手放于胸前，一手放于枕旁，上腿弯曲，下腿稍伸直（臀部肌内注射时，应上腿稍伸直，下腿弯曲，使臀部肌肉放松）（图 9-4）。必要时在两膝之间、胸腹部、背部可放置软枕支撑病人，稳定卧位，增进病人舒适和安全。

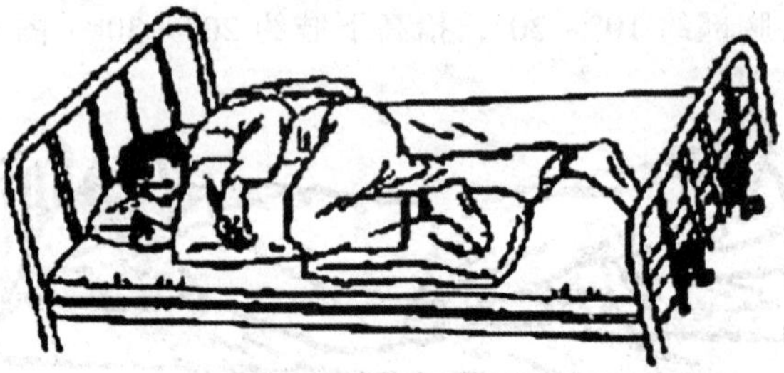

图 9-4　侧卧位

（三）俯卧位

1. 适用范围

（1）腰背部检查或配合胰、胆管造影检查。

（2）脊椎手术后或腰、背、臀部有伤口，不能平卧或侧卧的病人。

（3）缓解肠胀气所致腹痛。采取俯卧位时，腹腔容积增大，可用于缓解胃肠胀气所致的腹痛。

2. 安置方法

病人俯卧，头偏向一侧，两臂屈曲放于头的两侧，两腿伸直，胸下、髋部及踝部各放一软枕，酌情在腋下用小枕支托。如果为俯卧位病人臀部肌内注射时，病人足尖相对，足跟分开，保持肌肉放松（图 9-5）。

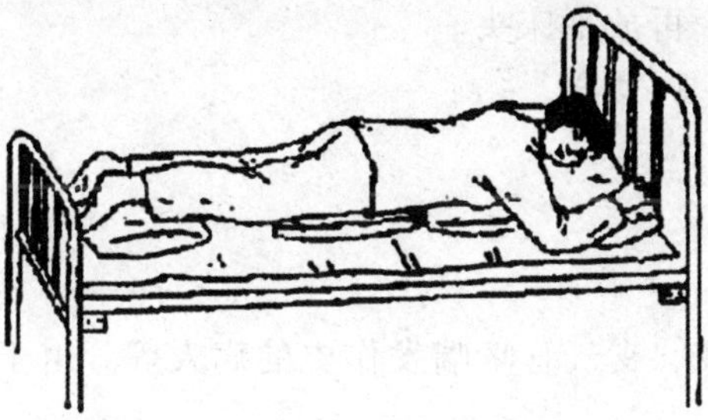

图 9-5　俯卧位

（四）半坐卧位

1. 适用范围

（1）某些面部及颈部手术后的病人采取半坐卧位，可减少局部出血。

（2）心肺疾病引起的呼吸困难的病人。采取半坐位，由于重力作用，部分血液滞留于下肢和盆腔，使回心血量减少，从而减轻肺瘀血和心脏负担。同时胸腔容量增大，减轻腹腔内脏器官对心肺的压力，肺活量增加，有利于气体交换，使呼吸困难的症状得到改善。

（3）腹腔、盆腔手术后或有炎症的病人。采取半坐卧位，可使腹腔渗出液流入盆腔，以减少炎症扩散和毒素吸收，减轻中毒反应，便于引流。因为盆腔腹膜抗感染性较强，而吸收性较弱。同时采取半坐卧位，可防止感染向上蔓延而引起膈下脓肿。此外，腹部手术后病人采取半坐卧位可松弛腹肌，减轻腹部切口缝合处的张力，缓解疼痛，增进舒适感，有利于切口愈合。

（4）疾病恢复期体质虚弱的病人。采取半坐卧位，有利于病人向站立过渡，使其有一个适应过程。

2. 安置方法

（1）摇床法：病人仰卧，先摇起床头支架，使上半身抬高与床呈 30°～50°，再摇起膝下支架，以防病人下滑。必要时床尾可置一软枕，垫于病人足底，增加病人舒适感，防止足底触及床尾栏杆。放平时，先摇平膝下支架，再摇平床头支架（图 9-6）。

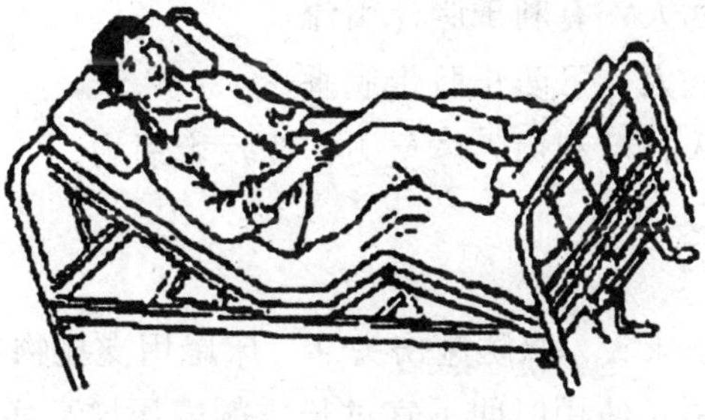

图 9-6　半坐卧位

（2）靠背架法：如无摇床，可将病人上半身抬高，在床头垫褥下放一靠背架，病人下肢屈膝，用大单包裹软枕，垫在膝下，大单两端固定于床沿，以防病人下滑，床尾足底垫软枕。放平时先放平下肢，再放平床头。

（五）端坐位

1. 适用范围

急性肺水肿、心包积液、支气管哮喘发作史的病人等。由于呼吸极度困难，病人被迫端坐。

2. 安置方法

扶病人坐起，并用床头支架或靠背架将床头抬高 70°～80°，病人身体稍向前倾，床上放一跨床桌，桌上放一软枕，病人可伏桌休息，病人背部放置一软枕。同时膝下支架抬高 15°～20°，以防身体下滑。必要时加床档，保证病人安全（图 9-7）。

如用于急性肺水肿的病人时，在病情允许情况下，可使病人两腿向一侧床沿下垂，由于重力作用以减少下肢静脉回流，减轻心脏负荷。

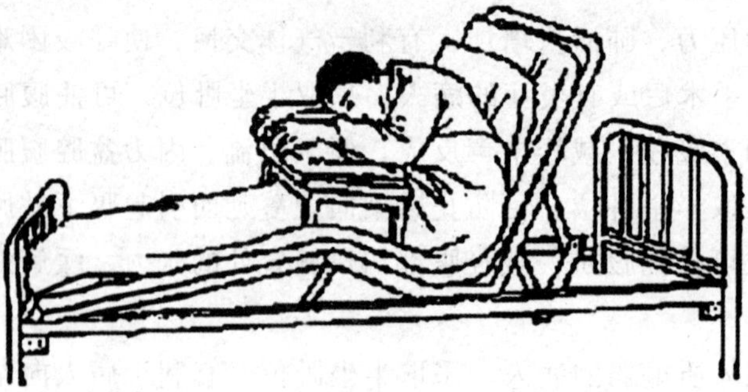

图 9-7　端坐位

（六）头低足高位

1. 适用范围

（1）肺部分泌物引流病人，使痰易于咳出。

（2）十二指肠引流术病人，有利于胆汁引流。

（3）妊娠时胎膜早破病人，可防止脐带脱垂。

（4）下肢骨折牵引病人，可利用人体重力作为反牵引力。

2. 安置方法

病人仰卧，枕头横立于床头，以防碰伤头部。床尾用支托物垫高 15～30 cm（图 9-8）。这种体位易使病人感到不适，使用时间不宜过长，颅内压增高病人禁用。

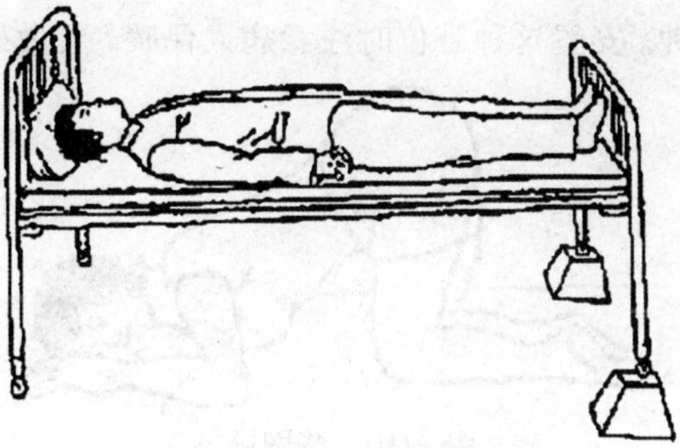

图 9-8　头低足高位

（七）头高足低位

1. 适用范围

（1）颈椎骨折的病人作颅骨牵引时，作为反牵引力。

（2）颅脑手术后的病人。可降低颅内压，预防脑水肿。

2. 安置方法

病人仰卧，床头用支托物垫高 15 ~ 30 cm 或根据病情而定，将枕头横立于床尾，以防足部触及床尾栏杆。如使用电动床可调节整个床面向床尾倾斜（图 9-9）。

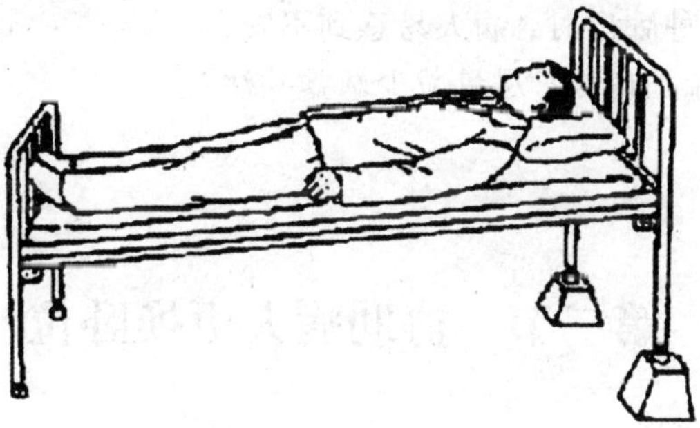

图 9-9　头高足低位

（八）膝胸卧位

1. 适用范围

（1）肛门、直肠、乙状结肠镜检查及治疗。

（2）矫正胎位不正或子宫后倾，如臀先露。

（3）促进产后子宫复原。

2. 安置方法

病人跪卧，两小腿平放于床上，稍分开，大腿和床面垂直，胸贴床面，腹部悬空，臀部抬起，头转向一侧，两臂屈肘放于头的两侧（图 9-10）。如果孕妇采取此卧位矫正胎位时，每次不应超过 15 分钟。安置这种卧位时注意病人保暖，要做好解释工作，以取得合作。

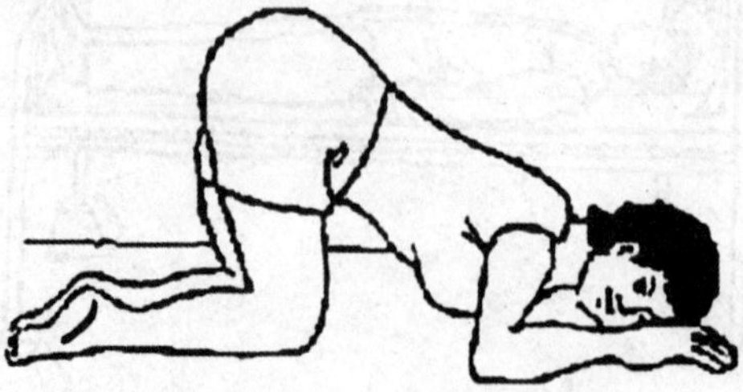

图 9-10　膝胸卧位

（九）截石位

1. 适用范围

（1）会阴、肛门部位的检查、治疗或手术。如膀胱镜检查、阴道灌洗、妇科检查等。

（2）产妇分娩。

2. 安置方法

病人仰卧于检查台上，两腿分开，放于支腿架上，支腿架上放软垫，臀部齐台边，两手放在身体两侧或胸前（图 9-11）。安置这种卧位时，病人易感到不安，需耐心解释，同时适当遮挡病人，尽量减少暴露并注意保暖。

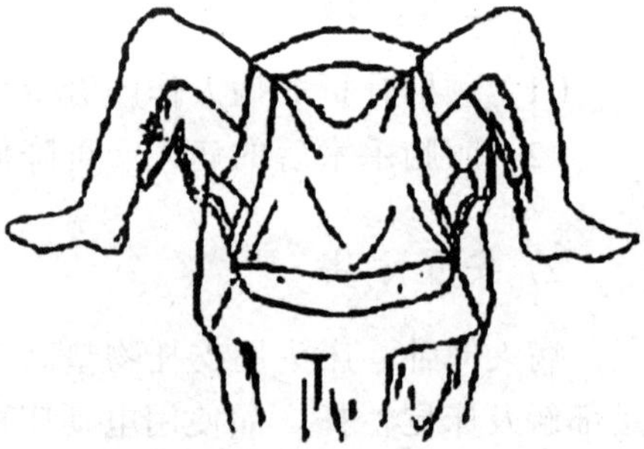

图 9-11　截石位

第二节　协助病人更换卧位

长期卧床的病人，由于疾病或治疗的限制，无法自由翻身更换卧位，因此局部皮肤长期受压，血液循环障碍，易发生压疮；呼吸道分泌物不易咳出，易发生坠积性肺炎；同时由于缺乏适当的运动还会出现精神萎靡、消化不良、便秘、肌肉萎缩等。因此护士应定时协助病人更换体位，以保持病人舒适安全和预防并发症的发生。

9–2　预习指导

一、协助病人翻身侧卧位

（一）目　的

（1）协助长期卧床、颅骨牵引、脊椎手术后等不能自行翻身的病人变换姿势，增进舒适。

（2）预防并发症，如压疮、坠积性肺炎等。

（3）满足治疗、护理的需要，如背部皮肤护理、肌内注射以及便于更换床单或整理床单位。

（二）准　备

（1）护士准备：衣帽整洁，洗手，戴口罩。

（2）病人准备：让病人及家属了解更换卧位的目的、过程，使之建立安全感，并取得合作。

（3）用物准备：根据病情准备好枕头、床档。

（4）环境准备：环境整洁、安静、光线充足，温度适宜，必要时进行遮挡。

【操作步骤】

操作步骤及要点说明见表 9-1 和表 9-2。

表 9-1　协助病人翻身侧卧法

操作步骤	要点说明
核对解释	·核对病人床号、姓名，向病人及其家属解释操作目的、过程及注意事项，取得病人配合
固定装置	·固定床脚轮，将各种导管及输液装置等安置妥当，必要时将盖被折叠至床尾或床的一侧
病人卧位	·病人仰卧位，两手放于腹部，双腿屈曲
▲一人协助法（图 9-12）	适用于体重较轻的病人
移至床沿	·先将病人肩部、臀部向护士侧移动，再将病人双下肢移向靠近护士侧的床沿
翻向对侧	·一手托肩，一手扶膝，轻轻将病人转向对侧，使病人背向护士
放置软枕	·按侧卧位要求，在病人的背部、胸前及两膝间放置软枕，扩大支撑面，必要时使用床档，使病人安全、舒适
记录交班	·记录病人翻身时间和皮肤状况，做好交接班
▲二人协助法（图 9-13）	适用于体重较重或病情较重的病人
移至床沿	·两名护士站在床的同一侧，一人托住病人颈肩部和腰部，另一人托住病人臀部和腘窝部。两人同时将病人稍抬起，移向近侧
翻向对侧	·两人分别托住病人的肩、腰部和臀、膝部，轻轻将病人转向对侧，使病人背向护士
放置软枕	·按侧卧位要求，在病人的背部、胸前及两膝间放置软枕，扩大支撑面，必要时使用床档，使病人安全、舒适
记录交班	·记录病人翻身时间和皮肤状况，做好交接班

表 9-2 轴线翻身法

操作步骤	要点说明
核对解释	·核对病人床号、姓名，告知病人及其家属翻身的目的和方法，以取得病人的配合
固定装置	·固定床脚轮，将各种导管、牵引等安置妥当，移去枕头，松开床尾盖被并折叠至床的一侧
病人卧位	·病人取仰卧位
▲两人协助法	适用于脊椎受损或脊椎手术后病人
移动病人	两名护士站在床头同侧，小心地将大单置于病人身下，分别抓紧靠近病人肩、腰、背、髋部、大腿等处的大单，将病人拉至近侧，并放置床档
安置体位	·护士绕至对侧，将病人近侧手臂放在头侧，远侧手臂放于胸前，两膝间放一软枕
协助翻身	·护士双脚前后分开，两人双手抓紧病人肩、腰背、髋、大腿等处的大单，由一名护士发出口令，两人动作一致地将病人整个身体以圆滚轴式翻转至侧卧，使病人面向护士
促进舒适	·按侧卧位要求将软枕放于病人两膝之间、胸腹部、背部支撑病人，必要时使用床档
检查记录	·检查并安置好病人，使肢体各关节处于功能位，病人身上各导管保持通畅 ·观察病人背部皮肤，并进行护理，记录翻身时间和皮肤状况，作好交接班
▲三人协助法	适用于颈椎损伤的病人
移动病人	·由三名护士完成。甲护士固定病人头部，沿纵轴向上略加牵引，使头颈椎、躯干一起慢慢移动 ·护士乙将双手分别置于病人肩、背部 ·护士丙将双手分别置于病人腰部、臀部，使病人头、颈、腰、髋保持在同一水平线上，将病人移至近侧
转向对侧	·翻转至侧卧位，翻转角度不超过60°
放置软枕	·将一软枕放于病人背部支撑身体，另一软枕放于两膝之间，并使双膝处于功能位
检查安置	·检查并安置好病人，使肢体各关节处于功能位，病人身上各导管保持通畅
记录交班	·观察背部皮肤并进行护理，记录翻身时间和皮肤状况，做好交接班

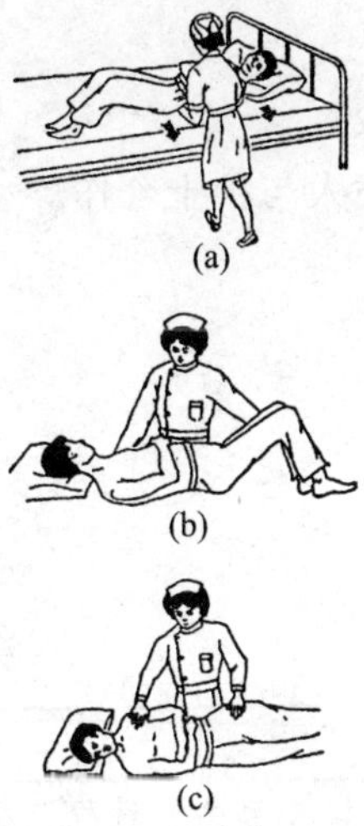

图 9-12　一人协助翻身侧卧法

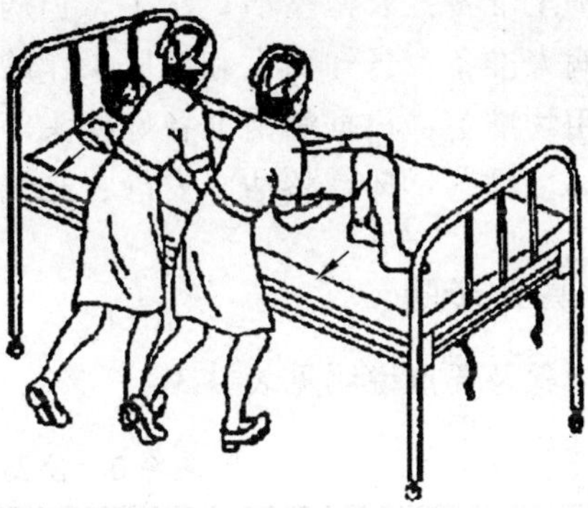

图 9-13　两人协助病人翻身侧卧法

（四）注意事项

（1）护士应注意节力原则。如翻身时，尽量让病人靠近护士，护士降低重心，扩大支撑面，使重力线通过支撑面来保持平衡，缩短重力臂而省力。

（2）移动病人时动作应协调一致，不可拖拉，以免擦伤病人皮肤。应将病人身体稍抬起，再行翻身。轴线翻身法翻转病人时，维持其躯干的正常生理弯曲，以避免加重脊柱骨折、脊髓损伤和关节脱位。移动体位后，需用软枕垫好肢体，以维持其舒适体位。

（3）翻身时注意为病人保暖，并防止坠床。

（4）根据病情及皮肤受压部位情况，确定翻身间隔时间。如发现皮肤红肿，应增加翻身次数，以防压疮发生，同时做好交接班。

（5）若病人身上置有多种导管及输液装置时，翻身时应先将导管安置妥当，翻身后检查各导管是否扭曲或连接处脱落，注意保持导管通畅。

（6）为手术后病人翻身时，翻身前先检查敷料是否脱落或潮湿，如脱落或被分泌物浸湿，应先换药再翻身；颅脑手术后的病人，若头部翻动过剧可引起脑疝而压迫脑干，导致突然死亡，故一般只能卧于健侧或取平卧位；颈椎和颅骨牵引的病人，翻身时不可放松牵引；石膏固定或伤口较大的病人，翻身后应将患处放于适当位置，防止受压。

二、协助病人移向床头法

（一）目　的

协助滑向床尾而自己不能移动的病人移向床头，恢复安全而舒适的卧位。

（二）准　备

（1）护士准备：衣帽整洁，洗手，视病人情况决定护士人数。
（2）病人准备：告知病人和家属操作的目的、方法，指导病人与护士合作。
（3）用物准备：根据病情准备好枕头等物品。
（4）环境准备：环境整洁、安静，光线充足。

（三）操作步骤

操作步骤及要点说明见表 9-3。

表 9-3　协助病人移向床头法

操作步骤	要点说明
核对解释	·核对病人床号、姓名，向病人及家属解释操作目的、过程及配合事项
固定装置	·固定床脚轮，将各种导管、牵引等安置妥当，必要时将盖被折叠至床尾或一侧，根据病情放平床头支架，枕横立于床头
病人卧位	·病人仰卧、屈膝，双手握住床头栏杆
▲一人协助法（图 9-14）	适用于生活能部分自理的病人
护士姿势	·护士靠近床侧，两腿适当分开，一手托住病人肩、背部，一手托住病人膝部 ·在护士抬起病人的同时，病人脚蹬床面，移向床头 ·放回枕头，根据需要抬高床头，安置病人舒适卧位，整理床单位
▲二人协助法	适用于生活不能自理的病人
护士姿势	·一种方法是护士两人站于同侧，一人托住病人颈、肩及腰部，另一人托住臀部及腘窝部 ·另一种方法是护士两人分别站在床的两侧，两人双手相接，手指相互交错，托住病人颈、肩部和臀部
合力上移	·两位护士同时用力协调地将病人抬起，移向床头
整理归位	·放回枕头，安置病人舒适卧位，整理床单位

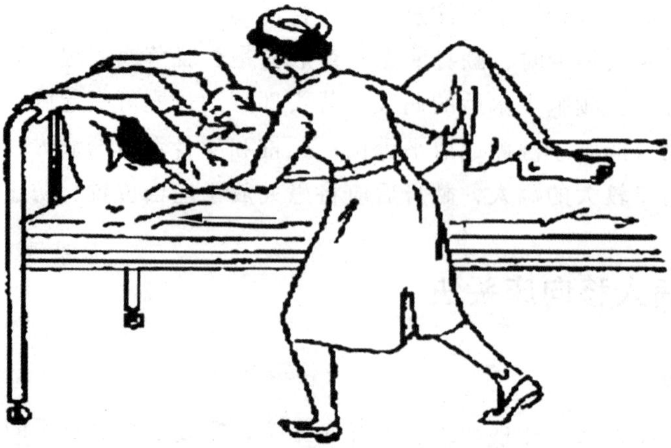

图 9-14　一人协助病人移向床头法

（四）注意事项

（1）护士应运用人体力学原理，操作轻稳、节力、安全，两人的动作应协调统一。

（2）移动病人时，不可有拖、拉、推等动作，以减少病人与床之间的摩擦力，避免擦伤皮肤及关节脱位。

（3）枕头横立于床头，避免撞伤病人。

第三节　保护具的应用

保护具是用来限制病人身体或机体某部位的活动，以达到维护病人安全与治疗效果的器具。使用保护具的目的是防止年幼、高热、谵妄、昏迷、躁动及危重病人因意识不清而发生坠床、撞伤及抓伤等意外，确保病人安全和治疗护理工作的顺利进行。

9-3　预习指导

一、保护具的种类

1. 床　档

床档也称床栏，可保护病人安全，预防坠床。医院常用的床档根据不同设计有多种多样，如多功能床档、自动床档、木杆床档。

2. 约束带

约束带用于保护躁动病人或精神科病人，约束失控的肢体或治疗时需要固定身体某一部位，限制其身体及肢体的活动。根据使用部位的不同，可分为宽绷带约束带、肩部约束带、膝部约束带和尼龙褡扣约束带。

3. 支被架

支被架主要用于肢体瘫痪或极度衰弱的病人，防止盖被压迫肢体而造成足下垂、足尖压疮和不舒适，影响肢体的功能位置而造成永久性伤害。也可用于烧伤病人采用暴露疗法需保暖时。

二、保护具的应用

（一）适用范围

1. 儿科病人

儿童因认知及自我保护能力尚未发育完善，尤其是未满六岁的儿童，易发生坠床、撞伤、抓伤等意外或不配合治疗等行为。

2. 易发生坠床的病人

如麻醉后未清醒者、意识不清、躁动不安、失明、痉挛或老年人。

3. 施行了某些手术的病人

如白内障摘除术后病人。

4. 精神病病人

如躁狂症病人、自我伤害者。

5. 其他病

长期卧床、极度消瘦、虚弱及其他压疮易发生者。

（二）使用方法

1. 床　档

（1）多功能床挡：使用时插入两侧床沿，不用时插于床尾。必要时可将床档取下垫于病人背部，做胸外心脏按压时使用（图 9-15）。

（2）半自动床档：可按需升降（图 9-16）。

（3）木杆床档：使用时，将床档稳妥固定于两侧床边，床档中间为活动门，护理操作时将门打开，平时关闭（图 9-17）。

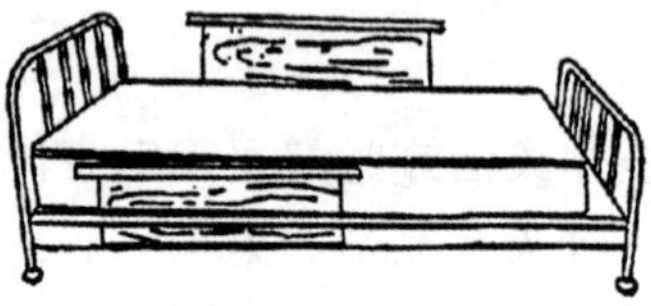

图 9-15　多功能床档

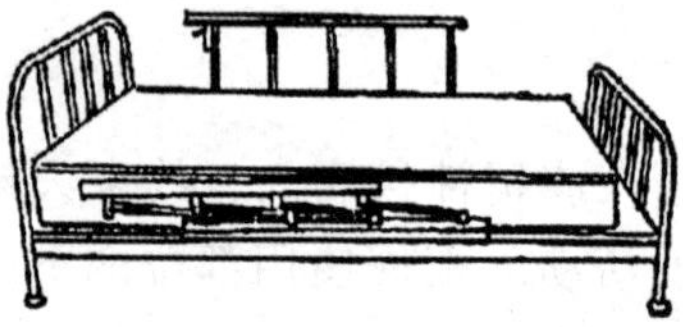

图 9-16　半自动床档

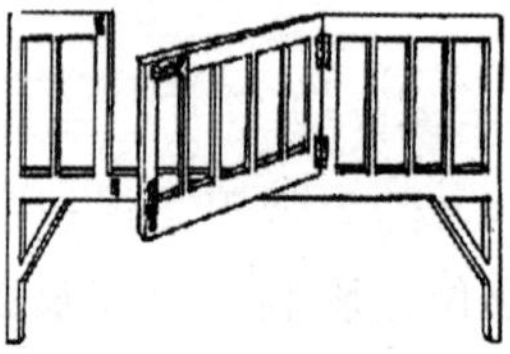

图 9-17　木杆床档

2. 约束带

（1）宽绷带约束：常用于固定手腕和踝部。使用时先将棉垫包裹于手腕或踝部，再用宽绷带打成双套结套在棉垫外，稍拉紧使肢体不易脱出，以不影响血液循环为宜，然后将宽绷带的两端系于床沿（图 9-18，图 9-19）。

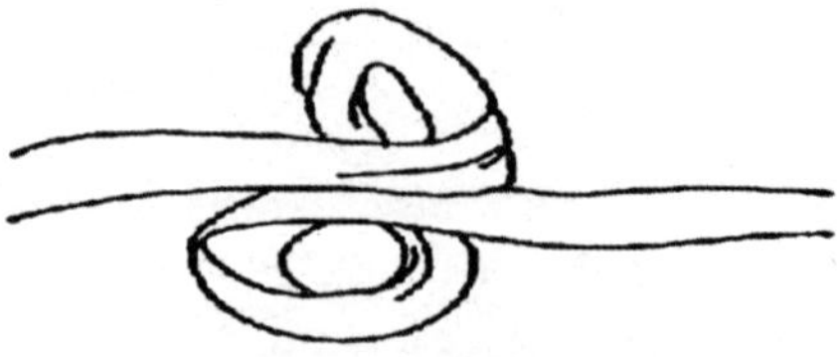

图 9-18　双套结

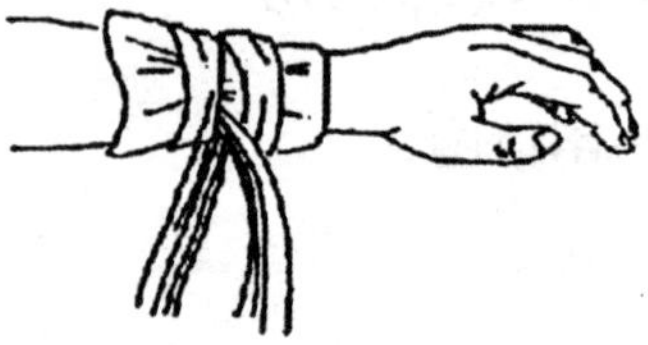

图 9-19　宽绷带约束法

（2）肩部约束带：用于固定肩部，限制病人坐起。专用肩部约束带用宽布制成，宽 8 cm，长 120 cm，一端制成袖筒，亦可将大单斜折成长条作肩部约束使用。使用肩部约束带时病人两侧肩部套上袖筒，腋窝垫好棉垫，两袖筒上的系带在胸前打结固定，把两条宽的长带尾端系于床头，必要时将枕头横立于床头（图 9-20，图 9-21）。

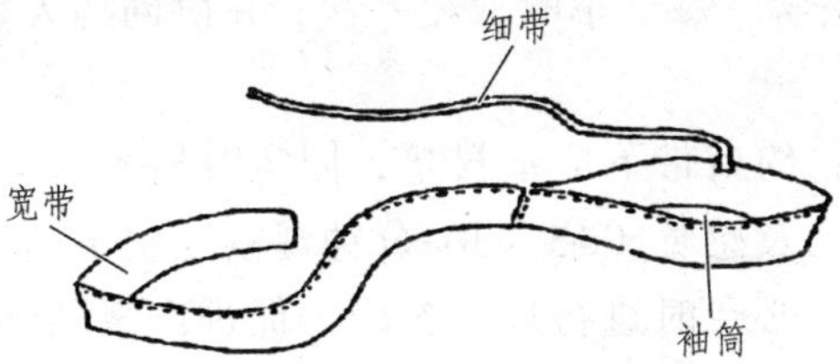

图 9-20　肩部约束带

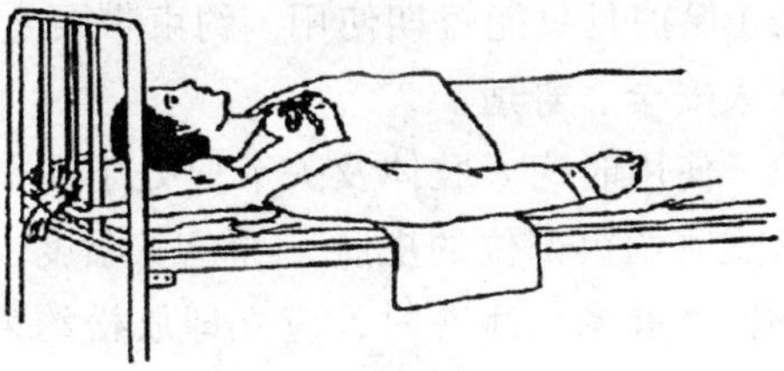

图 9-21　肩部约束带固定法

（3）膝部约束带：用于固定膝部，限制病人下肢活动。膝部约束带用布制成，宽 10 cm，长 250 cm，宽带中部相距 15 cm 分别缝制两条双头带。使用时两膝腘窝处衬好棉垫，将约束带横放于两膝上，宽带下的两头带各缚住一侧膝关节。然后将宽带两端系于床沿，也可用大单斜折成长条形进行固定（图 9-22，图 9-23）。

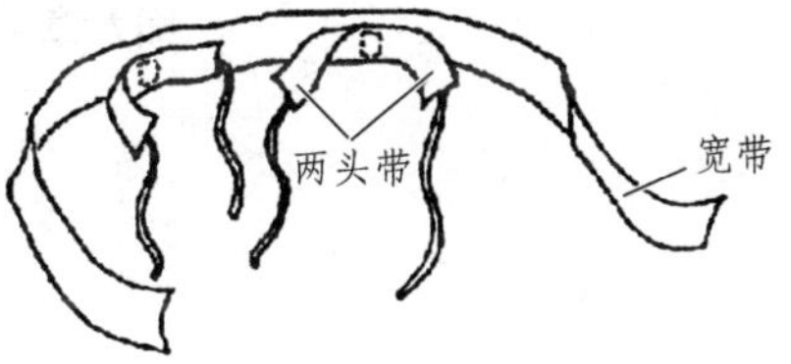

图 9-22　膝部约束带

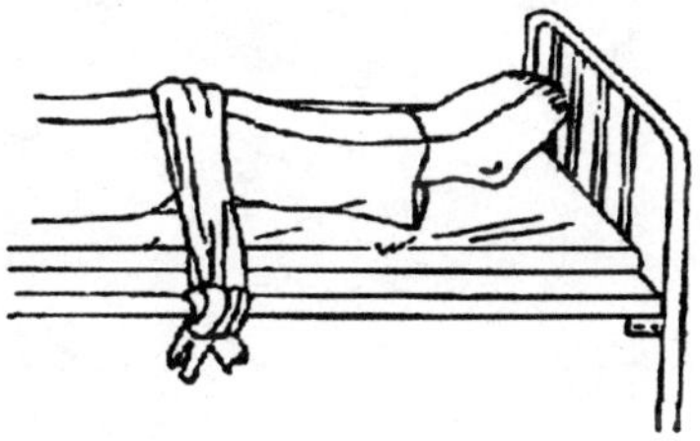

图 9-23　膝部约束带固定法

（4）尼龙褡扣约束带：可用于固定手腕、上臂、膝部、踝部。约束带由宽尼龙褡扣制成，使用时将约束带置于关节处，被约束部位衬好棉垫，选择松紧适宜的、对合约束带上的尼龙褡扣，然后将带子系于床沿（图 9-24）。

3. 支被架

根据需保护的部位及损伤的大小，选择合适的支被架。使用时，将支被架罩于防止受压的部位，盖好盖被（图 9-25）。

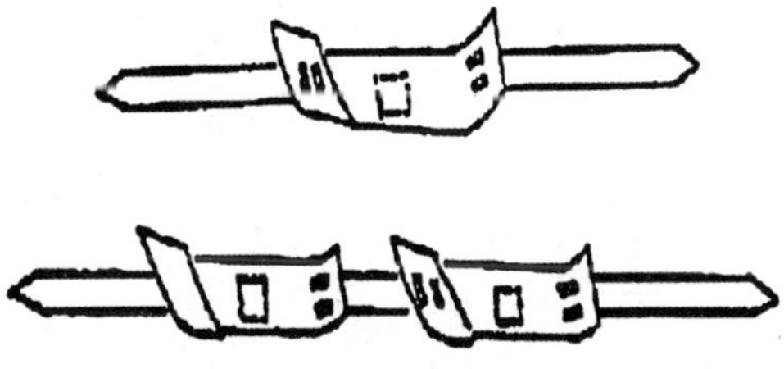

图 9-24　尼龙褡扣约束带

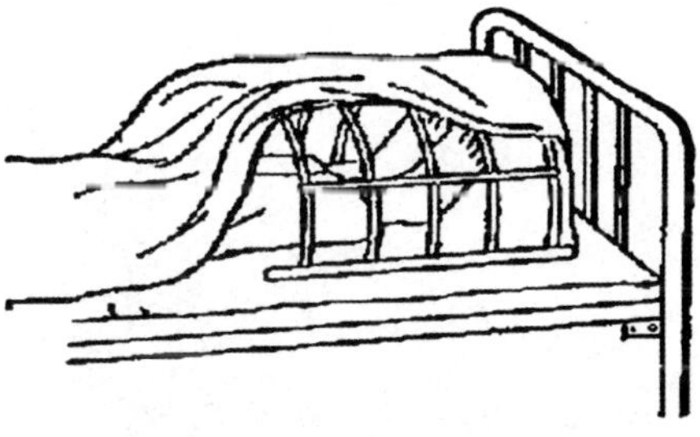

图 9-25　支被架

三、注意事项

（1）严格掌握保护具应用的适应症，维护病人的自尊。使用前要向病人及家属解释使用保护具的目的、操作要点，以取得理解和配合，使用时做好心理护理。

（2）保护具只能短期使用，约束带要定时松解，每 2 小时放松一次，并协助病人翻身，保证病人安全、舒适。

（3）使用时病人肢体及关节应处于功能位，约束带下应垫衬垫，固定时松紧适宜。注意经常观察约束部位的皮肤、颜色、温度、活动及感觉（15～30 分钟观察一次），若发现肢体苍白、麻木、冰冷时，应立即放松约束带，必要时进行局部按摩，促进血液循环。

（4）记录使用保护具的原因、时间、部位、每次观察结果、相应的护理措施及解除约束的时间。

第九章　课后巩固

第十章　医院感染的预防与控制

第一节　医院感染

医院病原微生物相对集中且种类繁多，各种新的医疗技术的广泛应用，以及抗生素和免疫抑制剂的大量使用等，导致医院感染的发生率不断增高。世界卫生组织提出有效控制医院感染的关键措施为：清洁、消毒、灭菌、无菌技术、隔离、合理使用抗菌药物、消毒与灭菌的效果监测等。因此，护理人员必须熟练掌握医院感染的相关知识，严格遵守医院感染的管理规范，认真执行预防和控制医院感染的相关措施。

10-1　预习指导

一、概　述

（一）医院感染的概念

医院感染又称医院获得性感染，是指病人、陪护人员、探视者及医院工作人员在医院活动期间遭受病原体侵袭而引起的诊断明确的感染或疾病。医院感染的内涵包括：① 病原体的获得或感染的发生是在医院内，包括出院以后才出现症状的感染，但不包括入院时已有的或潜伏的感染。② 医院感染所涉及的对象包括一切在医院内活动的人员。但除病人外，其他人员流动性较大，院外感染因素较多，所以医院感染的主要研究对象是住院病人。

（二）医院感染的分类

根据病原体的来源不同，可将医院感染分为外源性感染和内源性感染两类。

1. 外源性感染

外源性感染又称交叉感染，是指病原体来自病人体外，通过直接或间接的感染途径，传播给病人所引起的感染。如病人与病人之间、病人与医院工作人员之间的直接感染，或通过水、空气、医疗器械等物品为媒介的间接感染。

2. 内源性感染

内源性感染又称自身感染，是由病人自身携带的病原体引起的感染。在人的体内或体表定植、寄生的正常菌群，正常情况下对人体无感染力而不致病；但当人的健康状况不佳、免疫功能低下、正常菌群发生移位，以及抗生素不合理应用时，就会引起感染。

二、医院感染的形成

（一）医院感染形成的条件

医院感染的形成必须具备三个条件，即感染源、传播途径和易感宿主。当这三者同时存在并相互联系构成了感染链时，感染即可发生。

1. 感染源

感染源是指病原微生物自然生存、繁殖及排出的场所或宿主（人或动物），是导致感染的来源。引起医院感染的主要感染源包括：① 已感染的病人及病原体携带者。② 病人自身。③ 动物感染源。④ 医院环境。

2. 传播途径

传播途径是指病原微生物从感染源传到易感宿主的途径和方式。医院感染的主要传播途径有：① 接触传播，包括直接接触传播和间接接触传播。② 空气传播。③ 注射、输液、输血传播。④ 饮水、食物传播。⑤ 生物媒介传播。

3. 易感宿主

易感宿主是指对感染性疾病缺乏免疫力而容易感染的人。若把易感宿主作为一个总体，则称为易感人群。当宿主的免疫力下降时，则易引起感染。医院是易感人群相对集中的地方，易发生感染和感染流行。

（二）医院感染形成的原因

（1）医务人员对医院感染的严重性认识不足，不能严格执行无菌技术操作和消毒隔离制度。

（2）医院感染管理制度不健全，缺乏对消毒灭菌效果的监测或监测不合格。

（3）易感病人增多。随着社会经济和环境的变化，慢性疾病、恶性肿瘤以及老年病病人所占比例增大，而这些病人的抵抗力往往比较低，更容易发生感染。此外，随着医疗技术的进步，使用免疫抑制剂、接受化疗放疗的病人增多，该类病人自身免疫功能下降也成为易感者。

（4）大量新型抗生素应用不当。由于抗生素应用不当，使病人体内正常菌群失调，耐药菌株增多，致使病程延长，内源性感染发生机会增加。

（5）介入性诊治手段的广泛应用。各种导管、内镜、穿刺针的使用，不仅可把外界的微生物带入人体内，同时还损伤机体的防御屏障，使病原体容易侵入机体造成感染。

（6）医院布局不合理和隔离设施不健全。医院的布局不合理，分区不明确，不符合隔离原则；设施不利于消毒隔离，或消毒隔离措施不健全。

三、医院感染的预防及控制

（一）建立三级监控体系

在医院感染管理委员会的领导下，建立由专职医生、护士为主体的医院感染管理科及层次分明的三级监控管理体系，负责评估医院感染发生的危险性，及时发现问题，及时处理。

（二）健全各项规章制度，并认真贯彻落实

1. 管理制度

与医院感染管理相关的制度主要有：清洁卫生制度，消毒隔离制度，供应室物品消毒灭菌制度，病人入院、住院、出院三个阶段的随时、终末和预防性消毒制度，以及感染管理报告制度等。

2. 监测制度

定期监测医院内空气及各种物体表面的细菌总数、种类及其动态变化。包括：① 消毒灭菌效果的监测。② 环境卫生学监测。③ 对感染高发科室的监测。

3. 消毒质量控制标准

按照国家卫生行政部门所规定的《医院消毒卫生标准》执行，如医护人员手的消毒、术前手的消毒、空气的消毒、物体表面的消毒、各种管道装置的消毒等均符合相关标准。

（三）医院建筑布局合理，设施有利于消毒隔离

医院的建筑布局应符合消毒隔离规范的要求。如门诊部各功能科室的设置应符合病人就诊的流程，就诊病人单向流动，避免病人之间来回交叉接触；门诊和病区中设置足够的洗手设备，便于医务人员和病人随时洗手。

（四）加强人员监测

人员监测主要是指控制感染源和易感人群，特别是易感病人，仔细检查和明确病人的潜在病灶和带菌状态，及时给予适当治疗；对感染危险指数高的病人采取保护性隔离和选择性去污措施，控制内源性感染的发生。医务人员也要定期进行健康检查。

（五）合理使用抗生素

严格掌握抗生素的使用指征，根据药敏试验结果选择抗生素，采用适当的剂量、给药途径和疗程，尽量避免使用广谱抗生素，不宜预防性使用抗生素。

（六）加强教育，强化职责

加强医院感染学教育，提高医务人员的理论和技术水平，强化预防和控制医院感染的自觉性，在各个环节上从严把关，并履行在医院感染管理中的职责。

第二节　清洁、消毒、灭菌

清洁、消毒、灭菌是预防和控制医院感染的重要措施，包括医院环境的清洁、消毒，诊疗器械、用具及一般物品的消毒和灭菌等。各种消毒灭菌方法的正确运用是确保消毒、灭菌效果的关键。

10-2　预习指导

一、概　念

1. 清洁（cleaning）

清洁是指清除物体表面的污垢、尘埃和有机物，以去除和减少微生物的方法。

2. 消毒（disinfection）

消毒是指用物理或化学方法清除或杀灭除芽孢以外的所有病原微生物，使其数量减少到无害化的方法。

3. 灭菌（sterilization）

灭菌是指用物理或化学方法杀灭所有微生物，包括致病和非致病微生物，也包括细菌芽孢和真菌孢子的方法。

二、清洁、消毒、灭菌的方法

（一）医院常用的清洁方法

常用的清洁方法有水洗、机械去污和去污剂去污。这些方法适用于医院地面、墙壁、家具、医疗护理用品等物体表面的处理以及物品消毒灭菌前的处理。

（二）常用的消毒、灭菌方法

1. 物理消毒灭菌法

物理消毒灭菌法是利用物理因素如热力、辐射、过滤等清除或杀灭病原微生物的方法。

1）热力消毒灭菌法

此方法主要利用热力使微生物的蛋白质凝固变性、酶失活、细胞膜和细胞壁发生改变而导致其死亡，达到消毒灭菌的目的，是效果可靠、使用最广泛的方法。常用有干热法和湿热法两种，干热法又包括燃烧法和干烤法，湿热法又包括煮沸消毒法和压力蒸汽灭菌法。

（1）燃烧法：一种简单、迅速、彻底的灭菌方法。

适用范围：常用于某些特殊感染（如破伤风芽胞孢杆菌、气性坏疽芽孢杆菌、铜绿假单胞菌）等的敷料处理及其他已污染且无保留价值的物品，如污染纸张、医用垃圾、病理标本等的处理；微生物实验室接种环的灭菌及培养试管口和塞子的消毒；某些耐高温的器械，如金属类、陶瓷类，在急用或无条件用其他方法灭菌时，也可使用燃烧法灭菌。

方法：① 器械类放在火焰上烧灼 20 秒。② 不锈钢和搪瓷类容器，倒入少量 95%乙醇，慢慢转动容器，使乙醇分布均匀，点火燃烧至熄灭，时间应超过 3 分钟。③ 开启或关闭培养试管时，将塞子和试管口放在火焰上烧灼，来回旋转 2 ~ 3 次。④ 特殊感染的敷料和无保留价值的物品可直接投入焚烧炉内焚烧。

注意事项：① 在燃烧过程中不得添加乙醇，以免引起火焰上窜而致灼伤或火灾。② 燃烧时须远离易燃易爆物品，如氧气、汽油、乙醚等。③ 贵重器械及刀剪等锐利器械不宜采用燃烧法灭菌，以免损坏器械或使锋刃变钝。

（2）干烤法：利用特制密封烤箱进行灭菌，其热力传播与穿透主要靠空气对流和介质的传导，灭菌效果可靠。

适用范围：高温下不易变质、损坏和蒸发的物品灭菌，如油漆、粉剂、玻璃器皿及金属制品等的灭菌。

方法：干烤灭菌器所需的温度与时间应根据被灭菌物品的种类及烤箱的类型来确定。一般为：160 °C，2 小时；170 °C，1 小时；180 °C，0.5 小时。

（3）煮沸消毒法：在 1 个大气压下，水的沸点是 100 °C，煮沸 5 ~ 10 分钟可杀灭细菌繁殖体，煮沸 15 分钟可杀灭多数细菌芽孢。将碳酸氢钠加入水中，配成 1% ~ 2%的浓度时，水的沸点可达到 105 °C，除增强杀菌效果外，还有去污、防锈的作用。

适用范围：用于耐高温、耐潮湿的物品，如金属、搪瓷、玻璃、橡胶类等，但不能用于外科手术器械的灭菌。

方法：将物品刷洗干净，全部浸没水中，然后加热煮沸，水沸后开始计时。

注意事项：① 煮沸前将物品刷洗干净，全部浸没于水中。② 物品不宜放置过多，一般不超过容器的 3/4。③ 消毒时间从水沸后开始计时，若中途加入物品，则应从第二次水沸后重新计时。④ 有轴节的器械及带盖的容器应打开，大小相同的碗、盆不能叠放，不透水的物品应垂直放置。⑤ 玻璃类物品应在冷水或温水中放入，橡胶类物品待水沸后放入，煮沸 3 ~ 5 分钟取出，空腔导管应在腔内充满水。⑥ 高山地区海拔高度每增高 300 m，需延长煮沸时间 2 分钟，或采用加压煮锅。

（4）压力蒸汽灭菌法：物理灭菌法中最有效、最可靠、使用最广的一种方法，主要利用高压饱和蒸汽的高热所释放的潜热灭菌。

适用范围：用于耐高压、耐高温、耐潮湿物品的灭菌，如各类器械、敷料、搪瓷、橡胶、玻璃制品及溶液等的灭菌，不能用于凡士林等油类和滑石粉等粉剂的灭菌。

常用类型：目前医院常用的压力蒸汽灭菌器有下排气压力蒸汽灭菌器（手提式和卧式）和预真空压力蒸汽灭菌器两类。① 手提式压力蒸汽灭菌器为一金属圆筒，分内外两层，盖上有排气阀、安全阀和压力表。这种压力蒸汽灭菌器便于携带，使用方法简易，适宜于基层医疗单位使用。② 卧式压力蒸汽灭菌器下部有排气孔，灭菌时从灭菌器上部输入蒸汽，利用冷热空气的密度差异，迫使容器内的冷空气自底部排气孔排出，使容器内的压力和温度升高。当压力在 103 ~ 137.30 kPa 时，温度可达 121 ~ 126 °C，经 15 ~ 30 分钟即可达到灭菌目的。③ 预真空压力蒸汽灭菌器，配有真空泵和空气过滤装置，在输入蒸汽前，先抽出灭菌器内的冷空气，使之形成负压，再输入蒸汽。在负压作用下，蒸汽能迅速穿透物品，压力可达 205 kPa，温度高达 132 °C，维持 4 ~ 5 分钟即能达到灭菌效果。

注意事项：① 包装合适：灭菌物品包装和容器要合适，下排气式压力蒸汽灭菌器物品包不大于 30 cm × 30 cm × 25 cm，预真空压力蒸汽灭菌器物品包不大于 30 cm × 30 cm × 50 cm，以利用蒸汽穿透；盛装物品的容器应有孔，灭菌时将容器盖打开，利于蒸汽进入。② 合理摆放：各包之间应留有空隙，以便蒸汽流通、穿透；同类材质的物品置于同一批次灭菌；材质不同时，布类物品放在金属、搪瓷类物品之上，以免蒸汽遇冷凝成水珠，使布类受潮，影响灭菌效果。③ 准确计时：随时观察压力和温度并准确计时，加热速度不宜过快，当柜室温度达到灭菌要求时开始计算灭菌时间。④ 灭菌后卸载：灭菌后的物品应待干燥后（冷却时间>30 分钟）才能取出备用。⑤ 安全操作：操作人员应经过专业培训、考试合格后方可上岗，严格遵守操作规程。⑥ 应定期监测灭菌效果。

效果监测。① 物理监测法：每次灭菌应连续监测并记录灭菌时的温度、压力、时间等参数，温度波动范围在 3 °C 以内，时间能满足最低灭菌时间要求。② 化学监测法：通过观察化学指示物颜色的变化，判定是否达到灭菌要求，分为包外、包内化学指示物监测，具体要求为灭菌包包外应有化学指示物，高度危险性物品包内应在最难灭菌的部位放置包内化学指示物。化学监测法是目前临床上广泛使用的常规监测手段。③ 生物监测法：应每周监测一次，通常将含对热耐受力较强的非致病性嗜热脂肪杆菌芽孢的菌片制成标准生物测试包或生物 PCD（灭菌过程挑战设置），放入标准试验包的中心部位或待灭菌容器内最难灭菌的部位，灭菌后取出培养，如无指示菌生长则表明达到灭菌效果。生物监测法是最可靠的灭菌效果监测的方法。

2）光照消毒法

（1）日光曝晒法：利用日光的热、干燥和紫外线的作用而杀菌，但杀菌力较弱。方法为将物品放在直射日光下曝晒 6 小时。

适用范围：常用于床垫、床褥、棉胎、枕芯、毛毯、衣服、书籍等物品的消毒。

注意事项：照射时间不少于 6 小时，注意定时翻动，使物品各面均受到日光照射。

（2）紫外线消毒法：紫外线灯管是低压汞石英灯管，通电后，汞气化放出紫外线，经 5 ~ 7 分钟，使空气中的氧气电离产生臭氧，可增强杀菌作用。紫外线杀菌作用最强的波段为 250 ~ 270 nm。常采用的有紫外线灯、紫外线消毒器。常用于空气、物品表面的消毒。

方法：① 空气消毒，首选紫外线空气消毒器，每 10 m^2 面积安装 1 支 30 W 的紫外线灯，有效距离不超过 2 m，也可使用室内悬吊式紫外线消毒灯照射，照射时间不少于 30 分钟。② 物品表面消毒，最好使用便携式紫外线表面消毒器近距离移动照射，小件物品可放入紫外线消毒箱内照射，也可采取紫外线消毒灯悬吊照射，有效距离为 25 ~ 60 cm，充分暴露照射，消毒时间为 20 ~ 30 分钟。

注意事项：① 保持紫外线灯的清洁，灯管表面一般每两周用无水乙醇棉球擦拭一次，发现灯管表面有灰尘、油污时应随时擦拭。② 被消毒的物品应定时翻动，使其表面受到直接照射。③ 注意保护眼睛及皮肤，防止发生角膜炎、结膜炎及皮肤红斑，照射时嘱病人离开房间，或双眼戴墨镜，或用纱布遮盖双眼，肢体用被单遮盖。④ 紫外线消毒的适宜温度是 20 ~ 40 °C，相对湿度为 40% ~ 60%，两者过高或过低均可影响消毒效果。⑤ 消毒时间应从灯亮 5 ~ 7 分钟后开始计时，关灯后如需再开启，应间隔 3 ~ 4 分钟。⑥ 为保证消毒效果，应每隔 3 ~ 6 个月定期检测灯管照射强度及杀菌效果，建立使用登记卡，凡使用时间超过 1 000 小时，则需要更换灯管。

（3）臭氧消毒法：臭氧在常温下为强氧化剂，通过强大的氧化作用而杀菌，可杀灭细菌繁殖体、病毒、芽孢、真菌，并可破坏肉毒杆菌毒素。

适用范围：主要用于空气消毒、医院污水消毒、物品表面消毒。

消毒方法。① 空气消毒：采用 30 mg/m^3 浓度的臭氧，作用 15 分钟，对自然菌的杀灭率可达到 90%以上。用臭氧消毒空气，必须是在密闭空间里，消毒后至少 30 分钟人方能进入。可用于手术室、病房、工厂的无菌车间的空气消毒。②物品表面的消毒：一般要采用 30 mg/m^3 浓度的臭氧，在相对湿度≥70%的条件下，作用 60 ~ 120 分钟才能达到消毒效果。

注意事项：① 臭氧对人体有毒，国家规定大气中允许浓度为 0.2 mg/m^3。② 臭氧为强氧化剂，对多种物品有损坏作用，如可使铜片出现绿色锈斑；使橡胶老化、变色、弹性降低，甚至变脆、断裂；使织物漂白褪色等，使用时应注意。③ 多种因素可影响臭氧的杀菌作用，包括温度、相对湿度、有机物、pH，使用时应加以控制。

3）电离辐射灭菌法

电离辐射灭菌法又称冷灭菌，是利用放射性核 ^{60}Co 发射的γ射线或电子加速器产生的高能电子束穿透物品进行辐射灭菌。

优点：①消毒均匀、彻底，在一定剂量条件下，能杀死各种微生物。②不会使被灭菌的物品升温，特别适合于不耐高热物品的消毒灭菌。③节约能源，价格便宜。

适用范围：不耐热的物品如金属、橡胶、塑料、高分子集合物（如一次性注射器、输液器、输血器、聚乙烯心瓣膜等）、精密医疗器械、生物医学制品等的灭菌。

4）微波消毒法

微波是一种频率高、波长短的电磁波。在电磁波的高频交流电场中，物品的极性分子发生极化，并频繁改变方向，互相摩擦使温度迅速升高，达到消毒灭菌的作用。

优点：具有节能、无污染、作用快、温度低等优点。一般物品在 5 ~ 10 kW 功率的微波炉中，持续 3 ~ 15 分钟，即可达到灭菌要求。

适用范围：食品、餐具、医疗文件、药品及耐热非金属材料器械的消毒灭菌。不能用于金属物品消毒。

5）机械除菌法

机械除菌法是指用机械的方法，如冲洗、刷、擦、扫、抹、铲除、过滤等，除掉物品表面、水、空气、人畜体表的有害微生物。常用层流通风和过滤除菌法。层流通风主要使室外空气通过空隙小于 0.2 μm 的高效过滤器，以垂直或水平两种气流呈流线状流入室内，再以等速流过房间后流出，使室内产生的尘粒或微生物随气流方向排出房间。过滤除菌采用生物洁净技术，通过三级空气过滤器，用合理的气流方式除掉空气中 0.5 ~ 5 μm 的尘埃，以达到洁净空气的目的。

适用范围：手术室、产房、母婴室、烧伤病房、器官移植、ICU 病房、制剂室等。

2. 化学消毒灭菌法

化学消毒灭菌法是利用化学药物渗透到细菌体内，使菌体蛋白质凝固变性，酶蛋白失去活性，引起微生物代谢障碍或破坏细胞膜的结构，改变其通透性，使细胞破裂、溶解，从而达到消毒灭菌的目的。

1）化学消毒剂的使用原则

（1）根据物品的性能及微生物的特性，选择合适的消毒剂。

（2）严格掌握消毒剂的有效浓度、消毒时间及使用方法。

（3）消毒剂应定期更换，易挥发的要加盖，并定期检测以确保其有效浓度。

（4）待消毒的物品必须洗净、擦干，全部浸没入消毒液内；注意管腔内应注满消毒液，并打开器械的轴节和容器的盖。

（5）消毒液中不能放置纱布、棉花等物，以防降低消毒效力。

（6）经浸泡消毒后的物品，在使用前应用无菌生理盐水冲净，以免消毒剂刺激人体组织。

（7）熟悉消毒剂的毒副作用，做好工作人员的防护。

2）化学消毒剂的种类

化学消毒剂按其消毒效力可分为四类。

（1）灭菌剂：可杀灭包括细菌芽孢在内的所有微生物的制剂。如戊二醛、环氧乙烷等。

（2）高效消毒剂：可杀灭一切细菌繁殖体（包括分枝杆菌）、病毒、真菌及其孢子，并对细菌芽孢有显著杀灭作用的制剂。如过氧乙酸、过氧化氢、部分含氯消毒剂等。

（3）中效消毒剂：仅可杀灭分枝杆菌、细菌繁殖体、真菌、病毒等微生物，达到消毒要求的制剂。如醇类、碘类、部分含氯消毒剂等。

（4）低效消毒剂：仅可杀灭细菌繁殖体和亲脂病毒，达到消毒要求的制剂。如酚类、胍类、季铵盐类消毒剂等。

3）使用方法

（1）浸泡法：将物品洗净、擦干后浸没在消毒溶液中，在规定的浓度和时间内达到消毒灭菌作用。常用于耐湿不耐热的物品、器械的消毒，如锐利器械、精密仪器、化学纤维制品等。

（2）擦拭法：用化学消毒剂擦拭物品表面或人体体表，在规定的浓度内达到消毒作用。常用于地面、家具、墙壁等消毒及皮肤消毒。

（3）喷雾法：用喷雾器将化学消毒剂均匀喷洒在空气中或物体表面，在规定的浓度内达到消毒作用。常用于地面、墙壁、环境等的消毒。

（4）熏蒸法：利用消毒药品所产生的气体进行消毒灭菌的方法（表 10-1）。常用于手术室、换药室、病室的空气消毒。在消毒间或密闭的容器内，也可用熏蒸法对被污染的物品进行消毒灭菌。

表 10-1　空气熏蒸消毒法

消毒剂	剂量	消毒方法	消毒时间
纯乳酸	0.12 mL/m^3	加等量水，加热熏蒸	密闭门窗 30～120 分钟
食醋	5～10 mL/m^3	加热水 1～2 倍，加热熏蒸	密闭门窗 30～120 分钟
2%过氧乙酸	8 mL/m^3	加热熏蒸	密闭门窗 30～120 分钟

4）常用化学消毒剂

常用化学消毒剂的名称、效力、适用范围及使用方法，注意事项见表 10-2。

表 10-2　常用化学消毒剂

名称	效力	适用范围及使用方法	注意事项
戊二醛	灭菌	①适用于不耐热的医疗器械和精密仪器的消毒、灭菌 ②强化酸性戊二醛使用前加入0.3%碳酸氢钠 pH 调节剂和 0.5%亚硝酸钠防锈剂充分混匀 ③灭菌常用浸泡法，时间 10 小时 ④消毒常用浸泡法或擦拭法，一般细菌繁殖体消毒 10 分钟，污染物品消毒 30 分钟	①室温下避光、密封保存于阴凉、干燥、通风处。 ②应加强日常监测，配制好的消毒液最多可连续使用 14 日 ③医疗器械消毒或灭菌后以无菌方式取出，用无菌蒸馏水冲净，再用无菌纱布擦干 ④注意个人防护
过氧乙酸	灭菌	①适用于一般物体表面、设备、空气以及耐腐蚀医疗器械的消毒灭菌 ②常用浸泡法、擦拭法、喷洒法 ③一般物品表面消毒：0.1%～0.2%溶液喷洒或浸泡 30 分钟；食品用工具、设备消毒：过氧乙酸（500 mg/L）喷洒或浸泡 10 分钟；空气消毒：0.2%～0.4%过氧乙酸喷洒 30～60 分钟或 15%溶液按 7 mL/m^3 加热熏蒸 2 小时；耐腐蚀医疗器械的高水平消毒：0.5%过氧乙酸冲洗 10 分钟	①稳定性差，定期监测其浓度 ②需现配现用，配制时避免与碱或有机物相混合 ③溶液有刺激性和腐蚀性，应加强个人防护 ④一般物品表面、食品用工具和设备消毒后应用清水冲洗去除残留消毒剂；空气消毒后应及时通风换气；耐腐蚀医疗器械消毒后需要用无菌水冲洗去除残留消毒剂

续表

名称	效力	适用范围及使用方法	注意事项
福尔马林（甲醛）	灭菌	①适用于不耐高温，对湿、热敏感且易腐蚀的医疗器械的消毒灭菌 ②常用甲醛灭菌器进行低温甲醛蒸汽灭菌，气体浓度 3～11 mg/L，温度 50～80 °C，相对湿度 80～90%，时间 30～60 分钟。	①必须在密闭的灭菌箱中进行，不可采用自然挥发法 ②对人体有一定毒性和刺激性，消毒后应去除残留甲醛气体，需设置专用排气系统 ③具有致癌作用，不适用于空气消毒
环氧乙烷	灭菌	①少量物品放入丁基橡胶袋中消毒；大量物品放入环氧乙烷气体灭菌柜内消毒，时间 6 小时 ②精密仪器、化纤、器械的消毒、灭菌，剂量 800～1200 mg/L，温度 54 °C±2 °C，相对湿度 60%±10%，时间 2.5～4 小时	①本品为易燃易爆品，有一定毒性，使用时应严格遵守操作程序 ②存放于阴凉、通风、无火源处 ③储存温度不超过 40 °C，防止爆炸 ④灭菌物品需做通气处理，待清除环氧乙烷残留物后方可使用
含氯消毒剂（常用液氯、漂白粉精、酸性氧化电水位等）	高、中效	①主要用于餐具、环境、水、疫源地等的消毒 ②常用消毒方法：浸泡、擦拭、喷洒及干粉消毒等。对细菌繁殖体污染的物品，用含有效氯 500 mg/L 的消毒液浸泡或擦拭 10 分钟以上；被乙肝病毒、结核杆菌、细菌芽孢污染的物品用含有效氯 2 000～5 000 mg/L 的消毒液浸泡或擦拭 30 分钟以上；分泌物、排泄物的消毒按有效氯 10 000 mg/L 的含氯消毒剂干粉加入排泄物中，略加搅拌后，作用时间大于＞2 小时；按有效氯 50 mg/L，加入医院污水中搅拌均匀，作用 2 小时后排放 ③酸性氧化电位水有效含氯量 60±10 mg/L，可用于手工清洗后不锈钢和其他非金属材质器械、器具和物品灭菌前的消毒	①密闭保存于阴凉、干燥、通风处，粉剂还需防潮 ②配制的溶液性质不稳定，应现配现用，定期更换 ③有腐蚀、漂白作用，不宜用于金属制品、有色织物及油漆家具的消毒 ④消毒时如存在大量有机物，应延长作用时间或提高消毒液浓度 ⑤消毒后的物品应及时用清水冲净 ⑥配制好的酸性氧化电位水，室温下储存不超过 3 天，每次使用前应在出口处监测 pH 和有效氯浓度；使用完毕排放后需再排放少量碱性还原电位水或自来水以减少对排水管路的腐蚀
乙醇	中效	①70%～80%乙醇溶液作为消毒剂，适用于手和皮肤消毒，也可应用于医疗器械及精密仪器的表面消毒 ②皮肤和物品表面消毒：将消毒液喷洒或涂擦于皮肤和物品表面 2 遍，作用时间 3 分钟 ③体温表消毒：将体温表完全浸没在消毒液中，时间作用 30 分钟	①密封保存于阴凉、干燥、通风、避光避火处，定期测定，保持有效浓度 ②不适于空气消毒及医疗器械的消毒灭菌；不宜用于脂溶性物体表面的消毒 ③使用浓度不超过 80%，因乙醇杀菌需一定量的水分，浓度过高或过低，均影响杀菌效果 ④有刺激性，不宜用于黏膜及创面消毒 ⑤对乙醇过敏者慎用

续表

名称	效力	适用范围及使用方法	注意事项
碘酊	高效	①适用于手术部位、注射和穿刺部位、皮肤以及新生儿脐带部位的皮肤消毒 ②消毒部位皮肤擦拭两遍以上，然后用75%乙醇擦拭脱碘，使用浓度：含有效碘 18～22 g/L，作用时间：1～3分钟	①避光密闭保存于阴凉、干燥通风处 ②不适用于黏膜及敏感部位的皮肤消毒 ③因对二价金属制品有腐蚀性，故不用于相应金属制品的消毒 ④对碘过敏者、乙醇过敏者慎用
碘伏	中效	①外科手术前手消毒：含有效碘 2～10 g/L 的碘伏涂擦或刷洗前臂和上下臂1/3皮肤，作用时间3～5分钟 ②注射和穿刺部位皮肤、手术切口部位皮肤以及新生儿脐带消毒：含有效碘2～10 g/L的碘伏涂擦2～3遍，作用时间大于2分钟 ③黏膜冲洗消毒：含有效碘 500 mg/L 的碘伏稀释液直接冲洗或擦洗待消毒部位	①避光密闭保存于阴凉、干燥通风处 ②稀释后稳定性差，宜现用现配 ③皮肤消毒后无需乙醇脱碘 ④因对二价金属制品有腐蚀性，故不用于相应金属制品的消毒 ⑤对碘过敏者慎用
季铵盐类苯扎溴铵	低效	①适用于手、黏膜、环境及物品表面的消毒 ②常用消毒方法包括浸泡、擦拭、喷洒等 ③黏膜消毒：用季铵盐含量为1 000～2 000 mg/L的消毒溶液擦拭或浸泡，时间均为3～5分钟 ④物品表面消毒：喷雾法则使用1 000～2 000 mg/L 的消毒液，作用15～30分钟	①避免接触有机物和拮抗物，不能与肥皂或其他阴离子洗涤剂同用，也不能与碘或过氧化物同用 ②器械浸泡时可加 0.5%的亚硝酸钠防锈。不适用于膀胱镜、眼科器械、橡胶及铝制品的消毒 ③低温时可能出现混浊或沉淀，可置于温水中加温
胍类消毒剂（氯己定）	低效	①适用于外科手消毒、卫生手消毒、皮肤黏膜等的消毒 ②擦拭法：手术部位及注射部位皮肤和伤口创面消毒，用有效含量≥2g/L 氯己定—乙醇（70%，体积比）溶液局部擦拭2～3遍 ③冲洗法：对口腔、阴道或伤口创面的消毒，用有效含量≥2 g/L 氯己定水溶液冲洗	①密闭存放于避光、阴凉、干燥处 ②不适用于结核杆菌、细菌芽孢污染物品的消毒 ③不能与肥皂或其他阴离子洗涤剂同用 ④物品消毒前应先清洁 ⑤黏膜消毒仅限于诊疗过程中使用

第三节　无菌技术

无菌技术是预防医院感染的一项基本而重要的技术，广泛应用于医疗和护理实践中，其基本操作方法根据科学原则制定，任何一个环节都不得违反，每位医务人员都必须熟练掌握并严格遵守，以保证病人的安全。

10-3　预习指导

一、概　念

1. 无菌技术

无菌技术是指在执行医疗、护理操作过程中，防止一切微生物侵入人体和防止无菌物品、无菌区域被污染的技术。

2. 无菌物品

无菌物品是指经过灭菌处理后未被污染的物品。

3. 无菌区域

无菌区域是指经过灭菌处理后未被污染的区域。

二、无菌技术操作原则

1. 保持环境清洁

无菌技术操作的环境应清洁、宽敞。操作前 30 分钟停止清扫地面及更换床单等，减少人员走动，以减少室内空气的尘埃。

2. 工作人员整洁

操作前工作人员要修剪指甲并洗手，戴帽子和口罩，必要时穿无菌衣、戴无菌手套。

3. 妥善保管无菌物品

无菌物品与非无菌物品应分开放置，并有明显标志；无菌物品必须存放在无菌包或无菌容器内，不可暴露于空气中；无菌包或容器外要注明物品名称、灭菌日期、黏贴化学指示胶带，存放在清洁、干燥、固定的地方，并按灭菌日期的先后顺序摆放；灭菌包在未被污染的情况下，有效期一般为 7 天，一旦过期或受潮均应重新灭菌。

4. 正确取用无菌物品

取用无菌物品必须使用无菌持物钳；无菌物品一经取出，即使未用，也不可放回无菌容器内。

5. 操作中保持无菌

进行无菌操作时，操作者应与无菌区域保持一定距离，并面向无菌区；手臂应保持在腰部或操作台面以上，不可跨越无菌区，手不可触及无菌物品；不可面对无菌区谈笑、咳嗽、打喷嚏；如无菌物品怀疑有污染或已被污染，应予以更换并重新灭菌。

6. 防止交叉感染

一套无菌物品只供一位病人使用，以防止交叉感染。

三、无菌技术基本操作

（一）无菌持物钳使用法

1. 目　的

用于取放和传递无菌物品，保持无菌物品的无菌状态。

2. 操作程序

1）评　估

评估操作环境、持物钳等是否符合要求。

2）计　划

（1）护士准备：衣帽整洁、修剪指甲、洗手、戴口罩。

（2）用物准备：无菌持物钳及其容器。临床常用的无菌持物钳有卵圆钳、三叉钳和镊子三种（图 10-1）。无菌持物钳存放的方法有干置法保存、湿式保存。

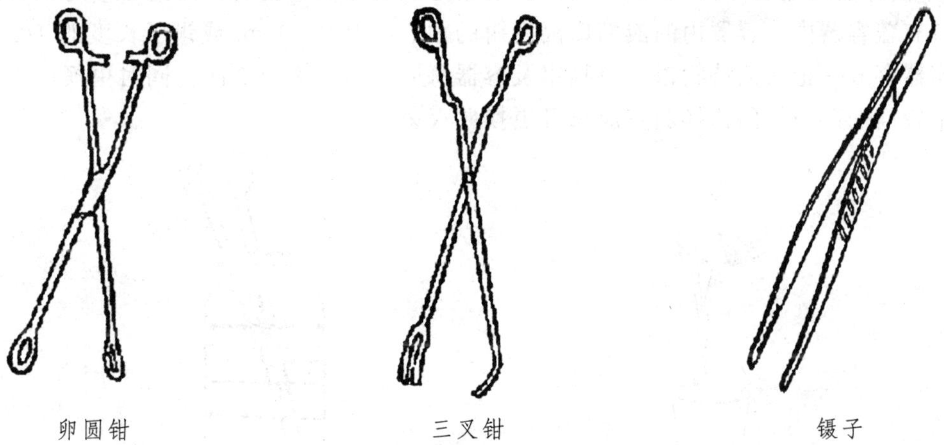

图 10-1　持物钳的种类

（3）环境准备：清洁、宽敞、明亮，符合无菌操作要求。

3）实　施

无菌持物钳的使用方法见表 10-3。

表 10-3　无菌持物钳使用法

操作步骤	要点说明
检查标识	◆检查并核对名称、有效期、灭菌标识
开盖取钳	◆将盛放无菌持物钳的容器盖打开，手持无菌持物钳上 1/3 处，闭合钳端，将钳移至容器中央，垂直取出，关闭容器盖
钳端向下	◆使用过程中始终保持钳端向下，在腰部以上视线范围内活动，不可倒转向上，以防消毒液倒流污染钳端
放钳盖盖	◆使用后闭合钳端，打开容器盖，垂直放回容器关闭容器盖（图 10-2）

4）评　价

（1）取、放无菌持物钳时，未触及容器口边缘。

（2）使用时前段始终向下。

3. 注意事项

（1）取、放无菌持物钳始终保持钳端向下，不可触及容器口边缘。

（2）如到距离较远处取物时，应将持物钳和容器一起移至操作处，以免无菌持物钳在空气中暴露过久而污染。

（3）不能用无菌持物钳夹取无菌油纱布，防止油黏于钳端影响消毒效果；也不能用于换药或消毒皮肤，防止污染。

（4）无菌持物钳一旦污染或可疑污染应重新灭菌。

（5）无菌持物钳的消毒灭菌与保存。

① 消毒液浸泡法（图 10-3）：无菌持物钳经压力蒸汽灭菌后，浸泡在盛有消毒液的无菌大口有盖容器内，容器内的液面以浸没钳的轴节以上 2 ~ 3 cm 或镊子长度的 1/2 为宜，每个容器存放一把无菌持物钳。持物钳及容器每周清洁、灭菌 2 次，同时更换消毒液，使用频率较高的部门如门诊换药室应每日更换并灭菌。

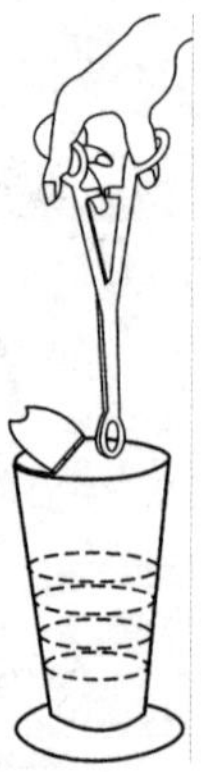

图 10-2　取放无菌持物钳

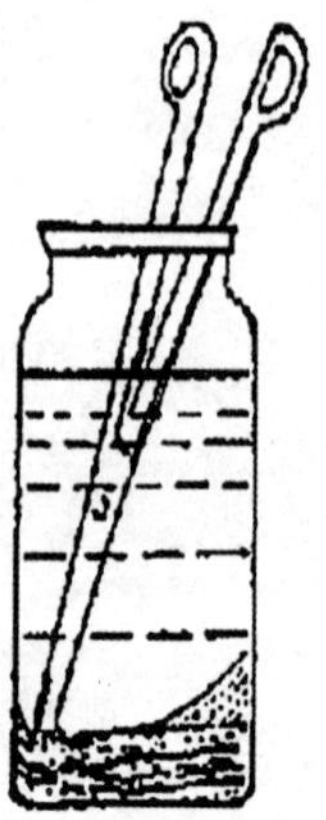

图 10-3　无菌持物钳消毒液浸泡法

② 干置法：无菌持物钳也可干置法保存，即将灭菌后的无菌持物钳放在干燥的无菌容器内，4～6 小时更换一次。

（二）无菌容器使用法

1. 目　的

用于盛放无菌物品并保持其无菌状态。

2. 操作程序

1）评　估

评估无菌容器的种类及有效期。

2）计　划

（1）护士准备：衣帽整洁、修剪指甲、洗手、戴口罩。

（2）用物准备：无菌容器（无菌器械盒、无菌敷料缸、贮槽等）、无菌持物钳及容器、笔。

（3）环境准备：清洁，操作区域宽敞、明亮、定期消毒，物品放置合理。

3）实　施

无菌容器使用方法见表 10-4。

表 10-4　无菌容器使用法

操作步骤	要点说明
检查标识	◆检查并核对无菌容器名称、灭菌日期、失效日期、灭菌标识
开容器盖	◆取物时，打开容器盖，将盖的内面向上置于稳妥处或拿在手中，手不可触及盖的边缘和内面以防止污染
夹取用物	◆用无菌持物钳从无菌容器内夹取无菌物品，置于无菌容器内或区域内。从无菌容器中夹取无菌物品时，无菌持物钳及物品均不可触及容器的边缘
用毕关盖	◆取出物品后应立即将容器盖盖严，避免容器内无菌物品在空气中暴露过久
手持容器	◆手持无菌容器时应托住容器底部，手指不可触及无菌容器的内面及边缘

4）评　价

使用无菌容器及无菌物品方法正确，无污染。

3. 注意事项

（1）使用无菌容器时，不可污染盖的内面、容器的边缘及内面。

（2）从无菌容器内取出的物品，即使未用，也不可再放回无菌容器中。

（3）无菌容器应定期消毒灭菌。无菌容器一经打开，使用时间不超过 24 小时。

（三）无菌溶液取用法

1. 目　的

将无菌密封瓶内的无菌液体倒入无菌容器内，供无菌操作使用。

2. 操作程序

1）评　估

评估操作环境、操作台面、无菌溶液的名称、量、有效期及用途。

2）计　划

（1）护士准备：衣帽整洁、修剪指甲、洗手、戴口罩。

（2）用物准备：无菌溶液、开瓶器、弯盘、盛装无菌溶液的容器、消毒液、无菌棉签、笔等。

（3）环境准备：清洁，操作区域宽敞、明亮、定期消毒，物品放置合理。

3）实　施

无菌溶液取用法见表 10-5。

表 10-5　无菌溶液取用法

操作步骤	要点说明
清洁瓶体	◆取盛有无菌溶液的密封瓶，擦净瓶体灰尘
核对检查	◆认真核对瓶签上的药名、浓度、剂量和有效日期，检查瓶盖有无松动，瓶身有无裂缝，溶液有无浑浊、沉淀或变色等，如无上述情况方可使用
打开瓶塞	◆用开瓶器撬开瓶盖，消毒瓶塞，待干后打开瓶塞，注意手不可触及瓶口及瓶塞内面，防止感染
倒取溶液	◆手持溶液瓶，瓶签朝向手心，先倒出少量溶液旋转冲洗瓶口，再冲洗口原处倒所需溶液量于无菌容器中
盖塞记录	◆倒好溶液后，立即塞好瓶塞，在瓶签上注明开瓶日期、时间并签名

4）评　价

（1）取用无菌溶液未被污染。

（2）瓶签未被浸湿，瓶口未被污染，液体未溅到台面。

3. 注意事项

（1）取用无菌溶液时，不可将物品伸入无菌溶液瓶内蘸取溶液；倾倒溶液时不可直接接触无菌溶液瓶口。

（2）已倒出的无菌溶液，不可再倒回瓶内，以免污染剩余溶液。

（3）已开启的无菌溶液瓶内的溶液，24 小时内有效。

（四）无菌包使用法

1. 目　的

使用双层包布包裹无菌物品，保持包内的无菌物品处于无菌状态。

2. 操作程序

1）评　估

评估操作环境、操作台面、无菌包的名称及有效期。

2）计　划

（1）护士准备：衣帽整洁、修剪指甲、洗手、戴口罩。

（2）用物准备：无菌包、无菌持物钳及容器、记录纸、笔。

选用质厚、致密、未脱脂的纯棉布制成双层包布，将需灭菌的物品放于包布内包扎后经灭菌处理，即成无菌包。

无菌包包扎法：将需灭菌的物品放于包布中央，将包布近侧一角折起盖住物品，再分别折盖左右两角，然后盖上最后一角，将系带以“十”字形扎妥或用化学指示胶带黏贴。如为玻璃制品应先用棉垫包裹后再包扎。

（3）环境准备：清洁，操作区域宽敞、明亮、定期消毒，物品放置合理。

3）实　施

无菌包使用法见表 10-6。

表 10-6　无菌包使用法

操作步骤	要点说明
检查核对	◆取出无菌包，先查看无菌包名称、灭菌日期、有效期、化学指示胶带的颜色，有无潮湿及破损
松解包扎	◆将无菌包放于清洁、干燥、平坦处撕开黏贴的胶带，或解开系带卷放在包布下
打开包布	◆手指捏住包布角外面，依次逐层揭开包布的对角和左右两角，最后打开内角，打开无菌包
取用物品	◆用无菌持物钳取出所需物品，放在准备好的无菌区内
重新包盖	如包内物品一次未用完，按原折痕依次包盖，系带“一”字形缠绕扎好，注明开包日期、时间并签名
递送物品	◆将包托在手上打开，另一手打开包布四角并捏住，将物品投入无菌区内，投放时，手托住包布使无菌面朝向无菌区域

4）评　价

（1）无菌包准备方法正确，松紧适宜。

（2）保持无菌区域、无菌物品及无菌包未被污染。

3. 注意事项

（1）打开无菌包时，手只能接触包布四角的外面，不可触及包布的内面，操作时手臂不可跨越无菌区。

（2）无菌包应定期消毒灭菌，有效期 7 天；无菌包过期、潮湿、污染时，需重新灭菌。
（3）已开过的无菌包在未被污染的情况下，包内物品 24 小时内有效。

（五）铺无菌盘法

1. 目　的

将无菌巾铺在清洁、干燥的治疗盘内，形成无菌区，放置无菌物品，以供诊疗、护理使用。

2. 操作程序

1）评　估

评估操作环境、检查与治疗项目、无菌物品有效期。

2）计　划

（1）护士准备：衣帽整洁、修剪指甲、洗手、戴口罩。

（2）用物准备：无菌治疗巾包、无菌物品包、无菌容器、无菌持物钳、治疗盘、小卡片、笔。

无菌治疗巾的折叠方法：

① 横折法：将治疗巾横折后再纵折两次，再重复一次。

② 纵折法：将治疗巾纵折两次，再横折两次，开口边向外。

（3）环境准备：清洁，操作区域宽敞、明亮、定期消毒，物品放置合理。

3）实　施

铺无菌盘法见表 10-7。

表 10-7　铺无菌盘法

操作步骤	要点说明
查对开包	◆检查核对无菌包名称、灭菌日期、有效期、灭菌指示胶带，有无潮湿破损
取治疗巾	◆打开无菌包，用无菌持物钳取一块治疗巾，置于治疗盘内，如包内治疗巾未用完，应按要求包好，注明开包日期及时间，限 24 小时内使用
铺无菌盘 ◆单层铺盘法	◆铺巾：双手捏住无菌治疗巾一边外面两角，轻轻抖开，双折平铺于治疗盘上，内面为无菌面。将上层无菌巾呈扇形折至对侧，开口向外（无菌面向上），使治疗巾内面构成无菌区 ◆盖巾：放入无菌物品后，双手捏住上层治疗巾的左右角外面，将无菌巾拉平盖于无菌物品上，对齐上下层边缘。然后将开口处向上翻折两次，两侧边缘分别向下折一次，露出治疗盘边缘
◆双层铺盘法	◆铺巾：双手捏住无菌巾一边外面两角，轻轻抖开，从远到近，3 折成双层底，上层呈扇形折叠，开口边向外 ◆盖巾：放入无菌物品后，将上层无菌巾拉平，盖于无菌物品上，边缘对齐
记录整理	◆记录铺盘日期及时间并签名

4）评　价

（1）无菌治疗巾内面未被污染，上下层边缘对齐，外观平整。

（2）无菌治疗巾内物品放置合理，取用方便。

3. 注意事项

（1）治疗盘必须清洁干燥，无菌巾保持干燥，一旦潮湿即视为污染，不可再使用。

（2）操作过程中，手及其他非无菌物品不可触及无菌面，不可跨越无菌区。

（六）戴、脱无菌手套法

1. 目　的

（1）保持无菌物品不被污染。

（2）保护病人，防止感染。

2. 操作程序

1）评　估

评估操作环境、无菌手套的号码及有效期。

2）计　划

（1）护士准备：衣帽整洁、修剪指甲、取下手表、洗手、戴口罩。

（2）用物准备：无菌手套包。

（3）环境准备：清洁，操作区域宽敞、明亮、定期消毒，物品放置合理。

3）实　施

戴、脱无菌手套法见表 10-8。

表 10-8　戴、脱无菌手套法

操作步骤	要点说明
检查标识	◆检查并核对手套袋外的号码、灭菌日期，包装是否完整干燥
打开手套	◆将手套袋平放于清洁、干燥的桌面上打开
戴、脱手套 ◆分次取、戴法	◆一手掀开手套袋开口处外层，另一手伸入袋内，捏住一只手套反折部分（手套内面）取出，对准五指戴上 ◆未戴手套的手同法掀起另一袋口，再用戴好手套的手指插入另一只手套的反折内面（手套外面）取出手套，同法戴好手套
◆一次性取、戴法（整合）	◆两手同时掀起手套袋开口处，用一手拇指和食指同时捏住两只手套的反折部分，取出手套将两只手套五指对准，先戴一只手，再用已戴手套的手指插入另一只手套的反折内面（手套外面），同法将手套戴好
调整手套	◆将手套的翻边扣套在工作衣袖外面，双手交叉对合检查是否漏气，并调整手套位置
脱下手套	◆用戴着手套的手捏住另一只手套腕部外面，翻转脱下；再将脱下手套的手指伸入另一手套内，捏住内面边缘将手套向下翻转脱下
整理用物	◆将用过的手套放入医疗垃圾袋内按医疗废物处理

4）评　价

戴、脱手套方法正确。无污染，手套无破损。

3. 注意事项

（1）戴无菌手套后，双手应保持在腰部以上或操作台面以上，视线范围以内。

（2）发现手套有破损，或污染或怀疑有污染，应立即更换。

（3）脱手套时，应将手套翻转脱下，不可强行拉扯。

第四节　隔离技术

隔离是指将传染源传播者和高度易感人群安置在指定地点和特殊环境中，暂时避免与周围人接触，对前者采取传染源隔离，防止传染病病原体向外传播，对后者采取保护性隔离，保护高度易感人群免受感染。隔离是预防医院感染的重要措施之一，护士应自觉遵守隔离制度，熟练地应用相关隔离技术；通过教育使出入医院的所有人员理解隔离的意义并能主动配合隔离工作。

10-4　预习指导

一、隔离基本知识

（一）传染病区隔离单位的设置

传染病区应与普通病区分开，远离食堂、水源和其他公共场所，相邻病区楼房相隔约30米，侧面防护距离约10米，以防止空气对流传播。病区设有工作人员与病人分别进出的门和通道，设立三区之间的缓冲间，配置必要的卫生、消毒及隔离设备。

病人的安置。① 以病人为隔离单位：每个病人有独立的环境及家具，与其他病人及不同病种病人间进行隔离。② 以病人为隔离单位：同一种病人安排在同一病室内，但病原体不同的病人应分开收治。③ 凡未确诊或发生混合感染、或有强烈传染性及病情危重的病人，应住单独隔离室。

（二）隔离区域的划分及隔离要求

1. 清洁区

清洁区指未被病原微生物污染的区域，包括治疗室、医务人员的值班室、卫生间、更衣室、浴室以及储物间、配餐间等场所。

隔离要求：病人及病人接触过的物品不得进入清洁区；工作人员接触病人后需刷手、脱去隔离衣及鞋后方可进入清洁区。

2. 半污染区

半污染区也称潜在污染区，指有可能被病原微生物污染的区域，包括医务人员的办公室、护士站、病人用后的物品及医疗器械等的处理室、病室内走廊、检验室等。

隔离要求：病人或穿隔离衣的工作人员通过走廊时，不得接触墙壁、家具等；各类检验标本应放在指定的存放盘和存放架上，检验后的标本及容器等应严格按要求分别处理。

3. 污染区

污染区指被病原微生物污染的区域，包括病室、病人使用的卫生间及浴室、处置室、污物间、病人入院出院处理室、病区外走廊等。

隔离要求：污染区的物品未经消毒处理，不得带到他处；工作人员进入污染区时，必须穿隔离衣，戴口罩、帽子，必要时换隔离鞋；离开前脱隔离衣、鞋、并消毒双手。

二、隔离原则

（一）一般消毒隔离

1. 隔离标志明确，卫生设施齐全

病室门前及病床床位应悬挂隔离标志，门口放置用消毒液浸湿的脚垫，门外设立隔离衣悬挂架（柜或壁橱）、流水洗手池，备有洗手液、手刷、干手设备及避污纸。

2. 工作人员进出隔离室的要求

（1）应戴口罩、帽子、穿隔离衣，在规定范围内活动。

（2）穿隔离衣前，必须将所需物品备齐，一切操作严格遵守隔离规程。

（3）接触病人或无染物品后，离开隔离室前均须消毒双手。

（4）探、陪人员进出隔离室应根据各隔离种类采取相应的隔离措施。

3. 分类处理隔离室内物品

（1）污染物品不得带入清洁区内，任何污染物品必须先消毒后再处理。

（2）病人接触过的物品，须严格消毒后方可递交，如病人的衣物、稿件、钱币等须经消毒处理后才能交给家属带回。

（3）病人的排泄物、分泌物、呕吐物、须经消毒处理后方可排放。

（4）需送出病区处理的物品，应放入专用污物袋内，袋外要有明显标记。

4. 室内用物及空气消毒病室

每日用紫外线照射或用消毒液喷雾进行空气消毒；每日晨间护理后，用消毒液擦拭病床及床旁椅。

5. 加强被隔离病人的心理护理

了解病人的心理状态，合理安排探视时间，向病人及其家属解释隔离的重要性及暂时性，解除病人因隔离而产生的恐惧、孤独、自卑等心理反应。对病人及其家属进行必要的隔离知识教育，使其主动协助、执行隔离管理。

6. 解除隔离的标准

病人的传染性分泌物连续三次培养结果均为阴性或已度过隔离期，医生开具医嘱后，方可解除隔离。

（二）终末消毒处理

终末消毒是指对出院、转科或死亡的病人及其所住病室、用物、医疗器械等进行的消毒处理。

1. 病人的终末消毒处理

病人出院或转科前应沐浴、换上清洁衣服，个人用物经消毒以后一并带出。如病人死亡，需用消毒液做尸体护理，并用浸透消毒液的棉球填塞口、鼻、耳、阴道、肛门等孔道，然后用一次性尸单或消毒液浸泡过的尸单包裹尸体。

2. 病室的终末消毒处理

将被服放入污物袋，经消毒后再清洗；关闭病室门窗，打开床旁桌、摊开棉被、竖起床垫，用消毒液熏蒸或用紫外线照射，然后打开门窗通风，用消毒液擦拭家具、地面；体温计用消毒液浸泡，血压计及听诊器采用熏蒸消毒。

三、隔离种类及措施

根据病原体传播途径的不同常将隔离分为以下几种，并按不同种类实施相应的隔离措施（表 10-9）。

表 10-9　隔离种类及措施

隔离种类	适用范围	隔离措施
严密隔离	◆适用于经飞沫、分泌物、排泄物直接或间接传播的烈性传染病如霍乱、传染性非典型肺炎、人感染高致病性禽流感等	①设专用隔离室，病人住单间病室，通向过道的门窗须关闭，室内用具力求简单、耐消毒，室外挂有明显的标志 ②进入隔离室前必须戴好口罩、帽子，穿隔离衣、隔离鞋，戴手套，必要时注射疫苗或采取预防措施。接触病人或被污染的物品后、护理另一病人前、离开隔离室前均须消毒双手 ③病人的分泌物、呕吐物和排泄物应严格消毒处理。污染敷料装袋，做标记后送焚烧处理 ④室内空气、地面、物品表面每日用消毒液喷洒或紫外线照射消毒 ⑤禁止病人离开隔离室，禁止探视与陪护

续表

隔离种类	适用范围	隔离措施
接触隔离	◆适用于经体表或伤口直接或间接接触而感染的疾病，如新生儿脓疱病、破伤风、气性坏疽、狂犬病、铜绿假单胞菌感染等	①设专用隔离室，病人应住单间病室，室外挂有明显的标志 ②进入隔离室前必须戴好口罩、帽子，穿隔离衣，接触病人及污染或可能污染的物品后、护理另一病人前、离开隔离室前均须消毒双手。工作人员的手或皮肤有破损者应避免接触病人，必要时戴双层手套 ③污染的敷料应装袋标记后焚烧。使用过的衣服、被单等布类及医疗器械均应先灭菌后再进行清洁、消毒、灭菌
呼吸道隔离	◆用于防止通过空气传播的感染性疾病，如肺结核、流脑、百日咳、腮腺炎、麻疹等	①设专用隔离室，相同病原体引起感染的病人可同居一室，通向走道的门窗须关闭，室外挂有明显的标志。有条件时尽量使隔离病室远离其他病室。室内空气用紫外线照射或消毒液喷洒，每日一次 ②进入隔离室前必须戴好口罩、帽子并保持口罩清洁干燥，必要时穿隔离衣、戴手套。接触病人或污染物品后、护理另一病人前、离开隔离室前均须消毒双手 ③为病人准备专用的痰杯，口鼻分泌物需经消毒处理后方可排放
肠道隔离	◆适用于通过消化道分泌物及粪便直接或间接污染食物或水源而传播的疾病，如细菌性痢疾、伤寒、病毒性胃肠炎、甲型肝炎、戊型肝炎、脑膜炎、心包炎、脊髓灰质炎等	①同种病原体感染的病人可同居一室，不同病种的病人最好分室而居，如需同居一室，应做好床旁隔离，每一床应加隔离标记，病人间不能相互交换物品。病室应有防蝇设备，并做到无鼠、无蟑螂 ②接触不同病种病人需分别穿隔离衣，接触污染物品时需戴手套。接触病人或污染物品后、护理另一病人前、离开隔离室前均须消毒双手 ③病人的食具、便器各自专用，严格消毒处理。排泄物、呕吐物及吃剩食物均应消毒处理后方可倒掉
血液—体液隔离	◆适用于病毒性肝炎、艾滋病、梅毒、黄热病、登革热、疟疾等经直接或间接接触血液或体液传播的疾病	①同种病原体感染的病人可同室隔离，但在病人自理能力低下或出血不能控制，易造成环境污染的情况下应单独隔离。隔离室内应有防蚊虫、防虱虮等设备。隔离室外应有明显标志 ②接触病人血液或体液时应戴口罩、手套；有可能发生血液、体液飞溅时，应戴防渗透的口罩及护目镜；血液或体液可能污染工作服时应穿防渗透的隔离衣。操作完毕，脱去手套后应立即洗手。若手被血液、体液污染或可能污染时，应立即用消毒液洗手。防止被注射针头等利器刺伤 ③被血液或体液污染的室内物品表面，应立即用 1 500 ~ 2 000 mg/L 含氯消毒剂清洗消毒。被血液或体液污染的敷料及其他物品应装袋标记后送消毒或焚烧处理。病人用过的针头等锐器应放入耐刺、防渗漏且有标记的容器内，直接送焚烧处理

续表

隔离种类	适用范围	隔离措施
昆虫隔离	◆用于预防以昆虫为媒介而传播的疾病，如乙型脑炎、流行性出血热、疟疾、斑疹伤寒等	①病室应有防蚊、防鼠设施，并定期进行有效的灭蚊、灭鼠处理 ②斑疹伤寒、回归热、流行性出血热病人入院时，应经灭虱或杀螨处理并彻底清洁、更衣后方可入住同病种病室
保护性隔离	◆保护性隔离又称反向隔离。适用于抵抗力特别低下的病人，如大面积烧伤、早产儿、白血病、器官移植、免疫缺陷等	①设专用隔离病室，病人住单间病室。病室内空气应保持正压通风，定时换气，地面、家具等应进行严格的消毒 ②凡进入室内，均应穿戴灭菌后的隔离衣、帽子、口罩、手套及拖鞋，未经消毒处理的物品不得带入隔离区。接触病人前后及护理下一病人前，均应洗手并消毒双手。凡患有呼吸道疾病或咽部带菌者应避免接触病人 ③病人的引流物、排泄物以及被病人的血液及体液污染的物品，应及时分装密闭，标记后送指定地点 ④禁止入室探视。特殊情况必须探视者，应采取相应的隔离措施

四、隔离技术

为保护医务人员和病人，避免感染和交叉感染，应加强手部卫生，根据情况使用帽子、口罩、手套、鞋套、护目镜、防护面罩、防水围裙、隔离衣、防护服等防护用品。

（一）口罩、帽子的使用

1. 目　的

保护工作人员和病人，防止感染和交叉感染。

2. 操作程序

1）评　估

评估帽子的大小、口罩种类、有效期，病人病情、目前采取的隔离种类。

2）计　划

（1）护士准备：着装整洁，洗手。

（2）用物准备：根据需要备用合适的帽子、口罩。

（3）环境准备：整洁、安全。

3）实　施

戴口罩、帽子的操作步骤见表10-10。

4）评　价

帽子、口罩戴法正确，取下的口罩放置妥当。

表10-10　戴口罩、帽子的操作步骤

操作步骤	操作说明
戴帽子、口罩	◆洗手后戴帽子、口罩。帽子应将头发全部遮住，口罩应罩住口、鼻
取下口罩	◆洗手后取下口罩，双手握住口罩两侧带子，手不可接触口罩的污染面，将污染面向内折叠，放入胸前清洁小口袋或小塑料袋内，不能挂在胸前反复使用
用后处理	◆离开污染区前将口罩、帽子放入特定的污物袋内，以便集中处理。纱布口罩一般使用4～8小时；口罩应勤更换，如有潮湿立即更换，若接触严密隔离的病人，应每次更换，一次性口罩使用不超过4小时

3. 注意事项

（1）戴口罩后，不可用污染的手接触口罩；口罩潮湿时，应立即更换。

（2）口罩用后，立即取下，不可悬挂在胸前，取下时手不可接触污染面。

（3）纱布口罩一般使用4～8小时，每天更换、清洁与消毒，遇污染时及时更换；一次性口罩使用不超过4小时；每次接触严密隔离的传染病人后应立即更换。

（二）手的清洁

1. 目　的

清除手部皮肤污垢和大部分暂住菌，切断手传播感染的途径。

2. 操作程序

1）评　估

评估手污染的程度、病人病情等。

2）计　划

（1）护士准备：衣帽整洁，修剪指甲，取下手表、饰物，卷袖过肘或者前臂中部。

（2）用物准备：流动水洗手设施、洗手液或肥皂液、小毛巾或纸巾或干手机。

（3）环境准备：清洁、宽敞。

3）实施

手的清洁见表10-11。

4）评　价

手的清洗方式正确，冲洗彻底，符合医务人员手卫生规范。

3. 注意事项

（1）揉搓稍用力，每个部位至少揉搓10次，双手揉搓不少于15秒，双手若有明显污染，应延长洗手时间最好达到30秒。

（2）注意清洗指背、指尖、指缝和指关节等易污染部位。冲洗双手时，注意指尖向下。

（3）洗手指征：①直接接触每个病人前后。②从同一个病人身体的污染部位移动到清洁的部位时。③接触病人黏膜、破损皮肤或伤口前后。④接触病人血液、体液、分泌物、排泄物、伤口敷料等之后。⑤接触病人周围环境及物品后。⑥穿脱隔离衣前后，脱手套之后。⑦进行无菌操作，接触清洁、无菌物品之前。⑧处理药物或配餐前。

表10-11　手的清洁（洗手法）

操作步骤	操作说明
湿润双手	◆打开水龙头，调节合适水流和水温，使双手充分淋湿，关上水龙头
涂洗手液	◆将洗手液均匀涂抹于双手及手腕上
揉搓双手	◆认真揉搓双手至少15秒，揉搓步骤如下： ①掌心相对，手指并拢相互揉搓 ②掌心对手背沿指缝相互揉搓，交换进行 ③掌心相对，双手交叉指缝相互揉搓 ④弯曲手指使关节在另一手掌心旋转揉搓，交换进行 ⑤一手握另一手大拇指旋转揉搓，交换进行 ⑥五个手指尖并拢在另一手掌心中旋转揉搓，交换进行 ⑦必要时增加手腕清洗，要求握住手腕回旋揉搓手腕部
冲净双手	◆打开水龙头，在流动水下冲净双手
擦干双手	◆关闭水龙头，以纸巾或小毛巾擦干双手，或在干手机下烘干双手

（三）手的消毒

1. 目　的

清除致病性微生物，预防交叉感染，避免污染无菌物品和清洁物品。

2. 操作程序

1）评　估

评估手污染的程度、病人病情、目前采取的隔离种类。

2）计　划

（1）护士准备：衣帽整洁，修剪指甲，取下手表、饰物，卷袖过肘。

（2）用物准备：流动水洗手设施、肥皂液或洗手液；或消毒液手盆、手刷，盛放用过手刷和小毛巾的容器各一个，小毛巾或纸巾或干手机；或速干手消毒剂。

（3）环境准备：清洁、宽敞。

3）实　施

手的消毒法见表10-12。

4）评　价

接触传染病人手的消毒方法正确，符合医务人员手消毒的卫生规范。

3. 注意事项

（1）医务人员在下列情况下应先洗手，然后进行手消毒：①接触病人的血液、体液和分泌物后。②接触被传染性致病微生物污染的物品后。③直接为传染病病人进行检查、治疗、护理后。④处理传染病人污物之后。

（2）刷手时身体应与水池保持一定距离，以免污染水池或水溅到身上。

（3）刷洗范围应超过被污染范围，刷洗顺序为前臂、腕部、手掌、手背、手指、指缝、指甲。

（4）流水冲洗时，腕部要低于肘部，使水从前臂流向指尖。

表 10-12　手的消毒法

操作步骤	操作说明
◆刷手法 湿润双手	◆打开水龙头，流水淋湿双手
刷洗双手	◆用手刷蘸洗手液或肥皂液按前臂→腕部→手背→手掌→手指→指缝→指甲顺序彻底刷洗，然后用流水冲净，按上述顺序再刷洗一次；每只手刷 30 秒，两遍共刷 2 分钟
擦干双手	◆取小毛巾或纸巾擦干，或用干手机吹干双手
◆消毒液浸泡法 浸泡双手	◆双手浸泡于消毒液中
擦洗双手	◆用手刷或小毛巾反复擦洗，每只手 1 分钟，共 2 分钟；或双手相互揉搓 2 分钟
冲净擦干	◆流水或清水冲洗消毒液，小毛巾擦干或吹干双手
◆消毒液擦拭法 涂擦双手	◆将快速手消毒剂倒于掌心，均匀涂抹至整个手掌、手背、手指和指缝，必要时增加手腕及手腕上 10 cm 处部位
揉搓双手	◆按照揉搓洗手的步骤揉搓双手，直至手部干燥。保证消毒剂完全覆盖手部皮肤，揉搓时间至少 15 秒

（四）穿、脱隔离衣

1. 目　的

保护工作人员和病人，避免交叉感染。

2. 操作程序

1）评　估

评估病人病情，目前采取的隔离种类、隔离措施等。

2）计　划

（1）护士准备：穿好工作服、工作裤，戴隔离帽、口罩，取下手表及饰物，卷袖过肘关节或前臂中部（冬季），剪指甲、洗手。

（2）用物准备：隔离衣、挂衣架、消毒手的设备、污衣袋。
（3）环境准备：整洁、宽敞、安全，物品放置合理。

3）实　施

穿、脱隔离衣方法见表 10-13。

表 10-13　穿、脱隔离衣

操作步骤	操作说明
◆穿隔离衣 持领取衣	◆手持衣领取下隔离衣，将衣领两端向外折齐，露出袖内口，使清洁面朝向自己
穿好衣袖	◆一手持衣领，另一手伸入袖内，举起手臂将衣袖抖上，露出手；换手持衣领，按同法穿好另一袖
扣好领扣	◆两手持衣领，由领子中央向后理顺领边，扣上领扣（污染的袖口不可触及衣领、面部和帽子）
扣好袖扣	◆扣好袖扣或系上袖带（此时手易被污染）
折襟系带	◆解开腰带活结，将隔离衣一边（约腰下 5 cm 处）渐向前拉，见到边缘后用同侧手捏住衣外面边缘，同法捏住另一侧；双手在背后将边缘对齐，向一侧折叠并以一手按住，另一手将同侧腰带拉至背后压住折叠处，换手拉另一侧腰带，双手将腰带在背后交叉，再回到前面打一活结
◆脱隔离衣法 松解腰带	◆解开腰带，在前面打一活结
解扣塞袖	◆解开袖口，在肘部将部分衣袖塞入工作服衣袖下，勿使衣袖外面塞入袖内
消毒双手	◆用刷手法或泡手法消毒双手并擦干
解开领扣	◆解开领扣（污染袖口不可触及衣领、面部和帽子）
脱下衣袖	◆一手伸入另一侧袖口内，拉下衣袖裹住手，再用裹住的手握住另一衣袖的外面将袖拉下，两手在袖内对齐衣袖，并轮换从袖管中退至衣肩，用右手握住两肩缝，先退出左手，再用左手握住衣领，退出右手
持领挂衣	◆双手握住衣领，将隔离衣两边对齐，挂在衣钩上（如不再穿，脱下后清洁面向外，卷好投入污衣袋中）
污衣送洗	◆需要换洗的隔离衣脱下后，将污染面向内折，卷好投入污物袋中

4）评　价

（1）隔离观念强，操作者、环境、物品无污染。
（2）手的消毒方法正确，冲洗彻底，隔离衣未被溅湿。

3. 注意事项

（1）穿隔离衣前要检查隔离衣，以保证无潮湿、无破损；隔离衣长短要合适，应全部遮盖工作服。

（2）在穿、脱隔离衣的过程中，隔离衣的污染面不可碰触清洁面以及操作者的面部、帽子及工作服。

（3）穿好隔离衣后，不得进入清洁区；双手应保持在腰部以上、视线范围以内，避免接触清洁物品。

（4）隔离衣每日更换，如有潮湿或污染，应立即更换。

（五）避污纸的使用

避污纸是备用的清洁纸片，做简单隔离操作时，使用避污纸可保持双手或物品不被污染，以省略消毒程序。取避污纸时，应从页面抓取，不可掀开撕取，并注意保持避污纸清洁以防交叉感染。避污纸用后弃于污物桶内，集中焚烧处理。

第五节　消毒供应室

消毒供应室是向全院发放无菌器材、敷料、其他无菌物品等的重要部门，是预防医院感染的重要科室，其工作质量直接影响医疗护理质量和病人的安危。保证无菌物品的质量是供应室工作的核心，更是预防热原反应、减少微粒危害、降低医院感染发生和保证医疗质量的重要环节。

10–5　预习指导

一、消毒供应室设置及布局

消毒供应室的周围环境应清洁、无污染源，有净化及污水排放设施，室内光线充足、自然通风良好，地面、墙面光滑，避免落尘及便于冲洗。为避免消毒灭菌器材的污染，供应室应分为污染区、清洁区、灭菌区三个区域，清洁、消毒物品的运行路线只能由污到洁，不能逆行，以确保消毒灭菌物品不被污染。

二、消毒供应室工作内容

消毒供应室的主要任务是对全院的医疗器材进行清洁、包装、灭菌、存放和供应，以及各种敷料的加工、物品的保养等。各区的工作内容如下：

（一）污染区

（1）回收室回收各病区用过的污染物品，并进行分类。

（2）洗涤室清洗回收各类可重复使用的物品，分初洗间和精洗间。初洗是先用化学消毒剂处理，再用洗涤剂清洗，然后用清水冲净。精洗是用流动的蒸馏水冲去洗涤过程中附着的有害物。对一次性使用物品消毒后统一处理，严禁重复使用。

（二）清洁区

（1）包装室将已清洗的物品和备制的敷料进行检查、包装（器械应参照物品清单卡备齐后包装），包外要标明物品名称、灭菌日期，送灭菌处理。如用包布包装，则包布必须每次更换或清洗。

（2）敷料室加工各种敷料。

（3）储藏室储藏各种器械和未加工的原料，如纱布，棉花等。

（三）灭菌区

（1）压力蒸汽灭菌室由专人负责，根据灭菌物品的不同，选择适宜、有效的灭菌方法，以达到最佳灭菌效果，且不影响或损坏灭菌物品的性能。

（2）灭菌间经过灭菌的无菌物品，应存放于无菌间内。无菌间要有较高的洁净度。无菌物品从灭菌器取出后直接放在无菌间的储物架上，不能有中间环节。无菌物品上要有明显的灭菌指示标志、灭菌日期。发放无菌物品时应遵循“先进先出”的原则，即先灭菌的无菌物品应先行发放。

三、常用物品的保养

为延长物品的使用期限，节约资源，应做好物品的保养工作。

（一）搪瓷类

搪瓷类物品应避免碰撞，勿与强酸强碱接触，勿与粗糙物摩擦，以防脱瓷生锈。

（二）玻璃类

玻璃类物品应稳拿轻放；避免骤冷骤热导致突然收缩膨胀而炸裂；防止磕碰，可放置于盒中或用纸包裹保存。

（三）橡胶类

橡胶类物品要防冷变硬，防热变形、变软；防止被锐利物品刺破；防止与挥发性液体或酸碱物质接触，以免侵蚀变质。橡胶单应晾干，撒上滑石粉后卷起保存。橡胶导管晾干后应竖直放于盒内，撒上滑石粉保存。橡胶袋类应倒挂晾干，装入少量空气后旋紧塞子保存，以防粘连。

（四）金属类

金属类物品应涂油保护，以防锈蚀。锐利器械应分别放置，刃面用棉花包裹，以防碰撞而损伤锋刃。

（五）布类及毛织品

布类物品应防火、防霉，防钩破。毛织品应防蛀，要勤晒并放防虫蛀的制品保存。

（六）一次性使用物品

一次性使用无菌医疗器材应存放于清洁、干燥、通风良好的地方，保证使用时，在有效期内，并符合无菌、无热源、无破损。供应室可根据各科室的需要，分类、分型号、定基数发放。各科室用后先进行初步的消毒处理，再由供应室按定数回收后进行毁形和无害化处理，最后由当地疾控中心认可的部门将其再利用或集中送焚烧处理。

第十章　课后巩固

第十一章　病人清洁的护理

第一节　口腔护理

口腔是病原微生物侵入人体的主要途径之一，口腔内的温度、湿度和食物残渣适宜微生物的生长繁殖。正常人的口腔内存有大量的致病性和非致病性微生物。当身体处于健康状态时，机体抵抗力强，每天饮水、进食、刷牙和漱口等活动，对微生物具有一定的清除作用，通常不会出现口腔健康问题。当患病时，由于机体抵抗力降低，饮水、进食、刷牙、漱口等活动减少，口腔内的微生物得以大量繁殖，常可引起口腔炎症、溃疡，甚至继发腮腺炎、中耳炎等并发症；同时，还可引起口臭、龋齿等，从而影响病人的自我形象，影响食欲及消化功能，产生一定的社交心理障碍。因此，保持口腔清洁，十分重要。

11-1　预习指导

一、口腔护理

根据病人状况的不同，临床上对禁食、昏迷、高热、鼻饲、大手术后、口腔疾患及血液病等，口腔清洁自理能力存在缺陷的病人常采用特殊口腔护理。每日进行 2 ~ 3 次。

（一）目　的

（1）保持口腔清洁、湿润，使病人舒适，预防口腔感染等并发症的发生。

（2）防止口臭、牙垢，增进食欲，保持口腔正常功能。

（3）观察口腔黏膜、舌苔的变化及特殊的口腔气味，提供病情变化的信息，协助疾病诊断。

（二）操作程序

1. 评　估

（1）口腔卫生状况：观察口唇的色泽、湿润度、有无干裂、出血、疱疹等；口腔黏膜的颜色，有无溃疡、疱疹及不正常的渗出液；牙齿是否齐全，有无义齿、龋齿、牙垢；牙龈颜色是否正常，有无溃疡、肿胀、萎缩或出血；舌及腭部的颜色，有无肿胀、舌面积垢；口腔有无异常气味如氨臭味、烂苹果味等。

（2）自理能力状况：评估病人全身自主活动能力和口腔清洁的自理能力，配合口腔护理的程度，判断口腔清洁护理需要部分协助还是完全协助。

（3）口腔保健知识：评估病人对保持口腔卫生重要性及预防口腔疾病知识的了解情况；对清洁口腔正确方法的认识和掌握程度，如刷牙习惯、刷牙方法、口腔清洁用具的选择等。

2. 计　划

（1）护士准备：衣帽整洁，洗手，戴口罩。

（2）病人准备：让病人了解口腔护理的目的、方法及配合要点，使病人愿意合作。

（3）用物准备。①治疗盘内备：治疗碗（内盛含有漱口溶液的棉球不少于16个、弯血管钳、镊子）、压舌板、治疗巾、纱布（以上物品可用一次性口腔护理包，漱口溶液临时倒取）、弯盘、漱口杯、吸水管、棉签、手电筒，需要时备开口器。②外用药：按需准备。常用的有液状石蜡、冰硼散、锡类散、西瓜霜、金霉素甘油、制霉菌素甘油等。③常用漱口溶液（表11-1）。

表 11-1　常用漱口溶液

名　称	浓　度	作　用
氯化钠溶液	0.9%	清洁口腔，预防感染
复方硼砂溶液（朵贝尔溶液）		轻度抑菌，除臭
过氧化氢溶液	1%～3%	遇有机物时，放出新生氧，抗菌、除臭
呋喃西林溶液	0.02%	清洁口腔，广谱抗菌
硼酸溶液	2%～3%	酸性防腐剂，抑菌
碳酸氢钠溶液	1%～4%	碱性溶液，用于真菌感染
醋酸溶液	0.1%	用于铜绿假单胞菌感染
甲硝唑溶液	0.08%	用于厌氧菌感染
氯己定溶液（洗必泰）	0.01%	清洁口腔，广谱抗菌
中药漱口液（金银花、野菊花）		清热、解毒、消肿、止血、抗菌

（4）环境准备：病室安静、整洁、宽敞、光线充足。

3. 实　施

口腔护理方法见表11-2。

表 11-2 口腔护理方法

操作步骤	操作说明
核对解释	◆携用物至病人床旁，核对床号、姓名并向病人及家属解释操作的目的及配合方法，以取得合作
安置体位	◆协助病人侧卧或仰卧、头侧向护士，便于操作，防止误吸 ◆铺治疗巾于病人颌下及胸前，置弯盘于口角旁
观察口腔	◆用棉球湿润口唇，协助病人用温开水漱口 ◆嘱病人张口，护士一手持手电筒，一手用压舌板轻轻撑开颊部，观察口腔黏膜有无出血、溃疡等现象 ◆昏迷及牙齿紧闭、无法自行张口的病人，可用开口器
擦洗口腔	◆嘱病人张口，以弯血管钳夹取含有漱口液的棉球（每次一个，以不滴水为度）放入颊部内侧，咬合上下齿，由内向门齿纵向擦洗牙齿的外侧面；同法擦洗另一侧 ◆嘱病人张开上、下齿，依次擦洗一侧牙齿的上内侧面、上咬合面、下内侧面、下咬合面，再“Z”字形擦洗一侧颊部；同法擦洗另一侧 ◆由内向外擦洗硬腭、舌面、舌下，勿触及咽部，以免引起恶心
漱口涂药	◆意识清醒者，用温开水再次漱口，用治疗巾拭去病人口角处水渍，清点棉球 ◆检查口腔，如口腔黏膜有溃疡、真菌感染等，酌情涂药于患处 ◆口唇干裂者可涂液状石蜡
整理记录	◆协助病人取舒适卧位，整理床单位，清理用物。必要时记录

4. 评　价

（1）病人口唇湿润，口腔清洁无异味，自感舒适。

（2）病人和家属了解口腔清洁的知识、技能。护患沟通良好。

（三）注意事项

（1）擦洗时动作要轻柔，特别是对凝血功能障碍的病人，要防止损伤口腔黏膜及牙龈。

（2）昏迷病人禁忌漱口；需用开口器时，应从臼齿处放入（牙齿紧闭者不可暴力助其张口）；擦洗时需用血管钳夹紧棉球，每次一个，防止棉球遗留在口腔内；棉球不可过湿，以防病人将溶液吸入呼吸道。

（3）长期使用抗生素的病人，应注意观察其口腔内有无真菌感染。

（4）传染病病人的用物按隔离消毒原则处理。

二、口腔健康维护

护士应向病人及家属宣传口腔卫生的重要性，介绍口腔健康维护的有关知识，使病人及家属能自觉有效地维护口腔健康，预防口腔感染等并发症的发生。

（一）口腔卫生指导

1. 养成良好的口腔卫生习惯

指导病人早、晚刷牙，餐后漱口，以减少龋齿的发生。睡前不应进食对牙齿有刺激性或腐蚀性的食物，减少食物中精制糖及糖类的量。当口腔过于干燥时，鼓励病人多饮水。

2. 口腔清洁用具的选择

口腔清洁用具包括牙刷、牙膏、牙线等。牙刷应尽量选用外形较小、质地较软、表面平滑的尼龙毛刷。使用已磨损和硬毛牙刷，不仅清洁效果不佳，而且容易导致牙齿的磨损和牙龈的损伤，因此牙刷应每隔三个月更换一次。牙膏应无腐蚀性，以防损伤牙齿。药物牙膏一般能抑制细菌生长，起到预防龋齿和治疗牙齿过敏的作用，含氟牙具有抗菌和保护牙齿的作用，可根据需要选用。牙膏不宜常用一种，应轮换使用。

3. 指导正确的刷牙方法

刷牙一般都在早晨起床后或晚上临睡前进行。正确的刷牙方法是：将牙刷的毛面轻放于牙齿及牙龈沟上，并与牙齿成 45°，以快速环形震颤来回刷动，每次只刷 2 ~ 3 颗牙，刷完一个部位后再刷相邻部位。门齿的内面可用牙刷毛面的尖以环形震颤刷洗，刷洗牙齿的咬合面时，牙刷的毛面与牙面平行来回反复刷洗。刷完牙齿后再刷舌面，由里向外刷洗，然后漱口，使口腔完全清洁。每次刷牙时间以 3 分钟为宜。另一种刷牙方法是上、下竖刷法，即沿牙齿的纵向刷洗，牙齿的内、外、咬合面都应刷洗干净（图 11-1）。

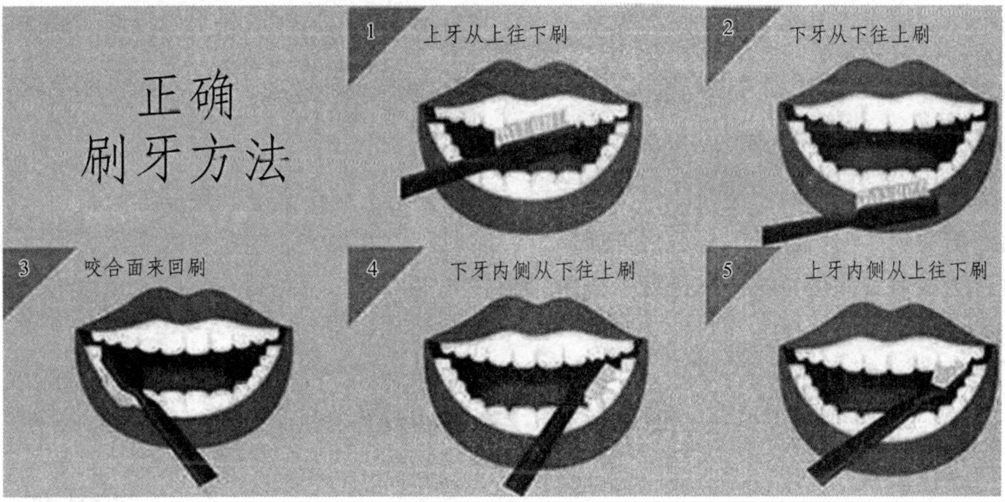

图 11-1　刷牙方法

4. 牙线剔牙法

牙线可选用尼龙线、丝线、涤纶线作为材料。取牙线 40 cm，先在中间预留约 14 ~ 17 cm，两端分别绕在两手中指上，以两手的拇指和食指夹住牙线，将牙线以轻锯的动作穿过牙缝的接触面，上下移动，将食物残渣剔出，每个牙缝反复数次之后漱口。剔牙应餐后及时进行。不宜用牙签剔牙，防止损伤牙龈（图 11-2）。

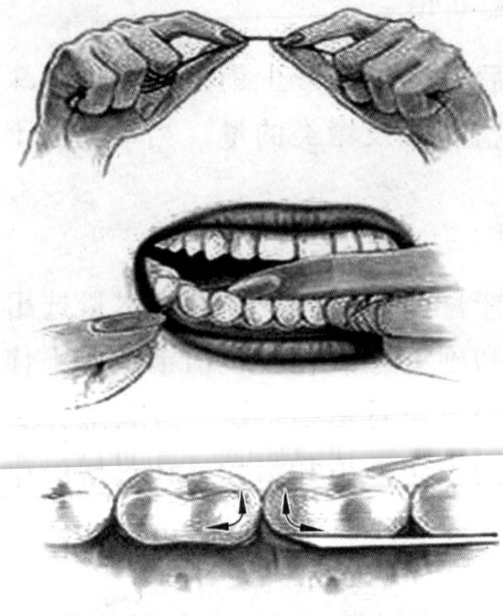

图 11-2　牙线剔牙法

（二）义齿清洁护理

义齿与真牙一样也会积聚一些食物碎屑及牙垢，同样需要清洁护理。每次餐后都应及时取下义齿并认真清洗，可用小的软毛刷涂牙膏或义齿清洗液轻轻刷洗义齿的各面，冷水冲洗干净，病人漱口后戴上（昏迷病人清醒后方可戴上义齿）。有义齿者白天应佩戴义齿，以增进咀嚼功能，保持良好的口腔外形，晚上将义齿取下，使牙床得到保养。取下的义齿刷洗干净后放于冷开水杯中，每天换水一次。义齿不可放入乙醇或热水中浸泡、刷洗，以免变色、变形和老化。

（三）牙龈保健按摩法

按摩可促进牙龈的血液循环，营养牙床，坚固牙齿，延缓衰老。按摩方法是用一只手的四个指头尖（拇指除外）轻敲口部四周，先顺时针敲 9 次，后逆时针敲 9 次，用力大小以自己感觉适宜为度，再用示指蘸盐按摩牙根，先上后下，从左到右，每天 3 次。

第二节　头发护理

头部是人体皮脂腺分布最多的部位。皮脂、汗液伴灰尘常黏附于头发、头皮上，形成污垢，除散发难闻气味外，还可引起脱发和其他皮肤疾病。清洁、整齐、外观美丽的头发与健康、自信及自尊密切相关。因此，对于病情较重，自理能力下降，无法完成头发护理的病人，护士应予以协助。

11–2　预习指导

一、头发护理评估

1. 头发卫生状况

评估头发的分布、长度、清洁状况、有无光泽、有无虱子等；头发的脆性与韧性、干湿度、尾端有无分叉；头皮有无瘙痒、破损、病变或皮疹等。

2. 自理能力状况

评估病人是否卧床，有无肢体活动受限，自行梳发或洗发的能力，梳发或洗发时需要部分协助还是完全协助。

3. 头发护理知识

评估病人及家属对头发清洁护理重要性和相关知识的了解程度，如梳发、洗发的正确方法及头发护理用具的选择等。

二、头发护理

(一)床上梳发

1. 目　的

(1)去除头皮屑及污垢，保持头发整齐、清洁，减少感染的机会。
(2)刺激头部血液循环，促进头发的生长和代谢。
(3)使病人舒适、美观，增强自尊和自信。

2. 操作程序

1)评　估
评估同“头发护理评估”。
2)计　划
(1)护士准备：衣帽整洁，洗手，戴口罩。
(2)病人准备：了解梳发目的、方法及配合要点，愿意合作。
(3)用物准备：治疗盘内备梳子、治疗巾、30%乙醇、纸袋。必要时备发夹和橡皮筋。
(4)环境准备：安静、整洁、明亮。必要时关门窗，调节室温。
3)实　施
床上梳头操作步骤及操作说明见表 11-3。

表 11-3 床上梳头

操作步骤	操作说明
核对解释	◆携用物至病人床旁，核对病人并向其解释操作的目的，以取得合作
安置体位	◆协助病人坐位，铺治疗巾于肩上；如病人不能坐起，可选择平卧位、头偏向一侧，铺治疗巾于枕头上
梳理头发	◆将头发从中间梳向两边，左手握住一股头发，右手持梳子由发梢逐段梳至发根 ◆长发或头发打结时，可将头发绕在示指上慢慢梳理 ◆如头发黏结成团，可用30%乙醇湿润后，再小心梳顺。同法梳理另一侧 ◆长发可酌情编辫或扎成束，发型尽量符合病人的要求 ◆如为短发，也可直接从发根梳至发梢
整理用物	◆将脱落的头发置于纸袋中，撤下治疗巾，协助病人取舒适卧位。整理床单位，清理用物

4）评　价

（1）梳头方法轻柔，沟通有效，病人感觉舒适。

（2）头发外观整洁、美观。

3. 注意事项

梳发时避免强行梳拉，以免造成病人不适或疼痛；尊重病人的习惯，尽可能满足个人喜好；梳发过程中注意观察病人的反应，作好心理护理。

（二）床上洗发

1. 目　的

（1）去除头皮屑及污物，清洁头发，消除头发异味，减少感染机会。

（2）按摩头皮，促进头部血液循环，利于头发的生长和代谢。

（3）促进病人舒适、美观，维护病人自尊和自信，增进其身心健康。

2. 操作程序

1）评　估

评估同“头发护理评估”。

2）计　划

（1）护士准备：衣帽整洁，修剪指甲，洗手，戴口罩。

（2）病人准备：了解洗发的目的、方法及配合要点，愿意合作。

（3）用物准备。

马蹄形垫洗发：①治疗车上备橡胶马蹄形垫或自制马蹄形卷。②治疗盘内置小橡胶单、毛巾、浴巾、纱布或眼罩、别针、棉球（2 只，以不吸水棉花为宜）、洗发液、梳子、镜子、纸袋、护肤品（病人自备）。③水壶（内盛 40 ~ 45 °C 热水）、量杯、污水盆（桶）。必要时备电吹风。

扣杯法洗发：脸盆、搪瓷杯各一只，毛巾两条，橡胶管一根。余同马蹄形垫洗发。

洗头车洗头发：洗头车。余同马蹄形垫洗发。

（4）环境准备：安静、整洁、明亮。必要时关闭门窗，调节室温。

3）实　施

床上洗头操作步骤及操作说明见表 11-4。

表 11-4　床上洗头

操作步骤	操作说明
◆马蹄形垫洗发	
核对解释	◆携用物至病人床旁，核对病人并解释操作的目的及配合方法，以取得合作
移开桌椅	◆调节室温 24 °C ± 2 °C 左右，根据季节关门窗 ◆移开床旁桌、椅，用物放于方便取用之处
安置体位	◆垫小橡胶单及浴巾于枕上，松开病人衣领向内反折，将毛巾围于颈部，用别针固定 ◆协助病人斜角仰卧，移枕于肩下，病人屈膝，可垫枕于两膝下，使病人体位舒适
放置垫槽	◆置马蹄形垫于病人后颈部，头部在槽中，槽口下部接污水盆（图 11-3），也可用大浴巾制成马蹄形卷代替（图 11-4）
保护眼耳	◆用棉球塞两耳，纱布遮盖双眼或嘱病人闭上眼睛
洗净头发	◆将水壶内的热水倒入量杯内，先用少许热水于病人头部试温，询问病人感觉 ◆用热水充分湿润头发，再将洗发液均匀涂遍头发，用指腹反复揉搓头皮和头发，方向由发际向头顶部至枕后 ◆梳去脱落的头发置于纸袋中，用热水冲净头发。必要时重复一遍
擦干梳发	◆洗发毕，解下颈部毛巾包住头发，一手托住头部，一手撤去马蹄形垫 ◆协助病人仰卧于床正中，将枕头、橡胶单、浴巾一并从肩下移至头部 ◆取下眼部的纱布及耳内棉球，擦干病人面部，酌情使用护肤品 ◆用包头的毛巾揉搓头发，再用浴巾擦干或电吹风吹干头发 ◆梳理成病人喜欢的发型，使病人整洁舒适
整理记录	◆撤去用物，协助病人躺卧舒适，询问病人感受 ◆整理床铺，还原床旁桌椅，清理用物。记录
◆扣杯法洗发	◆脸盆一只，盆底放一块毛巾，倒扣一只搪瓷杯，杯上垫一块四折的毛巾，使病人头部枕于毛巾上 ◆脸盆内置一橡胶管，下接污水桶，利用虹吸原理，将污水引入下面的桶内 ◆操作步骤及说明同马蹄形垫洗发
◆洗头车洗发	◆洗头车置于床旁，病人枕于洗头车上（图 11-5） ◆操作步骤及说明同马蹄形垫洗发

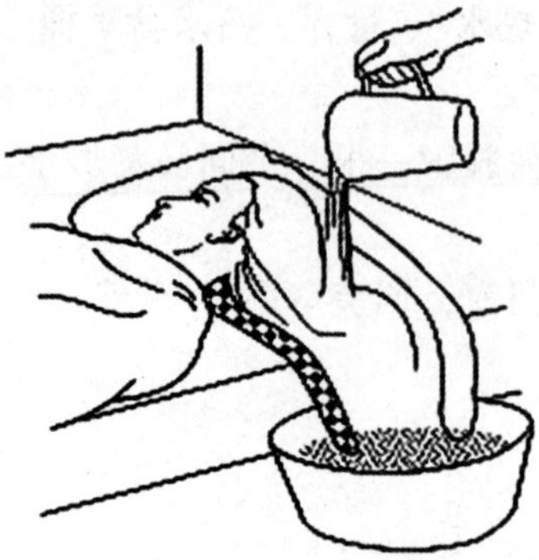

图 11-3　马蹄形垫洗发法

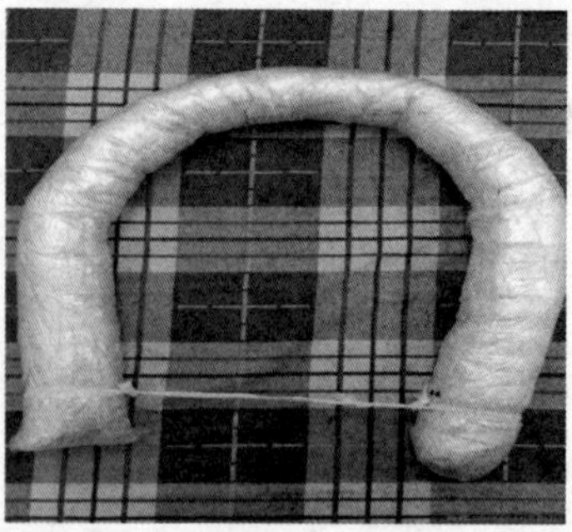

图 11-4　马蹄形卷洗发法

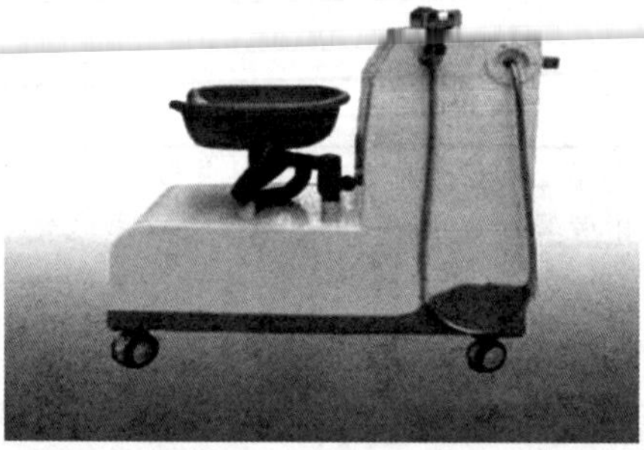

图 11-5　洗头车

4）评　价

（1）病人头发清洁，个人形象好。

（2）沟通有效，动作轻柔，保证病人安全。

（3）保护病人自尊，满足身心需要。

3. 注意事项

（1）操作中随时与病人交流，观察病情变化，如面色、脉搏、呼吸有异常时应停止操作。

（2）掌握室温与水温，避免病人着凉或烫伤。

（3）洗发时，防止水流入病人眼及耳内，并保护衣领和床单，避免被水沾湿。

（4）揉搓力量要适中，不可用指甲抓洗，避免造成头皮抓伤或疼痛。

（5）病情危重、身体虚弱的病人不宜洗发。

三、头发健康及保养

1. 养成头发卫生习惯

即定期洗发。通过洗发可去除头发及头皮上的污垢，保持头发清洁，促进头皮的血液循环和生理功能的发挥，为头发获取足够的营养创造条件。洗发次数应根据头发的性质及季节灵活掌握，一般每周洗发 1～2 次。

2. 正确梳发、选择洗发护发用品

梳发时要选择合适的梳子，以胶木、木质和牛角的较好，梳齿不要太锐利，以钝圆为宜。梳发时动作要轻，每日梳发 2～3 次。洗发剂和护发素应根据个人发质的特点选用。

3. 掌握护发方法

洗发后最好自然晾干，如用电吹风吹干则温度不宜过高；束发不要过紧；烫发与染发次数不宜过多。冬季应对头发保暖；夏天防止日光曝晒，经常按摩头皮。

4. 注意全身养护

健康的体魄，良好的心态是头发健美的基础。因此，要拥有健康的秀发，必须从日常生活做起。饮食要注意营养均衡，适当增加粗粮、黑芝麻、核桃仁、黑米、红豆等具有美发、护发功能的食物；保证充足的睡眠，劳逸结合，生活有规律，保持心情舒畅，保障身体健康，为头发提供充足的营养。

第三节　皮肤护理

11-3　预习指导

皮肤是身体最大的器官，分为表皮、真皮和皮下组织三层。它具有保护机体，调节体温，吸收、分泌、排泄及感觉等功能。完整的皮肤具有天然的屏障作用，可避免微生物的入侵。皮肤的新陈代谢迅速，其排泄的废物如皮脂、汗液及脱落的表皮碎屑与外界微生物及尘埃结合成污垢，黏附于皮肤表面，可刺激皮肤，降低皮肤的抵抗力，破坏其屏障作用，成为微生物入侵的门户，造成各种感染及其他并发症。因此，进行皮肤护理，保持皮肤清洁，是促进病人舒适和健康的一项重要措施。

一、皮肤状况评估

1. 颜色与温度评估

从皮肤的颜色和温度，可了解皮肤的血液循环情况及有无感染，皮肤颜色的特殊改变，可提供疾病信息，为临床诊断、治疗和护理提供依据，如皮肤颜色苍白、温度降低，常见于休克病人；皮肤潮红、温度升高，多见于发热等病人。

2. 感觉与弹性

当皮肤对温度、压力和触摸存在感觉障碍时，表明皮肤有广泛性或局限性损伤；皮肤有瘙痒感表明皮肤干燥或有过敏反应。一般老年人或脱水病人，皮肤弹性较差。

3. 完整性与清洁度

检查皮肤有无破损、皮疹、水泡、硬结和斑点，皮肤病灶的部位及范围；皮肤的湿润度、污垢和油脂情况及嗅到病人身体的气味来评估皮肤的完整性和清洁度。

二、皮肤护理

（一）淋浴或盆浴

适用于能自行完成沐浴过程的病人。护士根据其自理能力给予病人协助。

1. 目　的

（1）去除皮肤污垢，保持皮肤清洁，使病人舒适。
（2）促进皮肤血液循环，增强皮肤的排泄功能，预防皮肤感染、压疮等并发症的发生。
（3）使紧张的肌肉得以放松，增强皮肤对外界刺激的敏感性。
（4）观察和了解病人的情况，满足病人的身心需要。

2. 操作程序

1）评　估

评估同前一节头发护理评估。

2）计　划

（1）护士准备：衣帽整洁，洗手，戴口罩。
（2）病人准备：了解淋浴或盆浴的目的、方法及注意事项，贵重物品妥善存放。
（3）用物准备：毛巾两条、浴巾、浴皂或浴液、清洁衣裤、防滑拖鞋。
（4）环境准备：调节浴室温度 24 °C ± 2 °C，水温 40 ~ 45 °C 为宜，浴室内有信号铃、扶手、浴盆，地面有防滑设施。必要时备椅子。

3）实　施

淋浴或盆浴的操作步骤及操作说明见表 11-5。

表 11-5　淋浴或盆浴

操作步骤	操作说明
核对解释	◆核对并向病人说明有关事项，告知信号铃使用方法、勿用湿手接触电源开关等
送入浴室	◆携带用物送病人入浴室，并安置好病人
协助沐浴	◆如为盆浴，先调好水温 40 ~ 45 °C，浴盆中的水位不可超过心脏水平，以免引起胸闷 ◆协助病人进出浴盆，防止滑倒，必要时协助脱衣、沐浴及穿衣等 ◆注意沐浴时间，浸泡时间不可超过 20 分钟，防止意外发生
观察记录	◆浴后观察病人情况，若遇病人发生意外，应迅速救治和护理 ◆协助病人回病室休息，必要时做好记录

4）评　价

安全，无意外发生。病人清洁、舒适，精神愉快。

3. 注意事项

（1）沐浴应在进餐完 1 小时后进行，以免影响消化功能。

（2）浴室不应闩门，可在门外挂牌示意，时间过久应予询问，以便出现意外时及时入室处理。

（3）沐浴中防止病人受凉、晕厥、烫伤、滑倒等意外情况发生，并教会病人使用信号铃。

（4）妊娠 7 个月以上的孕妇禁用盆浴；衰弱、创伤和患心脏病需休息的病人不宜淋浴或盆浴。

（5）传染病病人根据病种、病情，按隔离消毒原则进行。

（二）床上擦浴

适用于病情较重、卧床、活动受限及无法自行沐浴的病人。

1. 目　的

（1）~（4）同“淋浴或盆浴目的（1）~（4）”。

（5）协助病人活动肢体，防止关节僵硬和肌肉挛缩等并发症的发生。

2. 操作程序

1）评　估

评估同“头发护理评估”，病人是否需要使用便器。

2）计　划

（1）护士准备：衣帽整洁，洗手，戴口罩。

（2）病人准备：了解床上擦浴的目的、方法、注意事项及配合要点；病情稳定，皮肤情况较好。

（3）用物准备：治疗车上备脸盆、足盆各一只，水桶两只（一桶盛 50 ~ 52 °C 热水，一桶用于准备接污水）；治疗盘内置毛巾（两条）、浴巾、小橡胶单、浴皂或浴液、梳子、小剪刀、50%乙醇、润滑剂（不主张使用爽身粉）、清洁衣裤和被服。需要时备便器及便器巾，屏风。

（4）环境准备：关好门窗，调节室温 24 °C ± 2 °C，必要时屏风或床帘遮挡。

3）实　施

床上擦浴操作步骤及操作说明见表 11-6。

表 11-6 床上擦浴

操作步骤	操作说明
核对解释	◆携用物至病人床旁，核对并解释操作目的及步骤，以取得合作
调节温度	◆关门窗，调节室温 24 °C±2 °C，用屏风遮挡，按需要给予便器 ◆调整病床高度，根据病情放平床头及床尾支架，放下或移去近侧床档，松开床尾盖被，将病人身体移向床沿，靠近护士 ◆将脸盆放于床旁椅上，倒入热水约 2/3 满，调试水温 50~52 °C
清洗面部	◆将微湿的热毛巾包在右手上呈手套式擦拭 ◆洗眼部：由内眦擦向外眦，揉洗毛巾同法擦洗另一侧 ◆洗脸、鼻、颈部：手套式持巾，依“3”字形擦洗一侧额部、面颊部、鼻翼、人中、耳后、下颌直至颈部。同法擦洗另一侧。然后用较干毛巾再擦洗一遍
擦洗上肢	◆为病人脱去上衣，先脱近侧，后脱对侧，如肢体有外伤，先脱健侧，后脱患侧，暴露一侧上肢 ◆将浴巾铺于一侧上肢下，一手支托病人肘部及前臂，另一手由远心端向近心端擦洗 ◆同法擦洗另一侧上肢
泡洗双手	◆将病人双手浸泡于盆内热水中，洗净、擦干
擦洗胸腹	◆将浴巾铺于病人胸腹部，一手略掀起浴巾，一手依次擦洗胸部及腹部
擦洗背部	◆协助病人侧卧，背向护士，浴巾铺于病人背侧下 ◆依次擦洗后颈部、背部和臀部，擦洗后根据情况用 50%乙醇按摩受压部位 ◆协助病人穿上清洁上衣，先穿对侧后穿近侧，如肢体有外伤，先穿患侧后穿健侧 ◆安置病人平卧
擦洗下肢	◆为病人脱裤，将浴巾一半铺于一侧腿下，另一半覆盖腿上 ◆依次擦洗髋部、大腿、小腿，并以浴巾轻拍或拭干 ◆同法擦洗另一侧下肢 ◆擦洗时，一般用热水擦净，浴巾擦干即可。如皮肤污垢较多，可先用热水湿润皮肤，再用涂有浴皂或浴液的毛巾擦洗，然后用湿毛巾拭净浴液，最后用浴巾擦干（即一湿、二皂、三净、四干）。同时要及时换水，洗净毛巾
泡洗双足	◆协助病人两腿屈膝，置小橡胶单、浴巾于病人脚下，足盆放于小橡胶单之上 ◆护士一手把持足盆，一手将病人两脚分别轻放于盆内热水中浸泡、洗净 ◆移去足盆及小橡胶单，两脚放于浴巾上擦干
擦洗会阴	◆铺浴巾于病人臀下 ◆协助或指导病人清洗会阴部，女病人由耻骨联合向肛门方向清洗 ◆为病人换上清洁裤子
整理记录	◆根据病人需要，给病人梳发、修剪指（趾）甲，50%乙醇按摩足跟、内外踝，更换床单等 ◆安置病人躺卧舒适 ◆清理用物，做好记录

4）评　价

（1）病人擦浴过程安全，没发生受凉、皮肤损伤等情况。

（2）病人清洁、舒适，精神愉快。

（3）病人和家属获得床上擦浴的知识和技能，护患关系良好。

3. 注意事项

（1）擦浴中注意节力原则。护士操作时，应使病人尽量靠近自己，站立时，两脚稍分开，重心应在身体的中央或稍低处。

（2）要关心体贴病人，保护病人自尊，减少翻动次数和暴露，防止着凉。动作要轻柔、敏捷。

（3）注意脐部的清洁，擦净腋窝、腹股沟等皮肤皱褶处。

（4）擦洗过程中，应密切观察病人的情况，如病人出现寒战、面色苍白等应立即停止擦洗，并给予适当处理。同时还应观察皮肤有无异常，如有异常，也应及时处理和记录。

（三）背部按摩

背部按摩可以刺激皮肤和肌肉组织，促进血液循环，提高皮肤组织的抵抗力，增进舒适，预防压疮的发生。

1. 目　的

（1）促进背部血液循环，预防压疮等并发症的发生。

（2）观察病人的一般情况，满足病人的身心需要。

（3）促进病人的舒适，减轻病人体位性疲劳。

2. 操作程序

1）评　估

（1）病人病情、意识状况、活动能力、自理能力。

（2）卧床时间、卧位，皮肤状况。

（3）病人对压疮知识的理解程度和要求。

2）计　划

（1）护士准备：衣帽整洁，洗手，戴口罩。

（2）病人准备：了解背部护理的目的、方法及配合要点。

（3）用物准备：浴巾、毛巾、脸盆（内盛 50 ~ 52 °C 热水）、50%乙醇、润滑剂、清洁衣裤（视需要而定）。按需备便器及便器巾及屏风。

（4）环境准备：关好门窗，调节室温 24 °C ± 2 °C。必要时屏风或窗帘遮挡。

3）实　施

背部按摩操作步骤及操作说明见表11-7。

表11-7　背部按摩

操作步骤	操作说明
核对解释	◆携用物至病人床旁，核对并向病人解释操作的目的及方法，以取得病人合作
调节室温	◆关门窗，调节室温24 °C±2 °C，用屏风遮挡病人。放下或移去近侧床档，松开床尾盖被，按需要给病人使用便器
翻身观察	◆协助病人俯卧或侧卧（背向护士），病人身体靠近床沿，露出背部，观察受压部位 ◆铺浴巾于病人背部（侧卧时铺浴巾于背侧下，未铺压的部分浴巾则遮盖背部）
清洁背部	◆将面盆放于床尾椅上，倒入热水2/3满，调试水温 ◆将浸湿的毛巾拧成半干包在手上，掀起浴巾，依次擦洗颈部、肩部、背部及臀部，至擦净为止
按摩背部	◆用50%乙醇或润滑剂以各种方法促进血液循环，如按摩法、揉捏法、叩击法，同一部位每个动作执行3～5次，时间4～6 min
按摩法	◆护士站于病人右侧，双手掌蘸少许50%乙醇或润滑剂，从骶尾部开始，沿脊柱两侧向上按摩，至肩部时手法稍轻，以环形动作向下按摩至腰部、骶尾部，如此反复按摩，再用拇指指腹由骶尾部开始沿脊柱按摩至第七颈椎处
揉捏法	◆用大拇指及其余四指一连串抓起或捏起大块肌肉，采取有节律地抓起或压缩动作，先揉捏病人的一侧背部及上臂，由臀部往上至肩部
叩击法	◆用两手掌小指侧，轻轻叩敲臀部、背部及肩部
擦干穿衣	◆按摩完毕，用浴巾拭去皮肤上过多的湿气，涂上润滑剂，移去浴巾，协助病人穿衣。取舒适卧位
整理记录	◆整理床单位，拉起床档。清理用物，做好记录

4）评　价

（1）护理措施恰当，没发生受凉、皮肤损伤等情况。

（2）病人背部放松，感觉舒适。

（3）病人和家属获得压疮及背部按摩的知识和技能，护患关系良好。

3. 注意事项

（1）操作中维护病人隐私，注意保暖，避免着凉。

（2）背部护理前应了解病人病情，施力大小适中，如为背部手术或肋骨骨折的病人应禁止背部按摩。

（3）按摩背部时，可与病人交谈，分散注意力，使其感觉自然、舒适，减少心理困扰；注意节力原则。

三、压疮的预防及护理

压疮也称压力性溃疡，是由于身体局部组织长期受压，血液循环障碍，发生持续缺血、缺氧、营养不良而导致的组织破损和坏死。

压疮本身不是原发疾病，它大多是因其他原发病未得到很好的护理而引起的并发症。一旦发生压疮，不仅会增加病人痛苦，延长康复时间，严重时还可继发感染引起败血症，甚至危及生命。因此，预防压疮是护理工作的一项重要任务。护士必须加强对卧床病人的护理，减少压疮的发生。

（一）压疮发生的主要原因

1. 局部组织持续受压

（1）卧床病人长时间不改变体位，局部组织受压过久，出现血液循环障碍。引起压疮发生的力学因素主要是垂直压力、摩擦力和剪切力引起，通常是 2 ~ 3 种力联合作用所致。

① 垂直压力：引起压疮的最主要原因。由于局部组织持续受压，导致局部长时间承受超过正常毛细血管压的压迫，从而引起压疮。一般情况下，当毛细血管压超过 16 mmHg，即可阻断毛细血管对组织的灌注；压力超过 30 ~ 35 mmHg，持续 2 小时以上，即可引起压疮。单位面积承受的压力越大，组织发生坏死所需要的时间就越短。

② 摩擦力：当病人长期卧床，皮肤可受到床单表面的逆行阻力摩擦，如皮肤被擦伤后受到汗液、尿液、粪便等浸渍时，易发生压疮。

③ 剪切力：由两层组织相邻表面间的滑行，产生进行性的相对移位所引起，由摩擦力和压力相加而成。剪切力与体位有密切关系，如当病人取半坐卧位时，可使身体下滑，皮肤与床铺之间出现平行的摩擦力，加上皮肤垂直方向的重力，从而导致剪切力的产生，引起局部皮肤血液循环障碍而发生压疮。

（2）使用石膏绷带、夹板固定时，衬垫不当，松紧不适宜，致使局部血液循环不良。

2. 潮湿对皮肤的刺激

皮肤经常受到汗液、尿液、各种渗出液、引流液等物质的刺激，引起皮肤酸碱度的改变，致使表皮角质层的抵抗力下降，皮肤组织破损，容易继发感染。

3. 全身营养不良

全身营养不良和水肿者，皮肤变薄，抵抗力减弱，受力后容易破损；营养摄入不足，则蛋白质合成减少，皮下脂肪减少，肌肉萎缩，受压处缺乏肌肉和脂肪组织的保护，引起血液循环障碍，因而易发生压疮。

（二）压疮的易发部位

压疮好发于受压和缺乏脂肪组织保护，无肌肉包裹或肌层较薄的骨骼隆突处。卧位不同，受压点及好发部位也不同（图 11-6）。

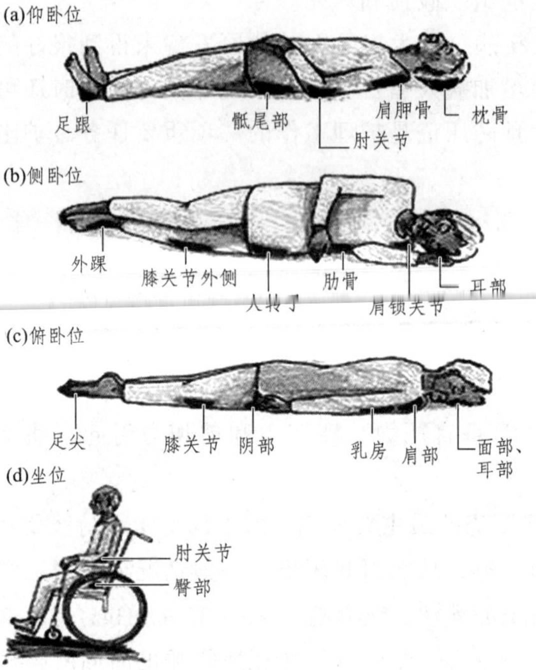

图 11-6　压疮易发部位

仰卧位：好发于枕骨粗隆、肩胛部、肘部、脊椎体隆突处、骶尾部、足跟部。

侧卧位：好发于耳郭、肩峰部、肘部、髋部、膝关节的内外侧、内外踝处。

俯卧位：好发于耳郭、面颊部、肩部、女性乳房、男性生殖器、髂嵴、膝部、脚趾处。

坐位：好发于坐骨结节。

（三）压疮的预防

绝大多数压疮是能够预防的，护士应针对病人的不同情况给予精心科学的护理，将压疮的发生率降至最低程度。

压疮的预防关键在于消除其发生的原因。因此，要求做到“七勤一好”，即勤观察、勤翻身、勤按摩、勤擦洗、勤整理、勤更换、勤交班、营养好。交班时要严格细致地交接局部皮肤情况及护理措施的执行情况。

1. 避免局部组织长期受压

（1）定时翻身，解除局部组织持续受压：间歇性解除压力是有效预防压疮的关键。经常翻身是最简单而有效地解除压力的方法。翻身间隔的时间应根据病情及局部受压情况而定。一般每 2 小时翻身一次，必要时 1 小时翻身一次，建立床头翻身记录卡（表 11-8），翻身后及时记录，严格交接班。协助病人翻身时，应先将病人身体抬起，再挪动位置，避免拖、拉、推等，以防擦伤皮肤。有条件可使用电动翻转床帮助病人翻身。

表 11-8　翻身记录卡

姓名：　　　　　　　　　床号：

日期/时间	卧位	皮肤情况及备注	执行者

（2）保护骨隆突处，支持身体空隙处：将病人体位安置妥当后，可在身体空隙处垫软枕或海绵垫。需要时可垫海绵垫褥、气垫褥、水褥等，使支撑体重的面积增大，从而降低骨突处皮肤所承受的压强。此外还可使用电动翻转床、电动压力轮替床垫等用来分散病人的体重，避免局部组织持续受压，但这些措施不能替代定时翻身。

（3）正确使用石膏绷带及夹板固定：对使用石膏绷带、夹板、牵引的病人，衬垫应平整、松软适度，并严密观察局部状况及指（趾）端的皮肤颜色、温度、运动及感觉；认真听取病人的反映，如发现石膏绷带凹凸不平，应立即报告医生，及时处理。

2. 避免潮湿刺激

大小便失禁、出汗及分泌物多的病人，应及时擦洗干净，保护皮肤免受刺激；床铺要经常保持清洁干燥、平整无碎屑；被服污染要及时更换；不可让病人直接躺卧于橡胶单或塑料布上；小儿要勤换尿布。

3. 避免摩擦力和剪切力

摩擦易损伤皮肤角质层，使皮肤抵抗力下降，所以应防止病人身体滑动。协助病人翻身、更换床单及衣服时，一定要抬起病人的身体，避免拖、拉、推等动作，以免形成摩擦力而损伤皮肤；半卧位时，注意防止身体下滑；使用便器时，应协助病人抬高臀部，不可硬塞、硬拉，必要时在便器边缘垫以软纸、布垫或撒上滑石粉，防止擦伤皮肤。不可使用破损的便器。

4. 促进局部血液循环

对易发生压疮的病人，要经常检查受压皮肤的情况，用温水擦浴并行局部按摩或红外线照射。

1）手法按摩

（1）全背按摩：协助病人俯卧或侧卧，露出背部，先以热水进行擦洗，再以两手或一手蘸 50%乙醇或润滑剂按摩。可采用按摩法、揉捏法、叩击法等。

（2）局部按摩：蘸少许 50%乙醇或润滑剂，以手掌大小鱼际肌紧贴受压皮肤，做向心方向按摩，力量由轻到重，由重到轻，每次 3 ~ 5 分钟。

2）使用电动按摩器

电动按摩器是依靠电磁作用，引导按摩器头振动，以代替各种手法按摩。操作者应根据不同部位选择合适的按摩头，并将按摩器头紧贴皮肤进行按摩。

3）使用红外线灯照射

红外线照射可达到消炎、干燥作用，利于组织的再生和修复。如婴幼儿易发生红臀可采用臀部烤灯法。

5. 增进营养的摄入

营养不良既是导致压疮的内因之一，又可影响压疮的愈合。良好的营养是创面愈合的重要条件。因此，在病情允许的情况下，应给予高蛋白、高维生素及富含锌元素的饮食，以增强机体抵抗力和组织修复能力。不能正常进食的病人，应考虑胃肠外营养。

（四）压疮的分期

根据压疮的发展过程和轻重程度不同，压疮可分四期：

1. 瘀血红润期

此期为压疮的初期。局部皮肤受压或潮湿刺激后，出现暂时性血液循环障碍，表现为红、肿、热、麻木或有触痛，解除压力30分钟后，皮肤颜色不能恢复正常。此期皮肤的完整性未受到破坏，为可逆性改变，若能及时去除原因，可阻止压疮的发展。

2. 炎性浸润期

红肿部位如继续受压，血液循环仍未得到改善，静脉回流受阻，局部静脉瘀血。受压表面可呈紫红色，皮下产生硬结，表皮水泡形成，极易破溃，病人有疼痛感。

3. 浅度溃疡期

静脉血液回流严重障碍，局部瘀血致血栓形成，组织缺血、缺氧。全层皮肤破损，表皮水泡逐渐扩大、破溃，创面有黄色渗出物，感染后脓液流出，形成溃疡，疼痛加重。

4. 坏死溃疡期

坏死组织侵入真皮下层和肌肉层，感染向周围及深部组织扩展，可深达骨面，脓性分泌物增多，坏死组织发黑，有臭味，甚至可引起败血症，危及病人生命。

（五）压疮的治疗与护理

压疮发生后，应在积极治疗原发病的同时，实施全身治疗，增加营养摄入，增强机体抵抗力，并加强局部治疗和护理。

1. 瘀血红润期

此期护理原则是去除致病原因，加强护理，防止压疮继续发展。如增加翻身次数，避免局部组织受压过久；避免潮湿、摩擦的刺激；改善全身营养状况等。

2. 炎性浸润期

此期护理原则是保护皮肤，避免感染。除继续加强上述措施外，对未破的小水泡要减少摩擦，防止破裂感染，使其自行吸收；大水泡可在无菌操作下用注射器抽出泡内液体（不必剪去表皮），然后涂以消毒液，用无菌敷料包扎。另外配合使用红外线或紫外线照射治疗，可起到消炎、干燥，促进血液循环的作用。

3. 浅度溃疡期

此期护理原则是解除压迫，清洁创面，促进疮面愈合。采用物理方法，如用红外线或紫外线灯照射疮面，每日 1 ~ 2 次，每次 10 ~ 15 分钟，然后按外科无菌换药方法处理；还可用保湿敷料为疮面的愈合创造一个适宜的环境，便于新生的上皮细胞覆盖在伤口上，逐渐使疮面愈合。理想的保湿敷料透气性好，如透明膜、水凝胶、水胶体等。

4. 坏死溃疡期

此期护理原则是解除压迫，清洁创面，去除坏死组织，保持引流通畅，促进肉芽组织生长。可用无菌等渗盐水或 0.02%呋喃西林溶液清洗疮面，溃疡较深引流不畅者，应用 3%的过氧化氢溶液冲洗，抑制厌氧菌生长，再用甲硝唑、磺胺嘧啶银或呋喃西林等定期换药。必要时按外科方法修刮引流，清除坏死组织，植皮、修补缺损组织等，以缩短压疮病程，促进愈合。对于感染的疮面应定期采集分泌物作细菌培养及药物敏感试验，每周一次，根据检查结果选用药物。

第四节　晨晚间护理

晨晚间护理是护士为生活不能自理的病人，如危重、昏迷、瘫痪、高热、大手术后及年老体弱病人，于晨间及晚间所进行的生活护理。恢复期病人的晨晚间护理，可在护士的指导与协助下进行。

11-4　预习指导

一、晨间护理

晨间护理是基础护理的一项重要内容，一般于每天清晨诊疗工作前完成。病人经过一整夜的睡眠，往往需要进行必要的清洁护理，以维护其身心舒适，使病人以愉快的心情迎接新的一天。晨间护理可促进身体受压部位的血液循环，预防压疮、肺炎等并发症的发生，并可保持床单位和病室的整洁美观。通过晨间护理可观察和了解病人病情，为诊断、治疗和护理计划的制订提供依据，同时还可增进护患交流，满足病人身心两方面的需要。晨间护理的内容包括：

（1）问候病人并了解睡眠情况。

（2）协助病人排便、漱口、刷牙（必要时特殊口腔护理）、洗脸、洗手、梳头、翻身，检查病人皮肤受压情况，进行背部按摩等。

（3）观察病情，根据需要进行心理护理和卫生宣教。
（4）按“卧有病人床更换床单法”整理床单位，需要时更换衣、被、大单等。
（5）酌情开窗通风，保持室内空气新鲜。

二、晚间护理

通过晚间护理，可为病人提供良好的睡眠条件，保持病室内安静、清洁，使病人能舒适入睡。同时还能了解病人的病情变化，鼓励其战胜疾病的信心。晚间护理的内容包括：

（1）协助病人漱口、刷牙（必要时特殊口腔护理）、洗脸、洗手。

（2）协助病人翻身，检查皮肤受压情况，用热水擦背，进行背部按摩，进行预防压疮的护理。

（3）用热水泡脚，女病人清洗会阴。寝前协助病人排便。按“卧有病人床更换床单法”整理床单位，根据气温增减被盖。

（4）酌情关闭门窗，保持病室安静，关病室顶灯，开地灯，使光线柔和。协助病人处于舒适卧位，使其易于入睡。

（5）加强巡视，了解病人睡眠情况，并酌情处理。

三、卧有病人床更换床单法

（一）目　的

（1）保持床铺的清洁、干燥、平整，使病人感觉舒适。
（2）观察病人的病情变化，预防压疮等并发症的发生。
（3）保持病室的整洁美观。

（二）操作程序

1. 评　估

（1）病人病情、意识状况、活动能力、自理能力。
（2）卧床时间、皮肤状况。
（3）病人对压疮知识的理解程度和要求。

2. 计　划

（1）护士准备：衣帽整洁，洗手，戴口罩。
（2）病人准备：病情允许，病人了解操作的目的和配合方法。
（3）用物准备：清洁大单、中单、被套、枕套，需要时备清洁衣裤、扫床巾、污物袋。
（4）环境准备：根据病人需要调节室温，关门窗。

3. 实　施

卧有病人床更换床单法见表 11-9。

表 11-9　卧有病人床更换床单法

操作步骤	操作说明
核对解释	◆携用物至病人床旁，核对并解释操作目的及配合方法，询问病人是否需要使用便器。酌情关门窗
安置用物	◆移开床旁桌椅，若病情许可，则放平床头及床尾支架 ◆将清洁被服按使用顺序放于床尾椅上
更换床单	
◆方法一 松被扫单 铺好床单	◆适用于卧床不起，病情允许翻身侧卧的病人 ◆松开床尾盖被，协助病人侧卧于床对侧一边，背向护士，枕头和病人一起移向对侧 ◆松开近侧各层床单，将中单卷入病人身下，扫净橡胶中单，搭于病人身上 ◆将大单卷入病人身下，扫净褥垫上的渣屑 ◆将清洁大单的中线和床的中线对齐，一半塞入病人身下，靠近侧半幅大单，自床头、床尾、中间按顺序铺好 ◆放平橡胶中单，铺上清洁中单，一半塞于病人身下，半幅中单连同橡胶中单一起塞于床垫下 ◆协助病人侧卧于铺好的一边，面向护士 ◆转至对侧，松开各层床单，撤去污中单放于污大单上，扫净橡胶中单，搭于病人身上 ◆将污大单卷起，连同污中单一起放于污物袋中或床尾架上 ◆扫净褥垫上渣屑，依次将清洁大单、橡胶中单、中单逐层拉平，同上法铺好 ◆助病人平卧
◆方法二 取枕卷单 铺单撤单 展平铺好	◆适用于病情不允许翻身侧卧的病人，如下肢牵引的病人 ◆一手托起病人头部，另一手迅速取出枕头，放于床尾椅上 ◆松开床尾盖被，将床头污大单横卷成筒状 ◆清洁大单横卷成筒状铺在床头，叠缝中线和床中线对齐，铺好床头大单，然后抬起病人的上半身（骨科病人可利用牵引床上的拉手抬起身躯），将污大单、中单及橡胶中单一起从床头卷至病人臀下，同时将清洁大单随着污单从床头拉至臀部 ◆放下病人上半身，抬起臀部迅速撤去污大单、中单及橡胶中单，同时将清洁大单拉至床尾，将污大单及中单放于污物袋中或床尾架上，橡胶中单放在床尾椅背上 ◆展平铺好清洁大单 ◆先铺好一侧橡胶中单及中单，将余下半幅塞于病人身下，转至床对侧，将橡胶中单、中单拉平铺好
更换被套	
◆手法一	◆取出棉胎：松开被筒，解开被尾带子，将污被套自被尾翻卷至被头，取出棉胎，平铺于床上 ◆套被套：将正面向内的清洁被套铺于棉胎上，翻转拉出被套和棉胎的被角，套清洁被套同时卷出污被套，直至床尾 ◆污被套放入污物袋中或床尾架上 ◆整理盖被，系好被套尾端带子，叠成被筒，尾端向内折叠与床尾齐
◆手法二	◆棉胎在污被套内竖折三折后按“s”形折叠拉出，放于床尾椅上 ◆将清洁被套正面向外铺于污被套之上，其尾端向上打开 1/3，将棉胎套入清洁被套内 ◆拉平已套的棉胎和被套，同时卷出污被套放于污物袋中。系好被套尾端带子。余同上
更换枕套	◆一手托起病人头部，另一手迅速取出枕头，撤下污枕套，换上清洁枕套，枕头整理松软后放于病人头下
整理用物	◆支起床上支架，协助病人取舒适卧位，必要时拉起床档，还原床旁桌椅 ◆整理床单位，清理用物

4）评　价

（1）护理措施恰当，没发生受凉、皮肤损伤、坠床等情况。

（2）床铺平整、干燥、紧实。

（3）病人感觉舒适，护患关系良好。

（三）注意事项

（1）操作时动作轻稳，注意节力，若两人配合应动作协调。

（2）保证病人舒适与安全，不宜过多翻动和暴露病人，维护病人隐私，必要时可用床档保护病人。

（3）病人的衣服、床单、被套等一般每周更换 1～2 次，如被血液、便液等污染时，应及时更换。

（4）病床应湿式清扫，一床一巾一消毒。禁止在病区走廊地面上堆放更换下来的衣物。

第十一章　课后巩固

第十二章　生命体征的评估及护理

体温（T）、脉搏（P）、呼吸（R）、血压（BP）是机体内在活动的客观反映，也是衡量机体身心状况的可靠指标，临床上统称为生命体征。正常情况下，生命体征在一定范围内相对稳定，变化很小；而在病理情况下，变化却极其敏感。护士通过对生命体征的评估，可以掌握机体生理状态的基本情况，了解重要脏器的功能，并可预测疾病的发生、发展及转归，为预防、诊断、治疗和护理提供依据。因此，正确进行生命体征的评估及护理是临床护理工作的重要内容之一。

第一节　体温的评估及护理

一、正常体温及生理性变化

（一）正常体温

12-1　预习指导

所谓正常体温是一个温度范围，而不是一个具体的体温点。通常以口腔、直肠、腋窝的温度为标准，其中直肠温度最接近人体深部的温度。但是临床上测量口腔、腋下温度更为常见、方便。温度可用摄氏温度（°C）和华氏温度（°F）来表示，其换算公式为：

$$°C=（°F-32）×5/9 \qquad °F= °C×9/5+32$$

体温正常范围及平均值见表 12-1。

表 12-1　体温正常范围及平均值

部位	正常范围	平均温度
腋下	36.0 ~ 37.0 °C	36.5 °C
口腔	36.3 ~ 37.2 °C	37.0 °C
直肠	36.5 ~ 37.7 °C	37.5 °C

（二）生理性变化

体温虽然保持相对恒定，但并不是固定不变的，可随昼夜、年龄、性别、情绪、运动、用药等诸多因素而出现生理性波动，但其变化范围很小，常在正常范围内。

1. 昼夜变化

体温随昼夜变化出现有规律的变化，一般清晨 2 ~ 6 时最低，午后 2 ~ 8 时最高，但变化范围不大，可能与机体活动的生物节律有关。

2. 年龄差异

不同年龄的人由于机体基础代谢水平不同，其体温有所不同。儿童基础代谢率高，体温略高于成年人；而老年人因基础代谢率低，体温略低于成年人。新生儿尤其是早产儿，由于体温调节中枢尚未发育完善，体温极易受环境温度的影响而波动。

3. 性别差异

一般女性体温平均比男性高 0.3 °C。女性基础体温随月经周期而发生规律性变化，在排卵期因体内孕激素水平周期性的变化，体温较低，排卵日体温最低，排卵后体温逐渐升高。

4. 运动状态

人体活动时体温升高，与肌肉活动时代谢增强，产热量增加有关。因此，临床上应在病人安静状态下测量体温。

5. 药物作用

麻醉药物可抑制体温调节中枢，使体温调节发生障碍，并能扩张血管，导致散热增加，故对术中、术后病人要注意保暖；有些药物则可通过抑制汗腺分泌而使体温升高。

6. 其　他

情绪激动、精神紧张、进食均可使体温略升高，而安静、睡眠、饥饿等可使体温略有下降，在评估体温时应加以考虑。

二、异常体温的评估及护理

（一）体温过高

体温过高又称发热，指机体在致热原作用下，体温调节中枢或体温中枢功能障碍等原因导致体温升高，超出正常范围。当体温上升超过正常值的 0.5 °C 或一昼夜体温波动在 1 °C

以上即可称为发热。根据引起发热的原因可分为感染性发热和非感染性发热，其中以感染性发热为常见。

1. 发热程度分级

以口腔温度为标准，发热程度可划分为以下四级。

（1）低热：37.3 ~ 38 °C。

（2）中等度热：38.1 ~ 39 °C。

（3）高热：39.1 ~ 41 °C。

（4）超高热：体温在 41 °C 以上。

2. 发热过程

发热的临床过程可分为以下三个阶段。

（1）体温上升期：此期特点为产热大于散热。病人主要表现为畏寒、皮肤苍白、无汗、有些病人可出现寒战。体温上升的方式有骤升和渐升两种方式。如体温突然升高，在数小时内迅速升至最高点，称为骤升，见于肺炎球菌性肺炎、疟疾；如体温逐渐升高，在数日内上升至最高点，称为渐升，见于伤寒等。

（2）高热持续期：此期特点是产热和散热在较高水平上趋于平衡，体温维持在较高状态。病人主要表现为颜面潮红、皮肤灼热、口唇干燥、呼吸和脉搏加快、尿量减少等。此期可持续数小时、数天甚至数周，因疾病和治疗效果而异。

（3）退热期：此期特点是散热大于产热，散热增加而产热趋于正常，体温调节水平恢复至正常。此期病人表现为大量出汗和皮肤温度降低。退热有骤退和渐退两种方式，体温急剧下降，称为骤退，如大叶性肺炎等；体温逐渐下降，称为渐退，如伤寒等。体温下降时，由于大量出汗，体液丧失，年老体弱和心血管病人易出现血压下降、脉搏细速、四肢厥冷等虚脱或休克现象，应密切观察并及时给予处理。

3. 常见热型

临床上将体温绘制在体温单上，互相连接，就构成了体温曲线，各种体温曲线的形状称为热型。不同的发热性疾病可表现出不同的热型，加强观察有助于疾病的诊断。常见热型如下（图 12-1）。

（1）稽留热：体温升高至 39 ~ 40 °C，可持续数日或数周，24 小时波动范围不超过 1 °C。常见于肺炎球菌性肺炎、伤寒等。

（2）弛张热：体温在 39 °C 以上，波动幅度大，24 小时内温差超过 1 °C，但最低体温仍高于正常水平。常见于败血症、风湿热、化脓性疾病等。

（3）间歇热：高热与正常体温交替出现，体温可骤升至 39 °C 以上，持续数小时或更长，然后很快降至正常，经过一段时间的间歇，体温又升高，并反复发作。常见于疟疾等。

（4）不规则热：体温在 24 小时内变化无规律，且持续时间不定。常见于流行性感冒、肿瘤性发热等。

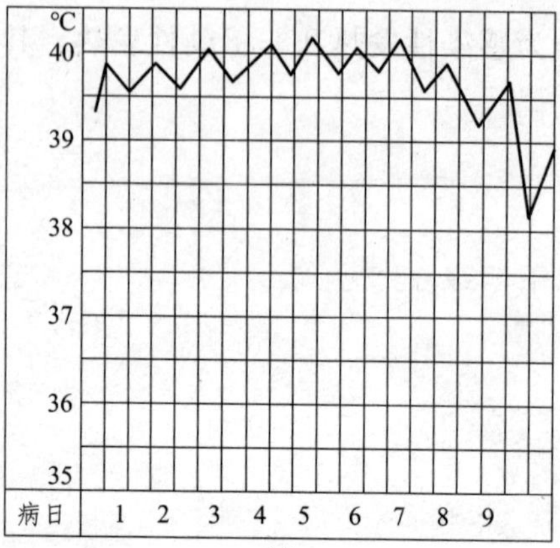

(a)

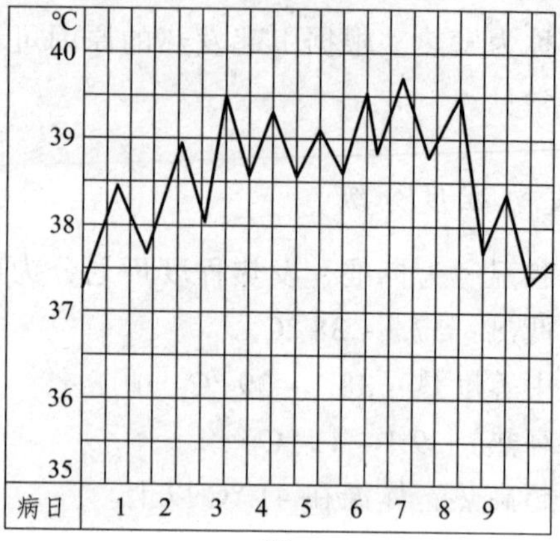

(b)

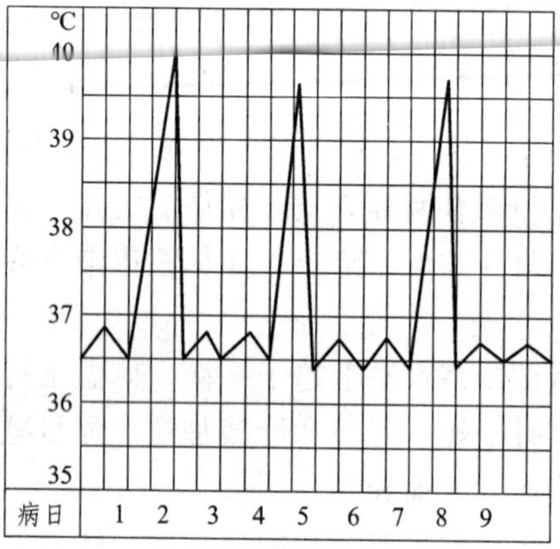

(c)

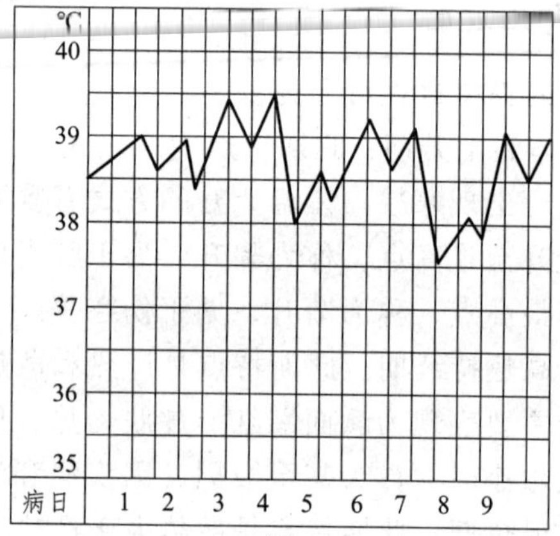

(d)

（a）稽留热　（b）弛张热　（c）间歇热　（d）不规则热

图 12-1　常见热型

4. 体温过高病人的护理

（1）密切观察：定时测量体温，一般每日测量 4 次。高热病人每 4 小时测量体温 1 次，待体温恢复正常 3 天后，改为每日 2 次。同时注意观察发热的临床过程，发热类型、发热程度、伴随症状及治疗效果，特别注意观察呼吸、脉搏、血压、出汗等情况。小儿高热易引起惊厥，应密切观察，如有异常情况，及时发现并处理。

（2）降低体温：可根据病情采用物理降温或药物降温方法，较好的降温措施是物理降温。体温超过 39 °C 可用冰袋冷敷头部；体温超过 39.5 °C，可用乙醇或温水拭浴、大动脉冷敷，以达到降温目的。根据医嘱给予药物降温时应注意药物剂量，防止退热时大量出汗而引起虚脱或休克。行药物或物理降温措施 30 分钟后应测量体温，并做好记录和交班。

（3）补充水分和营养：高热病人因呼吸加快，皮肤蒸发水分及出汗，体液大量丧失。应鼓励病人多饮水，必要时按医嘱给予静脉输液以补充水分，促进毒素和代谢产物的排出。给予病人高热量、高蛋白、高维生素、易消化的流质或半流质饮食，同时注意食物的色、香、味，嘱病人少量多餐。不能进食者遵医嘱给予静脉输液或鼻饲，以补充水分、电解质及营养物质。

（4）保证休息：发热病人由于新陈代谢增快，消耗大，进食少，体质虚弱，可酌情减少活动，适当休息，减少能量消耗，以利于机体的康复。高热者应绝对卧床休息，并提供安静、空气流通、温湿度适宜的休养环境。

（5）口腔护理：发热病人机体抵抗力降低，加之唾液分泌减少，口腔黏膜干燥，有利于病原体生长、繁殖，易发生口腔溃疡和炎症。护士应协助病人在晨起、餐后及睡前漱口，保持口腔清洁，如口唇干裂者可涂液状石蜡。

（6）皮肤护理：高热病人退热时，常常出汗较多，应及时擦干汗液，更换衣服和床单，保持皮肤清洁、干燥，防止着凉；对长期高热卧床的病人，应预防压疮和坠积性肺炎等并发症。

（7）心理护理：了解各期发热病人的心理反应，进行有针对性的心理护理。经常询问病人，对体温变化、伴随症状及病人的疑虑等耐心解答、合理解释，给予精神安慰和支持，以缓解其紧张情绪。

（8）健康教育：教会病人或家属正确测量体温的方法、简易的物理降温的方法等有关常识。

（二）体温过低

体温过低是指体温低于正常范围。若体温低于 35 °C 以下称为体温不升。早产儿因体温调节中枢尚未发育完善，如长时间暴露在低温环境中，对外界温度不能自行调节可导致体温过低；重度营养不良及极度衰竭的病人，由于末梢循环差，在低温环境中，如果保温措施不当，机体散热过多过快，可导致体温过低；颅脑外伤、脊髓受损、药物中毒等导致体温调节中枢功能受损也是造成体温过低的常见原因。体温过低是一种危险的信号，常提示疾病的严重程度和不良预后。

1. 临床分级（以口腔温度为例）

轻度：32 ~ 35 °C

中度：30 ~ 32 °C

重度：< 30 °C，瞳孔散大，对光反射消失。

致死温度：23 ~ 25 °C

2. 临床表现

病人常有皮肤苍白、四肢冰冷、呼吸减慢、脉搏细弱、血压下降，感觉和反应迟钝、嗜睡甚至昏迷等。

3. 体温过低病人的护理

（1）保暖措施：采取适当的保暖措施，如给病人增加盖被、给予热饮料、足部放置热水袋，以提高机体温度，并提高室温在 22 ~ 24 °C。

（2）观察病情：加强体温监测，至少每小时测量体温一次，直至体温恢复正常并稳定，同时密切观察病人呼吸、脉搏、血压的变化。

（3）病因治疗：采取积极的治疗措施，处理原发病灶，去除引起体温过低的原因，使体温逐渐恢复至正常。

（4）积极配合医生，随时做好抢救准备工作。

三、体温计的种类、消毒及检测

（一）体温计的种类

1. 玻璃汞柱式体温计

玻璃汞柱式体温计为临床最常用的体温计，分腋表、口表和肛表三种（图 12-2）。腋表的玻璃管呈扁平状，口表和肛表的玻璃管则呈三棱柱状；腋表和口表的贮汞槽较细长，有利于测体温时扩大接触面；肛表的贮汞槽较粗短，可防止插入肛门时折断或损伤直肠黏膜。体温表毛细管的下端和球部之间有一凹槽部分，使水银遇热膨胀后不能自动回缩，从而保证体温测试值的正确性。摄氏体温计温度范围为 35 ~ 42 °C，每 1 °C 之间分成 10 个小格，每小格为 0.1 °C，在 0.5 °C 和 1 °C 处用较粗的线标记，在 37 °C 处则以红线标记以示醒目。

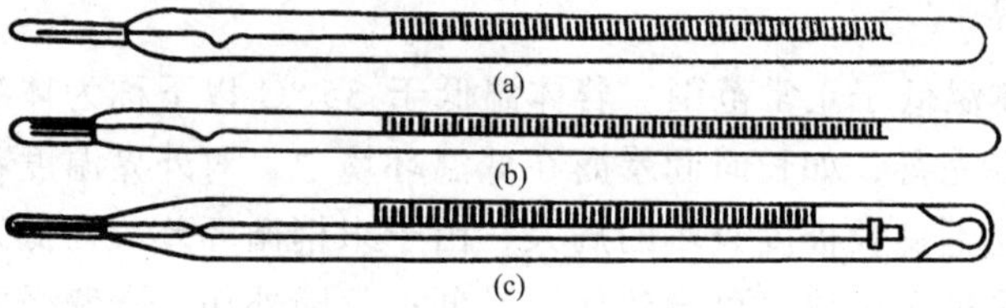

（a）口表　（b）肛表　（c）腋表

图 12-2　玻璃汞柱式体温计

2. 电子体温计

此种体温计由电子感温器及显示器等部件组成，采用电子感温探头测量体温，测得的温度值由数字显示器显示。电子体温计具有读数直观，使用方便，测量准确，灵敏度高等特点，分医院和个人使用两种（图 12-3）。医院用电子体温计使用时需要将探头放入外套内，单人单套使用，以防止交叉感染；个人用电子体温计，形状如钢笔，携带方便。

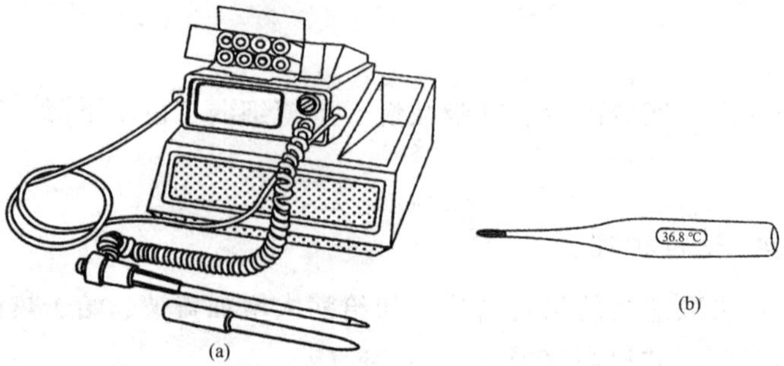

（a）医院用电子体温计；（b）个人用电子体温计

图 12-3　电子体温计

3. 可弃式化学体温计

此体温计为一次性使用体温计，用后丢弃。其构造为对热敏感的化学指示点薄片，每个指示点上都有相对应的化学感温试剂，受热时指示点的颜色会改变，当颜色点由白变成墨绿色或蓝色时，即为所测的温度（图 12-4）。

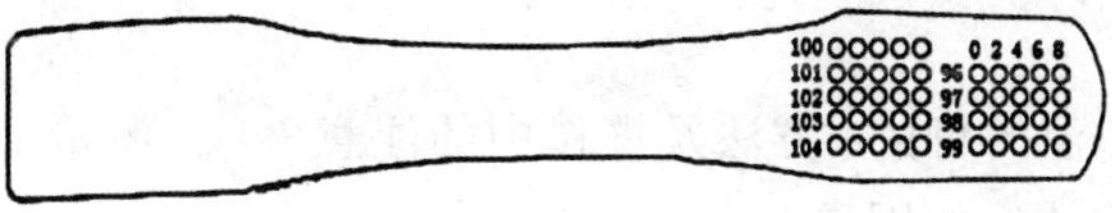

图 12-4　可弃式化学体温计

（二）体温计的消毒与检测

1. 体温计消毒法

为了防止交叉感染，用后的体温计应进行消毒处理，常用的消毒溶液有 70%乙醇、1%过氧乙酸、0.5%碘伏等。采用有盖容器浸泡方式进行消毒，消毒液每日更换一次，容器、离心机每周消毒一次。

（1）口表、腋表消毒法：体温计使用后即浸泡于消毒液中，5 分钟后取出，用清水冲净，擦干，用手或离心机将汞柱甩至 35 °C 以下，放入另一消毒液容器中，浸泡 30 分钟后取出，用冷开水冲洗干净，拭干后存放于清洁盒内备用。切忌用 40 °C 以上的热水浸泡、冲洗体温计，防止汞过度膨胀，引起爆裂。

（2）肛表消毒法：体温计使用后先用消毒液纱布擦净，再按上述方法进行消毒。

2. 玻璃汞柱式体温计检测法

使用中的体温计（包括新使用的体温计）应定期进行检测，以保证测量准确性。检测方法：先将全部体温计的水银柱甩至 35 °C 以下，再同时放入已测过的 40 °C 以下的水中，3 分钟后取出检视。如读数相差在 0.2 °C 以上、玻璃柱出现裂隙、水银柱自行下降等情况，则不能再使用。

四、体温测量技术

（一）目　的

（1）判断体温有无异常。

（2）监测体温变化，分析热型，观察伴随症状。

（3）为疾病的诊断、治疗、护理及预防提供依据。

（二）操作前准备

1. 评估病人

了解病人的病情、意识状态、合作程度及测温的部位皮肤或黏膜情况，选择合适的测温方式。

2. 用物准备

体温测量盘内备一清洁弯盘（可放置清洁体温计），消毒液纱布、记录本、笔及有秒针的表，如测肛温可另备润滑油、棉签、卫生纸。

3. 病人准备

让病人了解测量体温的目的、方法及操作中的注意事项。测量前 20 ~ 30 分钟无剧烈运动、进食、洗澡等影响体温的因素。

4. 护士准备

衣帽整洁，洗手，修剪指甲。

5. 环境准备

环境整洁，光线充足，必要时拉上窗帘或用屏风遮挡。

（三）操作步骤

1. 核对解释

携用物至床旁，核对病人信息，向病人解释测温的目的、注意事项及配合方法，取得病人合作。

2. 选择部位

根据病人情况，选择合适测量部位。

3. 口温测量法

（1）将口表水银端斜放于舌下热窝处（图 12-5），此处靠近舌动脉，是口腔中温度最高的部位。嘱病人闭唇含住口表，用鼻呼吸，勿用牙咬体温计。

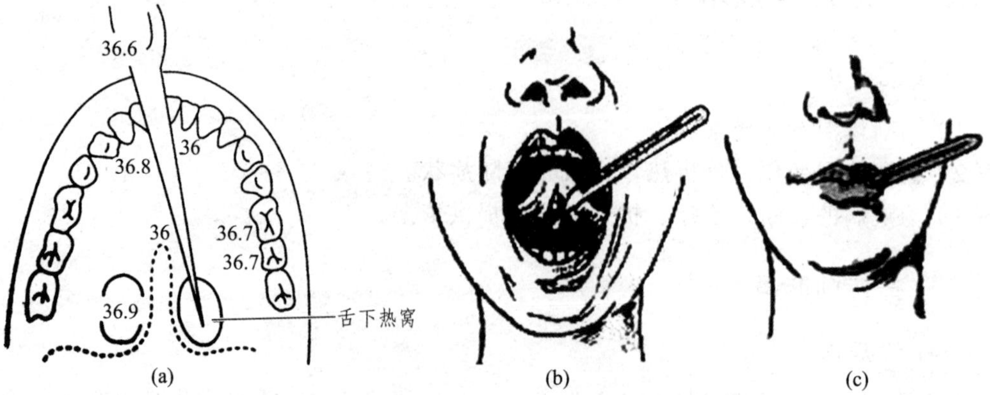

图 12-5　口温测量法

（2）测量 3 分钟，获得准确的测量结果。

（3）擦净体温计，正确读数。将体温计浸泡于盛有消毒液的容器中。

（4）告知测量结果，感谢病人合作，为病人整理衣被，协助病人取舒适体位。

（5）将测量结果绘制在体温单上。

4. 腋温测量法

（1）擦干病人腋窝汗液，将腋表水银端放于腋窝处（图 12-6），紧贴皮肤，指导病人曲臂过胸，夹紧体温计。小儿及不合作者由护士协助，夹紧上臂。

（2）测量 10 分钟，获得准确测量结果。擦净体温计，正确读数。

（3）其余同口温测量法。

5. 肛温测量法

（1）患者取侧卧、俯卧或屈膝仰卧位，暴露肛门，便于测量，用屏风遮挡。

（2）用肥皂水或油剂润滑肛表水银端，将体温计轻轻插入肛门 3 ~ 4 cm，婴儿只需将贮汞槽轻插入肛门即可，护士注意扶持固定肛表（图 12-7）。

（3）测量 3 分钟，获得准确的测量结果。擦净体温计，正确读数。

（4）婴幼儿及危重病人测温时护士应协助扶持体温计。

（5）为病人擦净肛门，用消毒液纱布擦净体温计，其余同口温测量法。

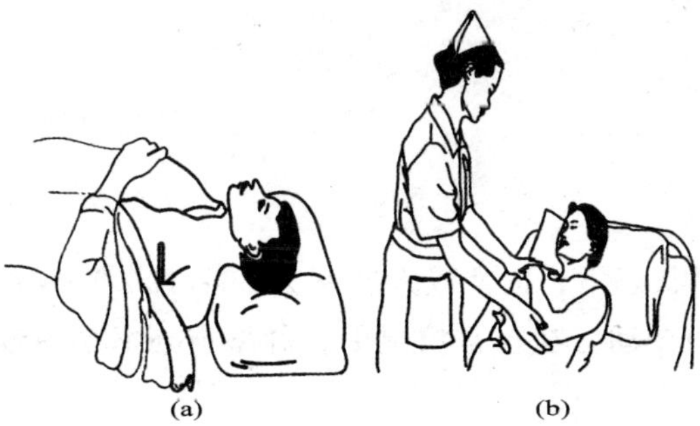

图 12-6 腋温测量法

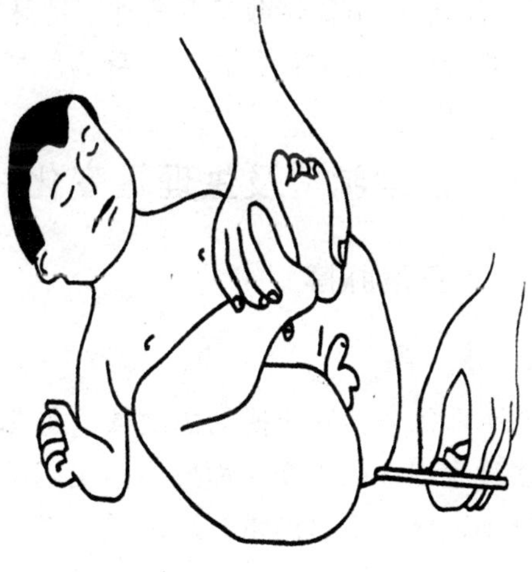

图 12-7 肛温测量法

（四）注意事项

（1）测量体温前，应认真清点体温计的总数，并检查体温计是否完好，水银柱是否在 35 °C 以下。甩体温计时应用腕部的力量，勿触及他物，以防撞碎。切忌将体温计放入热水中清洗或浸泡，以免爆裂。

（2）根据患者病情选择合适的测温方法。① 精神异常、昏迷、婴幼儿、口腔疾患、口鼻手术或呼吸困难及不能合作者，不宜测口温。② 腋下有创伤、手术或炎症者，腋下出汗较多者，肩关节受伤或极度消瘦夹不紧体温计者不宜测腋温。③ 腹泻、直肠或肛门手术者，心肌梗死病人不宜测肛温。

（3）患者进食、饮水或进行蒸汽吸入，面颊部冷热敷后，应间隔 30 分钟后测量口腔温度；腋窝进行冷热敷应间隔 30 分钟方可测量腋温；坐浴或灌肠者须待 30 分钟后方可测直肠温度。

（4）测量口温时，如病人不慎咬破体温计，应立即清除玻璃碎屑，以免损伤唇、舌、口腔、食管和胃肠道黏膜；及早口服蛋清或牛奶以延缓汞的吸收；若病情允许，可服用大量粗纤维食物（如韭菜等），以促进汞的排出。

（5）发现体温与病情不相符合时，应在床边监测，必要时测口温和肛温作对照。

（6）严格做好体温计的清洁消毒工作，防止交叉感染。传染病人的体温计应固定使用。

（7）凡是婴幼儿、昏迷病人、危重病人及精神异常的患者测量体温时，应专人守护，以免发生意外。

第二节　脉搏的评估及护理

随着心脏的节律性收缩和舒张，动脉内的压力发生周期性变化，导致动脉管壁产生有节律的搏动，称为脉搏。

12-2　预习指导

一、正常脉搏及生理性变化

（一）正常脉搏

1. 脉　率

脉率即每分钟脉搏搏动的次数。在安静状态下，正常成人脉率为 60 ~ 100 次/分钟，它可随多种生理性因素变化而发生一定范围的波动。在正常情况下，脉率与心率是一致的，如果脉率微弱，不易测量，应测量心率。

2. 脉　律

脉律即脉搏的节律性。正常脉搏节律均匀规则，间隔时间相等，它一定程度上可反映心脏的功能。

3. 脉搏的强弱

脉搏的强弱指血流冲击血管壁的力量强度的大小。正常情况下搏动强弱一致。脉搏的强弱取决于心排出量的大小、动脉的充盈程度、脉压大小及动脉壁的弹性等。

4. 动脉壁的弹性

正常的动脉管壁光滑、柔软，并有一定的弹性。

（二）生理性变化

1. 年　龄

一般新生儿、幼儿的脉率较成人快，老年人稍慢。

2. 性　别

同年龄女性的脉搏比男性稍快，通常每分钟相差 5 次左右。

3. 其　他

进食、运动或情绪激动时可使脉率增快，休息、睡眠时则脉率减慢；使用兴奋剂、饮浓茶或咖啡可使脉率加快，使用镇静剂、洋地黄类药物可使脉率减慢。

二、异常脉搏的评估及护理

（一）异常脉搏

1. 频率异常

（1）速脉：在安静状态下，成人脉率超过 100 次/分钟。速脉又称心动过速。常见于发热、甲状腺功能亢进、大出血前期、休克、疼痛等病人。一般体温每升高 1 °C，成人脉率每分钟约增加 10 次。

（2）缓脉：在安静状态下，成人脉率少于 60 次/分钟。缓脉又称心动过缓。常见于颅内压增高、房室传导阻滞、甲状腺功能减退等。

2. 节律异常

节律异常是指脉搏搏动出现间隔时间不等、节律不规则、不均匀等情况。

（1）间歇脉：在一系列正常均匀的脉搏中，出现一次提前而较弱脉搏，其后有一较正常延长的间歇（即代偿性间歇），亦称过早搏动或期前收缩。常见于各种心脏病或洋地黄中毒等病人。少数正常人在过度疲劳、精神兴奋、体位改变时也出现间歇脉。如每隔一个正常搏动后出现一次过早搏动，称二联律；如每隔两个正常搏动后出现一次过早搏动，称三联律。

（2）脉搏短绌：在同一单位时间内脉率少于心率，也称绌脉。表现为脉搏细数，极不规律，听诊时心率快慢不一，心音强弱不等，心律完全不规则。常见于心房纤维颤动的病人。

3. 强弱异常

（1）洪脉：当心输出量增加，动脉充盈度及脉压较大时，搏动强而有力的脉搏。常见于高热、甲状腺功能亢进等病人。

（2）丝脉：当心输出量减少，动脉充盈度降低时，脉搏搏动细弱无力，扪之如细丝的脉搏。常见于大出血、休克及心功能不全等病人。

（3）交替脉：节律正常而强弱交替出现的脉搏。常见于高血压性心脏病、冠心病、主动脉瓣关闭不全等病人。

（4）奇脉：患者平静吸气时，脉搏明显减弱或消失的脉搏。常见于心包积液、缩窄性心包炎的病人。

（5）水冲脉：脉搏急促而有力，骤起骤落，如潮水涨落样。常见于甲状腺功能亢进、先天性动脉导管未闭、主动脉瓣关闭不全、严重贫血等病人。

4. 动脉壁弹性异常

早期动脉硬化时，表现为动脉壁变硬，失去弹性，触诊呈条索状，如按琴弦上，严重者出现动脉迂曲或结节。常见动脉硬化者。

（二）异常脉搏的护理措施

1. 观　察

观察脉搏有无频率、节律和强弱的异常及动脉壁的弹性情况。

2. 休　息

根据病情指导病人适量活动，必要时增加卧床时间，以减少心肌耗氧量。

3. 给　药

遵医嘱给药，做好用药指导，观察药物疗效及不良反应。

4. 急救准备

备齐急救物品、药品，抢救仪器处于良好的备用状态。协助有关诊疗检查。

5. 心理护理

进行有针对性的心理护理，以缓解病人的紧张、恐惧情绪。

6. 健康教育

指导病人及家属合理饮食，戒烟戒酒；指导掌握脉搏测量方法，学会自我护理。

三、脉搏测量技术

（一）目　的

（1）判断脉搏是否正常。

（2）监测脉搏的变化，了解心脏的功能。

（3）为疾病的诊断、治疗、护理及预防提供依据。

（二）操作前准备

1. 评估病人

了解病人的病情、诊断及合作程度；了解测脉搏部位的肢体活动度及皮肤完整性，选择合适的测量部位。

2. 用物准备

有秒针的表、笔及记录本，必要时备听诊器。

3. 病人准备

让患者了解测量脉搏的目的、方法及应注意的事项。测量前 20～30 分钟无剧烈运动、情绪激动或精神紧张等影响脉搏的因素。

4. 护士准备

衣帽整洁，戴口罩，修剪指甲，洗手。

5. 环境准备

病室安静、整洁，光线充足，温度适宜。

（三）操作步骤

1. 核对解释

核对病人信息；向病人解释测量目的、配合要点；询问有无影响测量脉搏的因素。

2. 选择部位

评估病人情况，选择合适的测量部位。

3. 测量脉搏

以测量桡动脉为例。

（1）病人取卧位或坐位，手臂取舒适位置，手腕伸展，便于护士测量。嘱病人放松，以免影响脉率。

（2）护士以示指、中指、无名指的指端放在桡动脉搏动处，压力以能清晰触及脉搏搏动为宜。按压过重会阻断脉搏，按压过轻则可能无法感觉脉搏。

（3）一般情况下测量 30 秒，将所测得数值乘 2，即为脉率。异常脉搏、危重病人应测 1 分钟。如触摸不清可用听诊器测量心率 1 分钟代替。注意观察脉搏的节律、强弱、动脉壁弹性。

（4）记录方式：次/分钟，如 80 次/分钟。将脉搏数值绘制在体温单上。

4. 测量脉搏短绌

（1）应由 2 名护士同时测量，一人听心率，另一人测脉率，由听心率者发出“起”与“停”的口令，计数 1 分钟（图 12-8）。

（2）记录方式：心率/脉率/分钟，如 100/70 次/分钟。将脉搏数值绘制在体温单上。

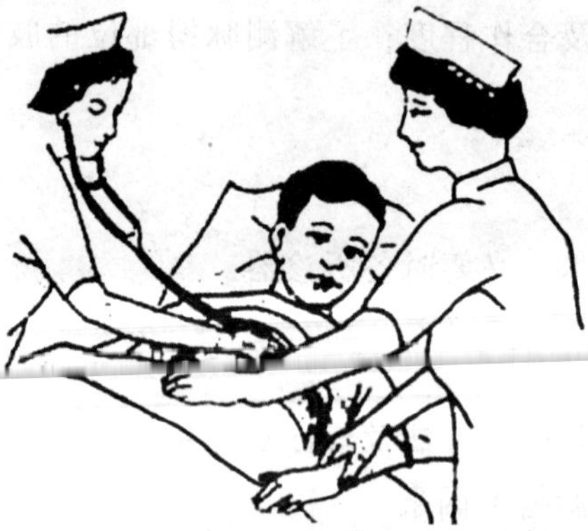

图 12-8　脉搏短绌两人测量法

（四）注意事项

（1）凡浅表靠近骨骼的大动脉均可作为测量脉搏的部位，如桡动脉、颞动脉、颈动脉、肱动脉、腘动脉、足背动脉、胫骨后动脉和股动脉等（图 12-9）。

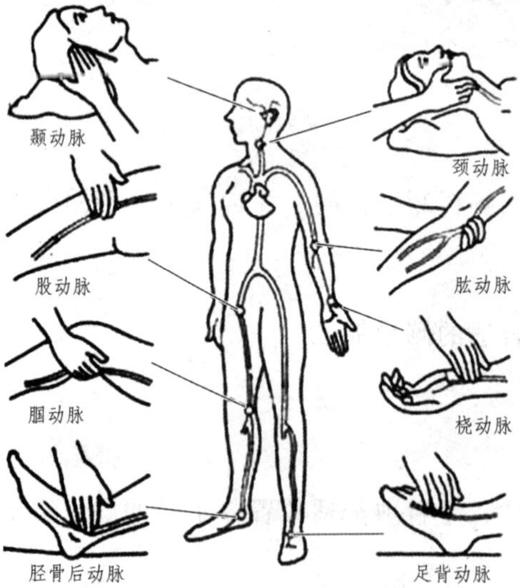

图 12-9　常用诊脉部位

（2）不可用拇指诊脉，因拇指小动脉搏动易与病人的脉搏相混淆。

（3）为偏瘫或肢体有损伤的病人测脉率应选择健侧肢体，以免患侧肢体血液循环不良影响测量结果的准确性。

（4）测量脉搏前，如病人有情绪激动或剧烈运动时，应休息 20～30 分钟后方可测量。

第三节　呼吸的评估及护理

机体在新陈代谢过程中，需要不断地从外界环境中摄取氧气，并把自身产生的二氧化碳排出体外，这种机体与环境之间进行气体交换的过程，称为呼吸。

12-3　预习指导

一、正常呼吸及生理性变化

（一）正常呼吸

在安静状态下，正常成人呼吸频率为 16 ~ 20 次/分钟，呼吸运动均匀平稳，节律规则，无声且不费力。呼吸与脉搏的比例为 1∶4 ~ 1∶5。

（二）生理性变化

1. 年　龄

年龄越小，呼吸频率越快，如新生儿呼吸约 40 ~ 45 次/分钟。

2. 性　别

女性较同龄男性呼吸稍快。一般情况下，男性及儿童以腹式呼吸为主；女性以胸式呼吸为主。

3. 运　动

由于剧烈的运动，机体代谢增加，可引起呼吸加快；休息、睡眠时呼吸则减慢。

4. 情　绪

恐惧、愤怒、害怕、悲伤或兴奋等强烈的情绪变化可引起呼吸加快。

5. 其　他

环境温度、气压的变化等也会影响呼吸。

二、异常呼吸的评估及护理

（一）异常呼吸

1. 频率异常

（1）呼吸增快：在安静状态下，成人呼吸频率超过 24 次/分钟，称为呼吸增快或气促。常见于发热、缺氧、疼痛、甲状腺功能亢进、贫血等病人。发热时，体温每升高 1 °C，呼吸频率增快 3～4 次/分钟。

（2）呼吸过缓：在安静状态下，成人呼吸频率低于 10 次/分钟，称为呼吸过缓。常见于呼吸中枢受抑制的病人，如巴比妥类药物中毒、颅内压增高等（图 12-10）。

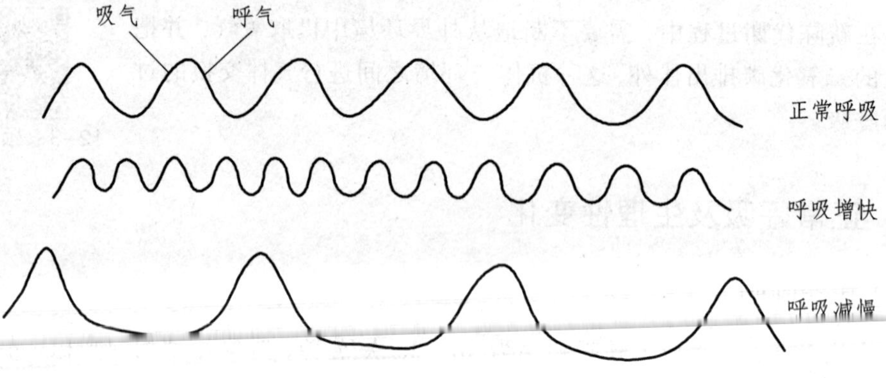

图 12-10 正常呼吸与异常呼吸对比图

2. 节律异常

（1）潮式呼吸：又称陈-施呼吸，是一种周期性的呼吸异常，表现为呼吸由浅慢逐渐变为深快，再由深快转为浅慢，经一段时间的呼吸暂停约 5～30 秒后，再次重复以上的呼吸，如此周而复始，其呼吸形态呈潮水般涨落，故称潮式呼吸。多见于中枢神经系统疾病，如脑炎、酸中毒、颅内压增高、巴比妥类药物中毒等病人（图 12-11）。

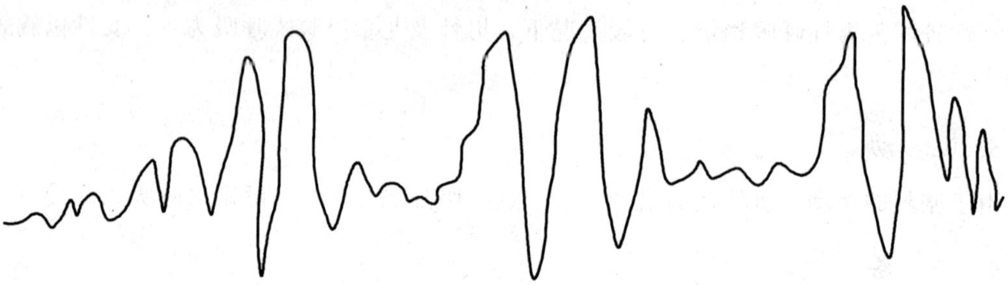

图 12-11 潮式呼吸

潮式呼吸发生机制：当呼吸中枢兴奋性减弱和高度缺氧时，呼吸减弱至暂停，血中二氧化碳增高到一定程度，通过颈动脉体和主动脉弓的化学感受器反射性地刺激呼吸中枢，使呼吸恢复。随着呼吸的由强到弱，二氧化碳不断排出，呼吸中枢失去有效的刺激，呼吸再次减弱至暂停，形成周期性改变。

（2）间断呼吸：又称毕奥呼吸，表现为呼吸与呼吸暂停现象交替出现。有规律地呼吸几次后，突然停止，间隔长短不等的一段时间后，又开始呼吸，如此反复交替（图 12-12）。

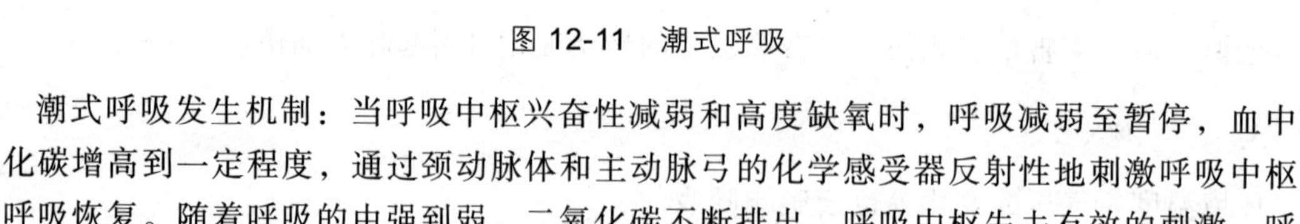

图 12-12 间断呼吸（毕奥呼吸）

发生机制：间断呼吸是呼吸中枢兴奋性显著降低的表现。多见于颅内病变或呼吸中枢衰竭的病人，预后严重，常在呼吸完全停止前发生。

3. 深浅度异常

（1）深度呼吸：又称库斯莫呼吸，是一种深而规则的大呼吸。常见于糖尿病、尿毒症等引起的代谢性酸中毒的患者（图 12-13）。

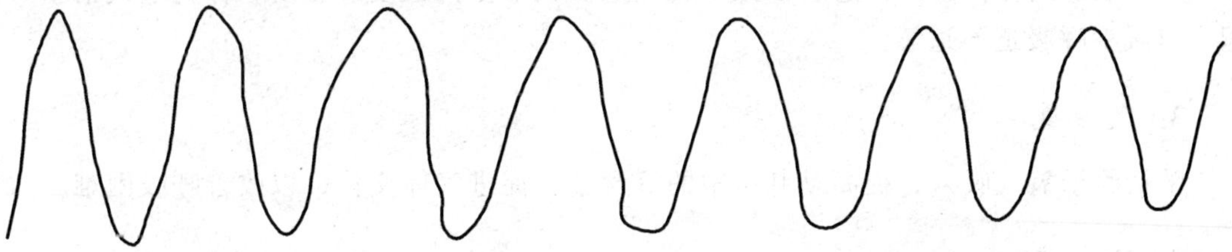

图 12-13　深度呼吸

（2）浅快呼吸：一种浅而不规则的呼吸，有时呈叹息样。可见于呼吸肌麻痹、肋骨骨折、濒死等病人。

4. 声音异常

（1）鼾声呼吸：在呼气时发出大而粗的鼾声。常由于较多的分泌物聚积在气管或支气管内所致，多见于昏迷、睡眠呼吸暂停综合征病人。

（2）蝉鸣样呼吸：吸气时发出一种极高的音响，类似蝉鸣音。多因声带附近阻塞或受压，至空气吸入困难所致。常见于喉头水肿、痉挛、喉头异物等情况。

5. 呼吸困难

呼吸困难是指呼吸频率、节律和深浅度的异常。其原因主要是由于气体交换不足、机体缺氧所致。病人主观上感到空气不足，胸闷，客观上表现为呼吸费力，张口耸肩，鼻翼扇动、端坐呼吸及末梢发绀等。

呼吸困难在临床上可分为以下几类。

（1）吸气性呼吸困难：由于上呼吸道部分梗阻，气流进入肺部不畅，呼吸肌收缩，肺内负压极度增高所致。病人表现为吸气困难，吸气时间比呼气时间长，伴有明显三凹症（胸骨上窝、锁骨上窝、肋间隙或腹上角凹陷）。多见于喉头水肿、喉头异物等的病人。

（2）呼气性呼吸困难：由于下呼吸道部分梗阻，气体呼出不畅所致。病人表现为呼气费力、呼气时间比吸气时间长。多见于支气管哮喘、阻塞性肺气肿等病人。

（3）混合性呼吸困难：由于广泛性肺部病变使呼吸面积减少，影响气体交换功能所致。病人表现为吸气和呼气均感费力，呼吸快而浅。常见于肺部感染、大量胸腔积液、大面积肺不张等病人。

（二）呼吸异常的护理措施

1. 观　察

密切观察呼吸、相关症状及体征。

2. 休　息

患者取舒适体位卧床休息，以减少耗氧量。调节室内温度和湿度，保持空气清新、湿润，以减少呼吸道不适感。

3. 吸　氧

酌情给予氧气吸入，提高动脉血中的氧含量，促进气体交换，以改善呼吸困难。

4. 治　疗

根据医嘱给药，注意观察药物疗效及不良反应。

5. 保持呼吸道通畅

指导病人有效咳嗽，及时清除呼吸道分泌物，必要时进行体位引流，对痰液黏稠者给予雾化吸入以稀释痰液。

6. 心理护理

紧张、恐惧的情绪因素可加重缺氧，应细心安慰和呵护病人，使病人情绪稳定，有安全感，能配合治疗与护理。

三、呼吸测量技术

（一）目　的

（1）判断呼吸是否正常。
（2）监测呼吸变化，了解呼吸系统功能状态。
（3）为疾病的诊断、治疗、护理和预防提供依据。

（二）操作前准备

1. 评估病人

了解患者的病情、治疗情况及意识状态等。

2. 用物准备

有秒针的表、笔和记录本，必要时备棉花。

3. 病人准备

测量前 20～30 分钟无剧烈运动、情绪激动等影响呼吸的因素。

4. 护士准备

衣帽整洁，洗手，修剪指甲。

5. 环境准备

病室安静、整洁，光线充足、温度及湿度适宜。

（三）操作步骤

1. 核对解释

核对病人信息，解释呼吸测量的目的及注意事项，取得病人理解合作。

2. 选择体位

协助病人取舒适体位，精神放松。

3. 正确测量

（1）每次测量 30 秒，将所测得的数值乘 2，即为呼吸频率。如病人呼吸不规则或婴儿应测 1 分钟。

（2）护士测量脉搏后，仍保持诊脉手势，使病人处于自然呼吸状态，观察病人胸部或腹部的起伏（一起一伏计为一次呼吸）。

（3）如病人病情危重，呼吸微弱不易观察时，可用少许棉花置于病人鼻孔前，观察棉花纤维被吹动次数，计数 1 分钟。

（4）记录方式：次/分钟，如 18 次/分钟。将呼吸数值绘制在体温单上。

（四）注意事项

（1）测量呼吸时，应转移病人的注意力，不让病人察觉，使其处于自然呼吸状态，以保持测量的准确性。

（2）测量呼吸应在病人安静状态下进行，如有剧烈运动或情绪激动时，应休息 30 分钟后再测量。

（3）测量呼吸的同时应观察呼吸的深浅度、节律，有无异常声音等，以准确评估病人的整体呼吸状况。

第四节　血压的评估及护理

血压是血管内流动的血液对血管壁产生的侧压力。一般临床上所谓的血压是指动脉血压。当心脏收缩时，血液射入主动脉，此时动脉管壁受到的压力的最高值，称为收缩压；当心脏舒张时，动脉管壁弹性回缩，此时动脉管壁所受到的压力的最低值，称为舒张压。收缩压与舒张压之差称为脉压。

12-4　预习指导

一、正常血压及生理性变化

（一）正常血压

一般以肱动脉血压为标准，在安静状态下，正常成人的血压范围：收缩压 90 ~ 139 mmHg（12.0 ~ 18.5 kPa），舒张压 60 ~ 89 mmHg（8.0 ~ 11.8 kPa），脉压 30 ~ 40 mmHg（4 ~ 5.3 kPa），平均动脉压 100 mmHg（13.3 kPa）左右。

临床上使用的血压计量单位有 kPa 和 mmHg 两种，两者之间的换算关系：1 mmHg=0.133 kPa　1 kPa=7.5 mmHg。

（二）生理性变化

正常人的血压经常在一个较小的范围内波动，保持着相对的恒定。但可因各种因素的影响而有所改变，并且以收缩压的改变为主。

1. 年　龄

血压随年龄增加而逐渐增高，并以收缩压升高更为显著。新生儿血压最低，儿童血压较成人低。

2. 性　别

更年期以前女性血压略低于男性，更年期后无明显差别。

3. 昼夜和睡眠

通常血压清晨最低，然后逐渐升高，至傍晚最高；夜间睡眠血压降低，如过度劳累或睡眠不佳时，血压可稍升高。

4. 环　境

在寒冷环境中，血压可上升；在高温环境下，血压可略下降。

5. 体　位

立位血压高于坐位，坐位血压高于卧位。但使用降压药物、长期卧床或贫血的病人，若突然由卧位变成立位时，可出现头晕、心慌等直立性低血压的表现。

6. 部　位

因左右肱动脉解剖位置的关系，一般右上肢血压高于左上肢。因股动脉的管径较肱动脉粗，血流量大，故下肢血压比上肢高。

7. 其　他

情绪激动、剧烈运动、兴奋、疼痛及吸烟等均可导致血压升高。此外，饮酒、摄盐过多、应用药物等对血压也有影响。

二、异常血压的评估及护理

（一）异常血压

1. 高血压

高血压指正常状态下，成人收缩压≥140 mmHg（18.7 kPa），和（或）舒张压≥90 mmHg（12 kPa）。

2. 低血压

低血压指正常状态下，成人血压低于 90 /60 ~ 50 mmHg（12/8.0 ~ 6.65 kPa），称为低血压。常见于大量失血、休克和急性心力衰竭等病人。

3. 脉压变化

脉压增大常见于主动脉硬化、主动脉瓣关闭不全、甲状腺功能亢进等；脉压减小常见于心包积液、缩窄性心包炎、心力衰竭及主动脉瓣狭窄等。

（二）异常血压的护理措施

1. 监测血压

如发现血压有异常时，应保持冷静，加强血压监测，与病人的基础血压对照，及时了解血压变化，同时密切观察其伴随症状。

2. 休息与活动

根据血压情况做到劳逸结合，病人血压较高时应嘱其卧床休息，如血压过低，应迅速安置病人平卧位，并针对病因给予应急处理。

3. 心理护理

对病人进行心理疏导，消除紧张和压抑的心理，保持最佳心理状态，主动配合治疗与护理。

4. 健康教育

帮助病人消除影响血压变化的不良生活方式，如戒烟戒酒等。低血压的病人应注意适度运动，增强体力，提供营养丰富的食物，必要时可用中药调治。

三、血压计的种类及构造

（一）血压计的种类

常用的血压计主要有汞柱式血压计、表式血压计（弹簧式）和电子血压计三种（图12-14）。

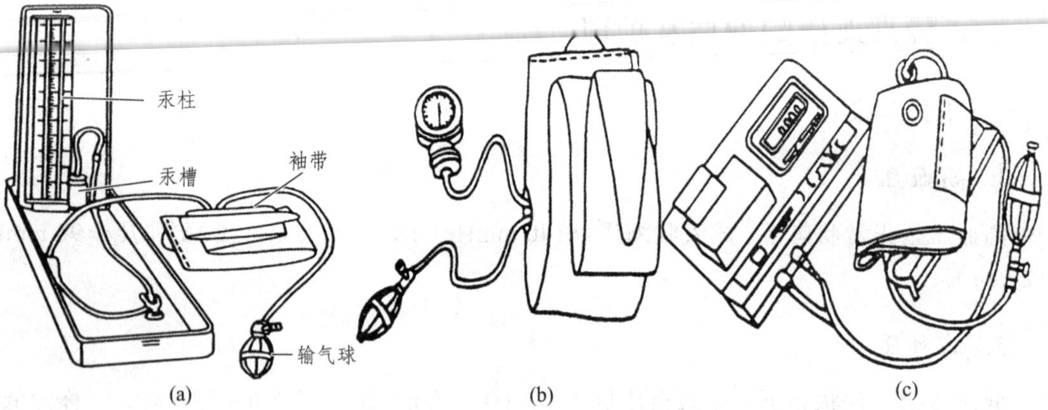

（a）汞柱式血压计　（b）弹簧表式血压计　（c）电子血压计

图 12-14　常用血压计种类

（二）血压计的构造

血压计主要由三个部分组成。

1. 输气球及空气阀门

2. 袖　带

一般常用的袖带橡胶袋长 24 cm，宽 12 cm，外层布套长 48 cm。下肢袖带长约 135 cm，比上肢袖带宽 2 cm。小儿袖带长 5 ~ 10 cm，宽 2.5 ~ 4 cm。橡胶袋上有两根橡胶管，一根连输气球，另一根与压力表相接。

3. 血压计

（1）汞柱式血压计：由玻璃管、标尺、水银槽三部分组成。血压计盒盖内壁上固定有一根玻璃管，管面上标有双刻度 0 ~ 300 mmHg（0 ~ 40 kPa），每小格相当于 2 mmHg（0.5 kPa），玻璃管上端和大气相通，下端和水银槽相通。该血压计优点是测得数值准确可靠，缺点是较重、玻璃管易碎。

（2）弹簧表式血压计：外形似表，呈圆盘状，正面盘上标有刻度及读数，盘中央有一指针，以指示血压数值。其优点是体积小，便于携带，但应定期和汞柱式血压计校验。

（3）电子血压计：袖带内有一换能器，自动采样，微电脑控制数字运算，自动放气程序，数秒钟内可得到血压数值。其优点是清晰直观，使用方便，也可排除测量者及环境等造成的误差，但需定期校验。

四、血压测量技术

（一）目　的

（1）判断血压有无异常。

（2）监测血压变化，间接了解循环系统的功能状况。

（3）为诊断、治疗、护理和预防提供依据。

（二）操作前准备

1. 评估病人

了解病人的病情、诊断、治疗及基础血压值，了解病人被测肢体功能及皮肤情况，评估病人的心理反应及合作程度。

2. 用物准备

血压计、听诊器、笔及记录本。检查血压计袖带宽窄是否合适，玻璃管有无破裂，水银是否充足，管道有无漏气。

3. 病人准备

让病人了解测量血压的目的、方法、应注意事项及需要配合的要点。测量前病人无运动、吸烟、情绪变化等影响血压的因素。

4. 护士准备

戴口罩，衣帽整洁，洗手、修剪指甲。

5. 环境准备

病室安静、整洁，温度适宜、光线充足。

（三）操作步骤

1. 核对解释

核对病人信息，向病人解释操作目的、注意事项及配合方法，取得病人合作。

2. 测量部位

通常测量部位为上肢肱动脉或下肢股动脉。

3. 上肢肱动脉测量法

（1）病人取坐位或仰卧位，露出上臂，手掌向上，肘部伸直，将衣袖挽至肩部，袖口不宜过紧，影响血压准确性。

（2）放平血压计，打开盒盖，开启水银槽。

（3）将袖带平整地缠绕上臂，橡胶管向下正对肘窝，使袖带下缘距肘窝 2 ~ 3 cm，松紧以能放入一指为宜。

（4）戴好听诊器，触摸肱动脉搏动，将听诊器胸件置于肱动脉搏动最强处（不可塞到袖带内），关闭气门，均匀充气至肱动脉搏动音消失，再升高 20 ~ 30 mmHg。充气不可过快过猛，以免水银溢出。

（5）缓慢放气，汞柱下落，速度约每秒 4 mmHg，注意肱动脉搏动声音和水银柱刻度变化，视线应与汞柱所指刻度保持同一高度。

（6）当听到第一声搏动音时水银柱所指刻度为收缩压；当搏动声突然减弱或消失，此时水银柱所指刻度为舒张压。

（7）测量完毕，排尽袖带内余气，整理袖带放入盒内，将血压计盒盖右倾 45°，关闭水银槽开关，以免水银倒流，关闭血压计盒盖（图 12-15）。

（8）安置病人，整理床单位。

（9）记录：收缩压/舒张压 mmHg。如变音与消失音之间有差异时，两个读数都应记录，记录方法为：收缩压/变音/消失音 mmHg，如 180/90 ~ 40 mmHg。

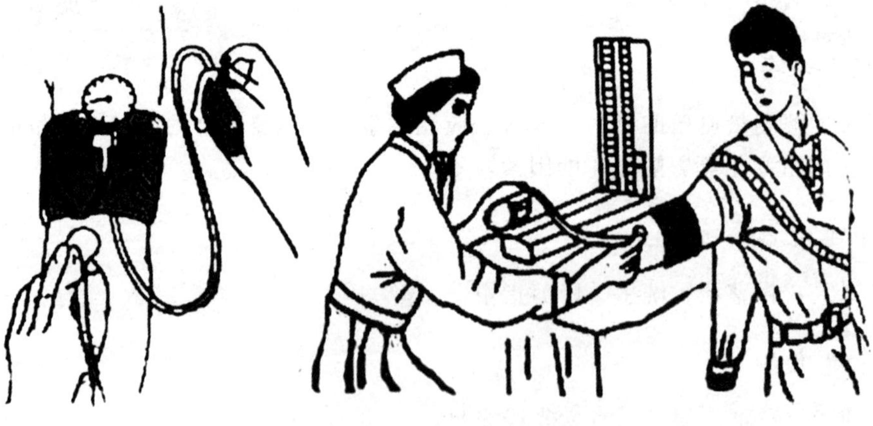

图 12-15　上肢肱动脉测量法

（四）注意事项

（1）对需长期观察血压的病人，应做到四定：定时间、定部位、定体位、定血压计。以确保所测得血压的准确性和可比性。

（2）测量血压时，血压计“0”点应与心脏处于同一水平上。坐位时肱动脉平第四肋软骨，卧位时肱动脉平腋中线。

（3）为偏瘫、肢体外伤或手术的病人测血压时应选择健侧肢体测量。

（4）排除影响血压的因素：① 袖带过宽使测得血压值偏低；袖带过窄使测得的血压值偏高。② 袖带过紧测得血压值偏低；袖带过松测得血压值偏高。③ 肱动脉高于心脏水平，测得血压值偏低，肱动脉低于心脏水平，测得血压值偏高。

（5）发现血压异常或听不清时，应重新测量。重测时，应先将袖带内空气驱尽，汞柱降至“0”点，稍待片刻后再测量，一般连测 2 ~ 3 次，取其最低值，必要时可行双侧肢体血压测量对照。

第十二章　课后巩固

第十三章　冷热疗技术

冷热疗法是利用低于或高于人体温度的物质作用于人体表面，通过神经传导引起皮肤和内脏器官的收缩和舒张，改变机体各系统体液循环和新陈代谢，达到止血、镇痛、消炎、降温、保暖、增进舒适和减轻症状的目的。

第一节　冷疗技术

一、冷疗的作用

1. 减轻局部充血或出血

冷可使局部血管收缩，血管通透性降低，减轻局部组织的充血和水肿；冷还可使血流减慢，血液黏稠度增高，有利于血液凝固而控制出血。适用于局部软组织损伤的初期（48 小时内）、扁桃体摘除术后、鼻出血等。

13–1　预习指导

2. 控制炎症扩散

冷可使局部血管收缩、血流减少，降低细胞的新陈代谢和细菌的活力，从而控制炎症的扩散。适用于炎症早期，如鼻部软组织发炎早期，可采用鼻部冰敷以控制炎症扩散。

3. 减轻疼痛

冷可抑制细胞的活动，减慢神经冲动的传导，降低神经末梢的敏感性而减轻疼痛；同时冷使血管收缩，血管壁的通透性降低，渗出减少，减轻由于组织肿胀压迫神经末梢引起的疼痛。适用于急性软组织损伤初期、牙痛、烫伤等。

4. 降低体温

冷直接与皮肤接触，通过传导与蒸发的物理作用，使体温降低。适用于高热、中暑等。也可用于脑外伤、脑缺氧的病人，通过局部或全身降温，减少脑细胞需氧量，从而利于脑细胞功能的恢复。

二、影响冷疗的因素

1. 方　式

冷疗有湿冷法和干冷法两大类。应用湿冷比干冷的效果好，因为水比空气传导性能强，渗透力大，所以应用湿冷疗法时，温度应高于干冷疗法。

2. 面　积

冷疗效应与用冷面积成正比。用冷面积越大，冷疗法效果就越强；反之则越弱。但用冷面积越大，病人的耐受性也越差，容易引起全身反应。

3. 时　间

在适宜的时间内冷疗效应随着时间的增加而增强，冷疗时间一般为 20～30 分钟，以达到最大的治疗效果。但时间过长，则会产生继发效应，甚至还可引起不良反应，如疼痛、皮肤苍白、冻伤等。同时，冷疗使用时间越长，机体对冷的耐受性也增强，敏感性降低。

4. 温　度

冷疗的温度与体表的温度相差越大，机体对冷的刺激反应越强烈。其次，环境温度也可影响冷疗效应。如在干燥的冷环境中用冷疗，效果会增强。

5. 部　位

身体各部位的皮肤有厚薄之分，皮肤较厚的区域如脚和手，对冷的耐受性强，冷疗效果较差；而躯体的皮肤较薄，对冷敏感性强，冷疗效果较好。血液循环情况也能影响冷疗的效果，如腋窝、腹股沟、腘窝等血管丰富的部位用冷，可增强冷效应

6. 个体差异

不同年龄、性别、身体状况会影响冷疗的效应，同一温度对敏感性不同的病人有不同的反应；同一病人长期使用同一温度的刺激，敏感性也会逐渐降低。老年人因体温调节功能减退，对冷刺激反应的敏感性降低；婴儿体温调节中枢尚未发育完善，对冷的适应能力有限；女性对冷刺激较男性敏感；意识不清、血液循环障碍、血管硬化、感觉迟钝等病人，对冷刺激的敏感性降低。

三、冷疗法禁忌症

1. 血液循环障碍

大面积组织受损、局部组织血液循环不良、水肿、感染性休克、微循环明显障碍等病

人不宜用冷疗。因循环不良，组织营养不足，使用冷疗将进一步使血管收缩，加重血循环障碍，导致局部组织缺血缺氧而变性坏死。

2. 慢性炎症或深部化脓病灶

用冷疗可使局部血流减少，妨碍炎症的吸收。

3. 对冷过敏者

应用冷疗后可出现皮疹、关节疼痛、肌肉痉挛等现象。

4. 冷疗的禁忌部位

（1）枕后、耳郭、阴囊处：以防冻伤。

（2）心前区：以防反射性心率减慢、心律不齐。

（3）腹部：以防腹痛、腹泻。

（4）足底：以防反射性末梢血管收缩而影响散热或一过性冠状动脉收缩。因此对高热降温者及心脏病病人应避免足底应用冷疗。

四、冷疗技术

根据冷疗面积及方式，冷疗法可分为局部冷疗法和全身冷疗法。局部冷疗法包括使用冰袋、冰囊、冰帽、冰槽、冷湿敷法和化学致冷袋等；全身冷疗法包括温水拭浴和乙醇拭浴等。

（一）冰袋（冰囊）的使用

1. 目　的

降温、消肿、消炎、镇痛、止血。

2. 操作程序

1）评　估

（1）病人的年龄、病情、体温、治疗等情况。

（2）病人局部皮肤情况，如颜色、温度，有无硬结、淤血等，有无感觉障碍及对冷过敏。

（3）病人的意识状况、活动能力，对使用冷疗的心理反应及合作程度。

2）计　划

（1）护士准备：衣帽整洁，洗手。

（2）病人准备：让病人了解冷疗的意义，并接受使用冰袋（冰囊）行局部冷疗，知道配合的方法。

（3）用物准备：治疗盘内放冰袋或冰囊（图 13-1）及布套、帆布袋、冰块、木槌、脸盆、冷水、毛巾、勺。

（4）环境准备：病室安静整洁，温度适宜，酌情关闭门窗或遮挡病人。

3）实　施

冰袋（冰囊）的使用操作步骤及操作说明见表 13-1。

4）评　价

（1）冰袋完整、无漏水。

（2）病人体温有所下降，感觉舒适，无不良反应发生。

（3）护患沟通有效，保护病人自尊，能满足病人的身心需要，得到病人的理解与配合。

表 13-1　冰袋（冰囊）的使用

操作步骤	操作说明
备冰装袋	将冰块装入帆布袋内，用木槌敲成小碎块，放入盆内用冷水冲去棱角，避免冰块棱角损坏，冰袋发生漏水 将小冰块装入冰袋 1/2 到 1/3 满，驱气后夹紧袋口，擦干倒提，检查有无漏水后套上布套
核对解释	携用物至床旁，核对病人信息并向病人介绍冷疗目的、方法，取得病人配合，并协助病人取舒适体位
放置冰袋	置冰袋于所需部位。高热降温置冰袋于前额（图 13-2）、头顶和体表大血管流经处，如颈部、腋窝、腹股沟等，忌压部位采用悬吊式；扁桃体摘除术后将冰囊置于颈前颌下（图 13-3），紧贴皮肤
观察反应	使用中观察局部皮肤的颜色、感觉及冰袋有无异常
撤去冰袋	用冷疗约 30 分钟后撤掉冰袋
整理记录	协助病人取舒适体位，整理床单位，记录使用部位、时间、效果、反应等 及时将冰袋内冰水倒空，倒挂晾干，吹入少量空气，夹紧袋口备用

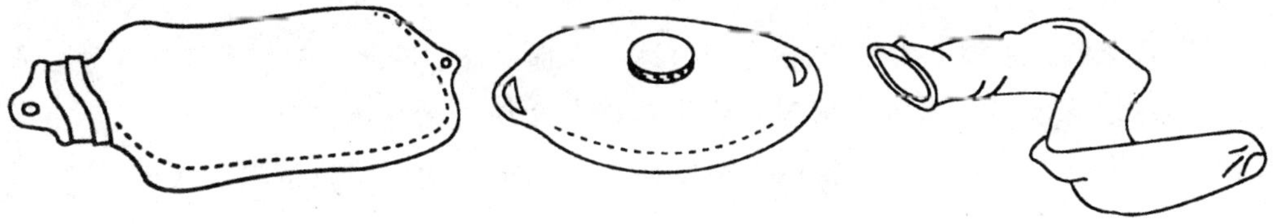

图 13-1　冰袋、冰囊

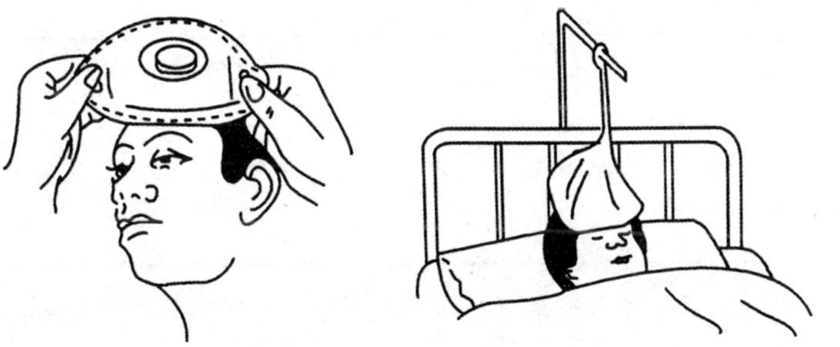

图 13-2　冰袋放置前额

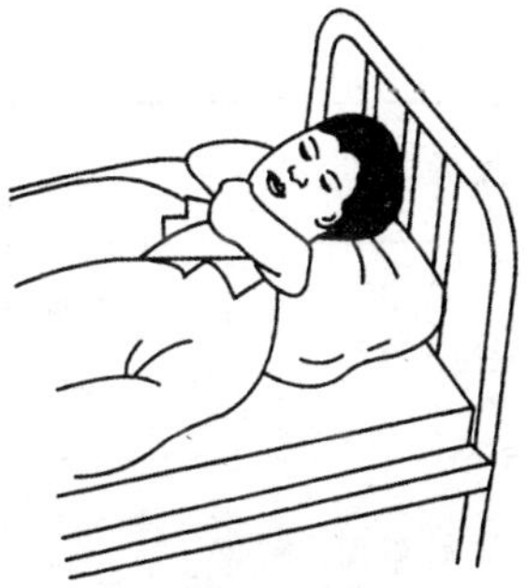

图 13-3　冰囊置于颈前颌下

3. 注意事项

（1）注意观察冰袋有无破损漏水、冰袋夹能否夹紧、冰块是否融化，发现异常及时更换。

（2）注意观察病人局部皮肤变化，如出现苍白、青紫、麻木等情况，应立即停止冷疗并给予相应处理。

（3）冷疗时间最长不得超过 30 分钟。若要再使用，应休息 1 小时后进行，给予局部组织复原时间。

（4）为高热病人降温使用冰袋时，要密切观察体温的变化，冷疗 30 分钟后应测体温，并绘制于体温单上。当体温降至 39 °C 以下，可取下冰袋。

（二）冰帽（冰槽）的使用

1. 目　的

头部降温，防治脑水肿。

2. 操作程序

1）评　估

同冰袋使用的评估。

2）计　划

（1）护士准备：衣帽整洁，洗手。

（2）病人准备：让病人了解冷疗的意义并接受使用冰帽（冰槽）；了解使用冰帽（冰槽）的正确方法并知道配合方法。

（3）物品准备：冰帽（冰槽）、帆布袋、冰、木槌、盆、冷水、勺、海绵垫 3 块、水桶、肛表，使用冰槽降温时备未脱脂棉球及凡士林纱布 2 块、治疗碗。

（4）环境准备：病室安静、整洁，温度适宜，酌情关闭门窗或遮挡病人。

3）实　施

冰帽（冰槽）的使用操作步骤及操作说明见表 13-2。

表 13-2　冰帽（冰槽）的使用

操作步骤	操作说明
备冰装帽	检查冰帽或冰槽有无破损，将冰块敲成小块，用冷水冲去棱角，装入冰帽内，擦干冰帽外壁的水迹
核对解释	携用物至病人床旁，核对病人信息向病人和家属解释冷疗的目的和方法，取得病人的合作

续表

操作步骤	操作说明
做好防护	用海绵垫保护病人的后颈部和双耳郭，防止戴冰帽时冻伤；或用未脱脂棉球塞住病人双耳道，以防冰槽内冰水流入病人耳内；双眼用凡士林纱布遮盖，保护眼角膜
戴上冰帽	戴上冰帽，或将病人头部置于冰槽中（图 13-4），将冰帽（冰槽）的引水管置于水桶中，注意水流情况
观察反应	观察病人体温、局部皮肤情况、全身反应及病情变化并记录，每 30 分钟测量体温一次，维持肛温在 33 °C 左右，不宜低于 30 °C，以防心室纤颤等并发症出现，冷疗约 30 分钟后撤掉冰袋
整理记录	记录冷疗的时间、效果和病人反应。冷疗毕，整理清洁用物，冰帽处理同冰袋。使用冰槽者，将冰槽内冰水倒空，消毒备用

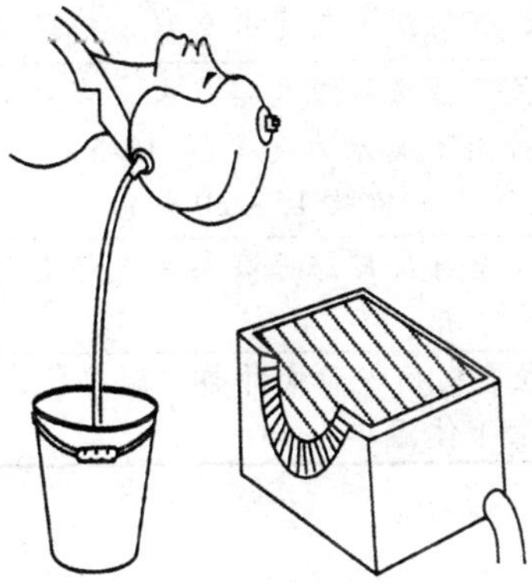

图 13-4　冰帽、冰槽

4）评　价

护患沟通有效，操作方法正确，病人感觉舒适、安全，未发生不良反应。

3. 注意事项

（1）注意观察头部皮肤变化，尤其注意病人耳郭部位有无青紫、麻木及冻伤发生。

（2）监测心率变化，注意有无心房纤颤、心室纤颤与房室传导阻滞的发生。

（三）冷湿敷

1. 目　的

止血、消炎、消肿、止痛。

2. 操作程序

1）评　估

同冰袋使用的评估。

2）计　划

（1）护士准备：衣帽整洁、洗手。

（2）病人准备：让病人了解冷湿敷的意义，并接受局部冷湿敷，知道配合的方法。

（3）物品准备：盆内盛冰水，敷布 2 块（大小视冷敷的面积而定）、钳子 2 把、小橡胶单及治疗巾（或一次性治疗巾）、弯盘、纱布、凡士林、棉签、干毛巾，如有伤口应准备换药盘。

（4）环境准备：病室安静、整洁，温度适宜，酌情关闭门窗或遮挡病人。

3）实　施

冷湿敷法的操作步骤及操作说明见表 13-3。

表 13-3　冷湿敷法

操作步骤	操作说明
核对解释	携用物至病人床旁，核对病人信息并解释，协助病人取得舒适卧位
湿敷患处	暴露患处，治疗部位下铺橡胶单和治疗巾，冷敷部位涂凡士林，上盖一层纱布敷布浸于冰水中，用钳子拧至不滴水为度（图 13-5），抖开敷于患处，高热者敷于前额。每 3～5 分钟更换一次敷布，持续 15～20 分钟
观察效果	观察局部皮肤变化及全身反应。遇高热病人降温时，应冷湿敷 30 分钟后测量体温，体温降至 39 °C 以下时停用
整理记录	敷毕、擦干冷敷部位，向病人致谢并整理床单位，清理用物。记录冷敷部位、时间、效果，降温后体温记录于体温单上

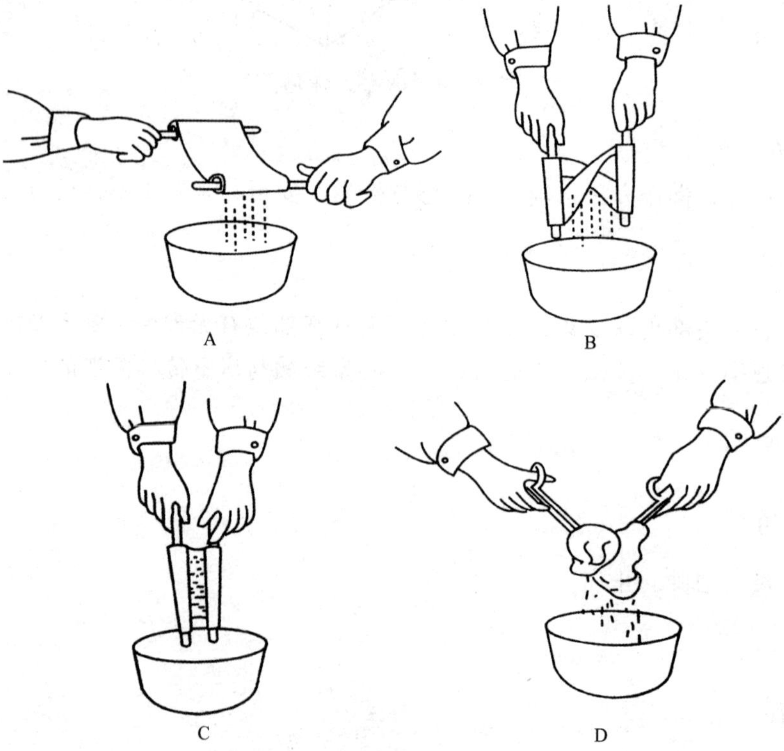

图 13-5　拧敷布法

4）评　价

冷湿敷的时间正确，达到冷疗目的，病人无不适感。

3. 注意事项

（1）注意观察局部皮肤情况和病人全身反应。

（2）使用过程中，检查湿敷情况，敷布需浸透，按时更换，确保冷敷效果，同时防止继发效应。

（3）冷敷部位如为开放性伤口，须按无菌技术操作，敷后换药。

（四）乙醇或温水拭浴

乙醇或温水全身拭浴，通过其蒸发和传导作用来增加机体的散热，达到全身降温的目的。乙醇是一种挥发性液体，拭浴时在皮肤上迅速蒸发，吸收和带走机体大量的热，同时乙醇又可刺激皮肤血管扩张，因此散热效果较强。温水拭浴的水温与正常皮肤温度相近，病人感觉舒适，并且温水无刺激、不过敏，常用于小儿、老人及体质虚弱病人的降温。

1. 目　的

为高热病人降温。

2. 操作程序

1）评　估

同冰袋使用的评估，并询问病人有无乙醇过敏史。

2）计　划

（1）护士准备：衣帽整洁、洗手。

（2）病人准备：病人清楚乙醇（或温水）拭浴的目的、方法及配合要点，排空大小便。

（3）用物准备：盆内盛 30 °C、25% ~ 35%的乙醇 200 ~ 300 mL，或 32 ~ 34 °C 温水 2/3 满、小毛巾 2 块、大毛巾、热水袋及布套、冰袋及布套、衣裤。酌情备衣物、大单、被套、便器。

（4）环境准备：病室安静、整洁，温度适宜，酌情关闭门窗，或遮挡病人。

3）实　施

乙醇（或温水）拭浴法的操作步骤及操作说明见表 13-4。

4）评　价

（1）病人体温下降，感觉舒适、安全。

（2）护士工作态度认真，关心病人。注意给病人保暖，减少暴露，操作熟练规范，动作轻快。操作中及操作后密切观察病人反应。

表 13-4　乙醇（或温水）拭浴法

操作步骤	操作说明
核对解释	备齐用物携至床旁，核对病人信息并解释，关闭门窗，注意遮挡，按需给予便器
安置体位	松开床位盖被，协助病人取舒适卧位，头部放冰袋，足部置热水袋
垫巾浴拭	暴露拭浴部位，下垫大毛巾，小毛巾浸入乙醇溶液或温水中，拧至半干，缠于手上成手套状，以离心方向拍拭拭浴部位，拍拭后用大毛巾擦干皮肤，每侧部位（四肢、腰背部）拍拭 3 分钟，拍拭毕及时更换衣裤。拍拭顺序为双上肢→背腰部→双下肢。①双上肢：颈外侧→上臂外侧→前臂外侧→手背；侧胸→腋窝→上臂内侧→肘窝→前臂内侧→手掌。②背腰部：肩部→背部→腰部。③双下肢：髋部→下肢外侧→足背；腹股沟→大腿内侧→内踝；臀部→大腿后侧→腘窝→足跟
撤热水袋	拍拭后，取下足底热水袋
整理记录	协助病人取舒适卧位，整理床单位，清理用物。记录拭浴时间、效果、反应
观察处置	拭浴后 30 分钟测体温，将体温绘制于体温单上，体温降至 39 °C 以下时取下头部冰袋

3. 注意事项

（1）拭浴前，头部置冰袋以助降温，并防止头部充血而致头痛；热水袋置足底，以促进足底血管扩张而减轻头部充血，并使病人感到舒适。

（2）拭浴时，以拍拭（轻拍）方式进行，避免用摩擦方式，因摩擦易生热。

（3）拭浴的全过程不宜超过 20 分钟，以防产生继发效应。拭浴过程中，应随时观察病人情况，如出现寒战、面色苍白、脉搏及呼吸异常时，应立即停止，及时处理并通知医生。注意病人耐受性，拭浴后应观察病人的皮肤表面有无发红、苍白、出血点、感觉异常。

（4）拭浴时在腋窝、腹股沟、腘窝等血管丰富处，稍用力并延长停留时间，以促进散热。

（5）禁忌拍拭后颈部、胸前区、腹部和足心部位，以免引起不良反应。

（6）新生儿、血液病病人及乙醇过敏者禁用乙醇拭浴。

第二节　热疗技术

一、热疗的作用

1. 减轻深部充血

热疗使皮肤血管扩张，使平时大量呈闭锁状态的动静脉吻合支开放，皮肤血流量增多。由于全身循环血量的重新分布，减轻深部组织的充血。

13-2　预习指导

2. 促进炎症的消散和局限

热疗使局部血管扩张，血液循环迅速加快，促进组织中毒素的排出；血流量增多，白细胞数量增加，吞噬能力增强和新陈代谢加快。因而炎症早期热疗可促进炎性渗出物吸收与消散；炎症后期热疗可促使白细胞释放出蛋白溶解酶，溶解坏死组织，有利于坏死组织的清除与组织修复，使炎症局限。

3. 减轻疼痛

热疗可降低痛觉神经兴奋性，又可改善血液循环，加速致痛物质（组织胺等）的排出和炎性渗出物的吸收，解除对神经末梢的刺激和压迫，因而减轻疼痛。同时热疗可使肌肉松弛，增强结缔组织伸展性，增加关节的活动范围，减少肌肉痉挛、僵硬、关节强直所致的疼痛。

4. 保暖与舒适

热疗使局部血管扩张，促进血液循环，使体温升高，并使病人感到舒适。适用于年老体弱者、早产儿、危重者、末梢循环不良者。

二、影响热疗的因素

1. 方　式

热疗分湿热法和干热法两大类。湿热法通过水导热，传导快，渗透力强，效果优于干热法。在临床应用中，要根据病人的具体情况和治疗要求选择热疗方式，使用湿热法时，温度应比干热法低一些，注意防止烫伤。

2. 面　积

热效应与热疗面积成正比。热疗面积越大，产生的效应越强。热疗面积越小，效应就越弱。但热疗面积越大，病人的耐受性也越差，因此，大面积热疗时，应密切观察病人的局部及全身反应。

3. 时　间

热疗需要有一定的时间才能产生效应，在一定的时间内，热疗效应随着时间的延长逐渐增强。热疗时间一般为 20 ~ 30 分钟。持续热疗时间越长，机体对热的耐受性增强，敏感性降低，甚至引起不良反应。

4. 温　度

热疗的温度与体表的温度相差越大，机体对热刺激的反应越强烈，反之则反应越小。因此，环境温度也会影响热效应，如室温越高，散热越慢，热效应越强。室温越低，散热越快，热效应越弱。

5. 部　位

热疗部位不同，产生的热效应也不同。如四肢对热的耐受力强，热疗效果较差；躯体对热的敏感性强，热疗效果较好。此外，血液循环情况也能影响热疗效果，血液循环良好的部位，热效应增强。

6. 个体差异

同一强度的热刺激，因个体不同会产生不同的效应，老年人的反应较迟钝，婴幼儿对热刺激的适应能力有限，女性的反应较男性敏感，身体虚弱、意识不清、昏迷、感觉迟钝、麻痹及血液循环障碍等病人的反应敏感性降低，应注意防止烫伤。

三、热疗法禁忌症

1. 未明确诊断的急性腹痛

热疗虽然能减轻疼痛，但易掩盖病情真相，贻误诊断和治疗。

2. 面部危险三角区的感染

因该处血管丰富，面部静脉无静脉瓣，且与颅内海绵窦相通，热疗可使血管扩张、血流增多，导致细菌和毒素进入血液循环，促进炎症扩散，造成严重的颅内感染和败血症。

3. 各种脏器出血

热疗可使局部血管扩张，增加脏器的血流量和血管通透性而加重出血。

4. 软组织损伤或扭伤的早期（48 小时内）

热疗可促进血液循环，使血管扩张，通透性增高，加重皮下出血、肿胀、疼痛。

5. 其　他

治疗部位有恶性肿瘤时不可实施热疗法，因热会加速细胞的新陈代谢，并使血液循环加快，从而加速肿瘤细胞的转移、扩散，加重病情；治疗部位有金属移植物者禁忌用热疗，因为金属是热的良好导体，热疗易造成烫伤；急性炎症反应，如牙龈炎、中耳炎、结膜炎及面部肿胀等不热疗，因热可使局部温度升高，有利于细菌的繁殖和分泌物增多，加重病情；皮肤湿疹不热疗，因热疗可加重皮肤受损，也可使病人增加痒感而不适。

四、热疗技术

热疗技术包括干热疗法和湿热疗法，干热疗法有热水袋、红外线灯等，湿热疗法有热湿敷、热水坐浴、温水浸泡等。

（一）热水袋

1. 目　的

保暖、解痉、镇痛、舒适。

2. 操作程序

1）评　估

（1）病人年龄、病情、意识、治疗等情况。

（2）病人局部皮肤情况，如颜色、温度、有无硬结、瘀血及开放伤口等，有无感觉障碍及对热的耐受程度以确定热疗时间和温度。

（3）病人的活动能力，对使用热疗的心理反应及合作程度。

2）计　划

（1）护士准备：衣帽整洁，洗手。

（2）病人准备：病人清楚使用热水袋的目的、部位及配合要点。

（3）用物准备：热水袋及套、水温计、水壶或量杯、热水、大毛巾。

（4）环境准备：病室安静、整洁，温度适宜，酌情关闭门窗或遮挡病人。

3）实　施

使用热水袋的操作步骤及操作说明见表 13-5。

4）评　价

（1）达到使热疗水袋的目的，病人感觉舒适、安全，无过热、心慌、头晕等感觉，未发生烫伤。

（2）护患沟通有效，得到病人的理解、配合，病人身心需要得到满足，病人学会热水袋的使用方法。

表 13-5　热水袋的使用

操作步骤	操作说明
调温灌袋	检查热水袋有无破损，热水袋与塞子是否配套，调节水温为 60 °C ~ 70 °C
	放平热水袋，一手持袋口边缘，一手灌水（图 13-6），边灌边提高袋口，灌入热水袋容积的 1 / 2 ~ 2 / 3 满，逐渐放平以驱气，拧紧塞子，擦干倒提，无漏水现象 灌毕，装入布套，系带
核对解释	携用物至病人床旁，核对病人信息并解释。协助病人取舒适卧位
置热水袋	置热水袋于所需位置，袋口朝向病人身体外侧，告知其注意事项
效果观察	使用期间询问病人感觉，观察局部皮肤颜色及热水袋情况，治疗时间不超过 30 分钟，用毕，取下热水袋
整理记录	协助病人取舒适卧位，整理床单位。记录使用部位时间，效果、反应等 将袋内热水倒净，倒挂晾干，袋内吹气，旋紧塞子放于阴凉处；热水袋布套清洁后晾干备用

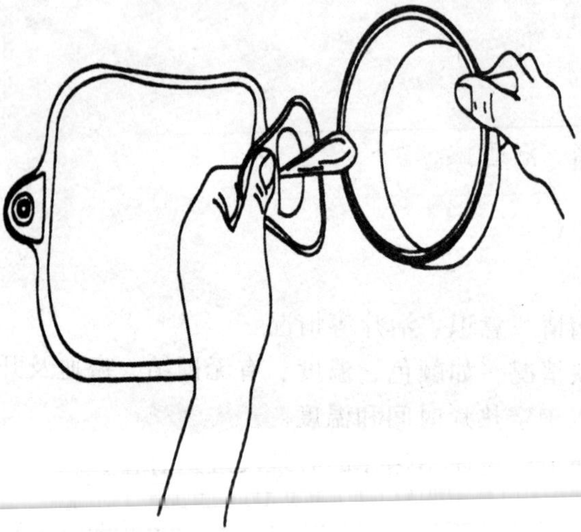

图 13-6 灌热水袋

3. 注意事项

（1）使热疗水袋时要经常巡视，严格执行交接班，观察局部皮肤，防止烫伤，如发现局部皮肤潮红、疼痛，应立即停止使用，并在局部涂凡士林以保护皮肤。

（2）若病人需持续热疗保暖，护士要严格交接班，及时更换热水。

（3）小儿、老年人、昏迷者、麻醉未清醒者、末梢循环不良者、感觉迟钝者等病人，应热疗水袋时，水温应调节在 50 °C 以内，热水袋套外再包大毛巾，以免烫伤。

（二）红外线灯

红外线灯是利用热的辐射作用于人体，使人体局部温度升高、血管扩张、局部血液循环加速，促进组织代谢、改善局部组织营养状况。

1. 目　的

消炎、镇痛、解痉、促进创面干燥结痂、促进肉芽组织的生长。用于感染的伤口、压疮、臀红、神经炎、关节炎等症状。

2. 操作程序

1）评　估

同热水袋使用的评估。

2）计　划

（1）护士准备：衣帽整洁，洗手。

（2）病人准备：病人了解红外线灯的热疗作用，同意使用并知道配合方法。

（3）物品准备：红外线灯，根据治疗部位选择不同功率的灯泡，胸、腹、腰背等部位用 500 ~ 1 000 W 灯泡，手足等小部位可用 250 W 灯泡。必要时备有色眼镜或湿纱布。

（4）环境准备：病室安静、整洁，温度适宜，酌情关闭门窗或遮挡病人。

3）实　施

使用红外线灯的操作步骤及操作说明见表 13-6。

表 13-6　红外线灯的使用

操作步骤	操作说明
核对解释	准备并检查好红外线灯，携至病人床旁，核对病人信息，向病人说明治疗目的及有关注意事项，酌情遮挡病人
照射治疗	协助病人取舒适卧位，暴露治疗部位，将灯头移至治疗部位的斜上方或侧方，有保护罩的灯头可垂直照射，灯距一般为 30～50 cm（图 13-7） 接通电源，打开开关，进行治疗
观察效果	照射期间询问病人感觉，观察局部皮肤颜色，照射时间一般为 20～30 分钟
整理记录	照射完毕，关闭开关，协助病人穿好衣服，取舒适卧位，整理床单位。洗手，记录照射部位、时间、效果及反应

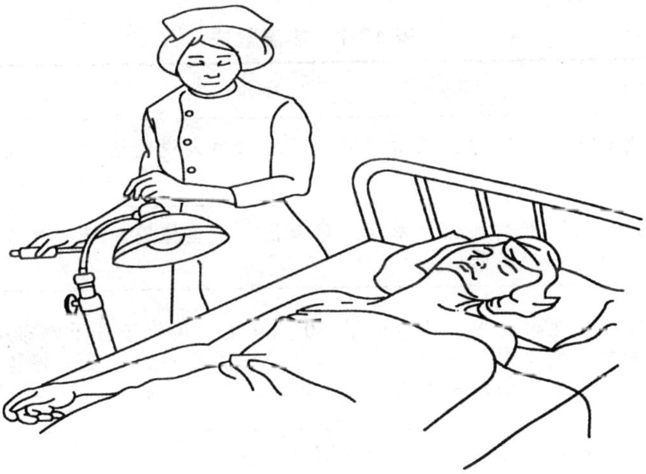

图 13-7　红外线灯的使用

4）评　价

（1）病人体位舒适，无过热、心慌、头晕等感觉。

（2）照射剂量合适，无不良反应发生。

3. 注意事项

（1）照射面颈及前胸部时，应注意保护眼睛，可用湿纱布遮盖眼部或戴有色眼镜。

（2）照射过程中随时观察局部皮肤反应，以皮肤出现桃红色的均匀红斑为合适剂量，如出现紫红色，应立即停止照射，局部涂凡士林，以保护皮肤。

（3）照射后，让病人休息 15 分钟再外出，以防感冒。

（三）热湿敷

1. 目　的

消炎、消肿、解痉、止痛。

2. 操作程序

1）评　估

同热水袋使用的评估。

2）计　划

（1）护士准备：衣帽整洁、洗手。

（2）病人准备：病人了解热湿敷的作用，能配合热湿敷法。

（3）物品准备：小水盘（内盛热水）、水温计、热水瓶或热源、弯盘、纱布、敷布（大于患处面积）2 块、钳子 2 把、凡士林、棉签、小橡胶单、治疗巾、毛巾、棉垫、塑料纸，酌情备热水袋。有伤口者需备换药用物。

（4）环境准备：病室安静、整洁，温度适宜，酌情关闭门窗或遮挡病人。

3）实　施

热湿敷法的操作步骤及操作说明见表 13-7。

表 13-7　热湿敷法

操作步骤	操作说明
核对解释	携用物至病人床旁，核对病人信息，向病人说明治疗目的及有关注意事项，酌情遮挡病人
暴露患处	协助病人取舒适卧位，暴露治疗部位，下垫橡胶单与治疗巾，局部涂凡士林，盖单层纱布以保护皮肤
热敷局部	敷布放入热水盆中，调水温至 50～60 °C，用钳子拧干敷布（以不滴水为度），抖开以手腕掌侧试温。将敷布敷于局部，上置塑料纸，盖上棉垫保温。若热敷部位不忌压，可先放置热水袋再盖以大毛巾，以维持温度
观察效果	操作中随时了解病人的感受及需要并给予及时处理，若病人感到烫热可掀开一角散热
更换敷布	敷布每 3～5 分钟更换一次，更换敷布时查看热敷部位状况。注意调整水温，可热疗源或添加热水以维持水温。热敷时间一般为 15～20 分钟
整理记录	热敷毕，撤除敷布和纱布，擦去凡士林，整理床单位，清理用物。记录热敷部位、时间、效应及病人反应

4）评　价

（1）病人无不适感觉，无烫伤发生。

（2）敷布的温度适宜，更换敷布及时。

（3）热湿敷后，及时检查病人治疗局部的炎症和疼痛情况。必要时，行换药治疗。

3. 注意事项

（1）注意观察局部皮肤的颜色及全身情况，以防烫伤。

（2）伤口部位做湿热敷，应按无菌操作进行，热敷结束后，按换药法处理伤口。

（3）面部湿热敷者，15 分钟后方能外出，以防感冒。

（四）热水坐浴

1. 目　的

消炎、消肿、止痛，用于会阴部、肛门疾病及手术后。

2. 操作程序

1）评　估

同热水袋使用的评估。

2）计　划

（1）护士准备：衣帽整洁，洗手。

（2）病人准备：病人了解热水坐浴的治疗作用，同意采热疗水坐浴，并知道正确的坐浴方法，排空大小便，清洗坐浴部位。

（3）物品准备：水温计、遵医嘱备坐浴溶液（常用 1∶5 000 高锰酸钾溶液）、毛巾、无菌纱布、消毒坐浴盆、坐浴椅（图 13-8）、热水瓶（内盛热水）。酌情备换药用物。

（4）环境准备：病室安静、整洁，温度适宜，酌情关闭门窗、遮挡病人。

3）实　施

热水坐浴的操作步骤及操作说明见表 13-8。

表 13-8　热水坐浴

操作步骤	操作说明
核对解释	携用物至病人床旁，核对病人信息并解释，取得病人合作
调节水温	将坐浴水倒入盆里 1/2 满，水温调至 40～45 °C，药液按医嘱配置
协助坐浴	遮挡病人，协助病人退裤至膝盖部，先用纱布蘸拭，使臀部皮肤适应水温后再坐入盆中，腿部用大毛巾遮盖
观察效果	随时观察病人反应及局部皮肤情况，注意保暖，添加热水及药物时嘱病人偏离浴盆，防止烫伤。坐浴时间一般为 15～20 分钟
整理记录	坐浴完毕，用毛巾擦干臀部，协助穿裤，卧床休息，清理用物。记录坐浴时间、药液、效果、反应

4）评　价

（1）达到热水坐浴的目的，病人感觉舒适、安全，局部的炎症和疼痛有所减轻，无烫伤发生。

（2）护患沟通有效，保护病人自尊，能满足病人的身心需要。

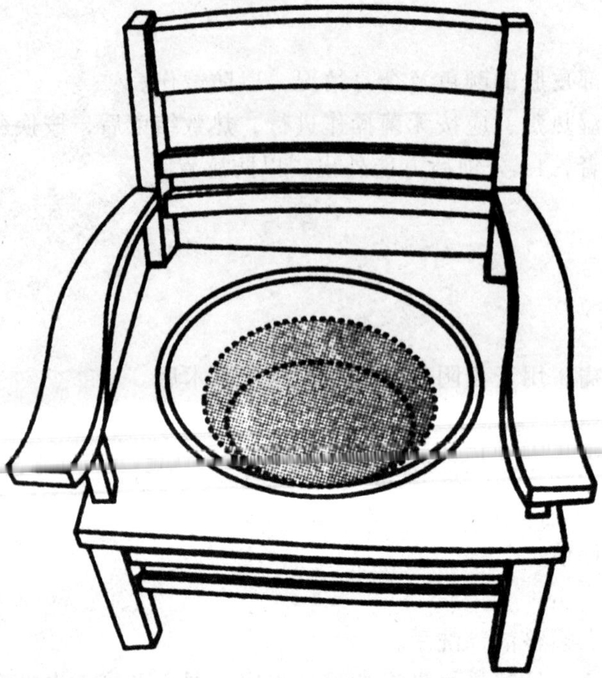

图 13-8　坐浴椅

3. 注意事项

（1）坐浴过程中，应注意病人安全，随时观察病人面色和脉搏，如病人诉乏力、头晕等，应立即停止坐浴。

（2）坐浴部位如有伤口，应备无菌浴盆及药液，坐浴后按换药法处理伤口。

（3）女病人月经期、妊娠后期、产后 2 周内、阴道出血和盆腔急性炎症均不宜坐浴，以免引起感染。

（五）温水浸泡

1. 目　的

消炎、镇痛、清洁消毒伤口。用于手、足、前臂、小腿部位的感染早期，使炎症局限；感染晚期伤口破溃，可促进伤口愈合。

2. 操作程序

1）评　估

同热水袋使用的评估。

2）计　划

（1）护士准备：衣帽整洁，洗手。

（2）病人准备：让病人了解温水浸泡的治疗作用，同意采用温水浸泡，并知道正确的浸泡方法。

（3）用物准备：浸泡盆、浸泡溶液（遵医嘱）、水温计、毛巾。必要时备镊子1把、纱布2块。

（4）环境准备：病室安静、整洁，温度适宜，酌情关闭门窗、遮挡病人。

3）实　施

温水浸泡操作步骤及操作说明见表13-9。

表13-9　温水浸泡

操作步骤	操作说明
核对解释	携用物至病人床旁、核对病人信息并解释，协助病人取舒适卧位
调节水温	将浸泡溶液倒入盆内1/2满，水温调至43～46 °C
协助浸泡	嘱病人肢体浸入盆中，必要时用镊子夹取纱布反复轻擦创面，使之清洁（图13-9），镊子尖端勿接触创面
观察效果	随时观察病人反应及局部皮肤情况，及时调节水温，添加热水及药物时嘱病人偏离水盆，防止烫伤。浸泡时间一般为15～20分钟
整理记录	浸泡完毕，擦干浸泡部位，清理用物，协助病人取舒适卧位，记录温水浸泡部位、时间、效果、反应

4）评　价

（1）热水的温度适宜，病人无不适感觉，无烫伤发生。

（2）病人治疗局部的炎症和疼痛有所减轻。

（3）护患沟通有效，操作熟练规范，动作轻柔。

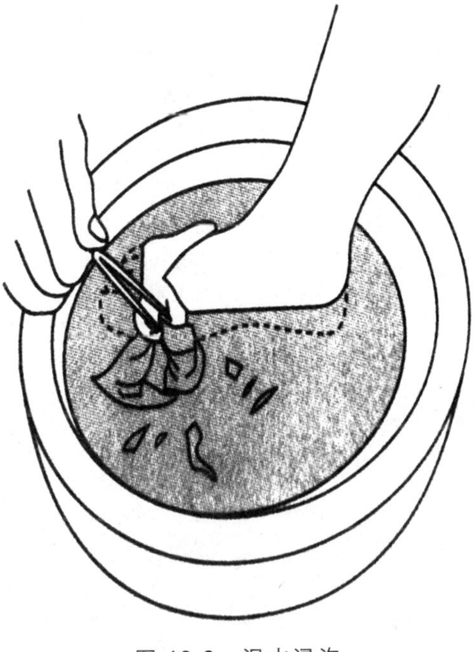

图13-9　温水浸泡

3. 注意事项

（1）浸泡过程中及时听取病人对温水浸泡的反映，观察局部皮肤有无发红、疼痛等反应，如有异常及时处理。

（2）检查热水的温度，随时调节水温。

（3）浸泡的肢体有伤口时，需备无菌浸泡盆和浸泡溶液。按无菌换药法处理伤口。

第十三章　课后巩固

第十四章　饮食与营养

第一节　医院饮食

根据病人不同病情的需要，医院饮食分为基本饮食、治疗饮食和试验饮食。

14–1　预习指导

一、基本饮食

基本饮食包括普通饮食、软质饮食、半流质饮食和流质饮食四种（表 14-1）。

表 14-1　基本饮食

饮食种类	适用范围	饮食原则	用法
普通饮食	体温正常，无消化道疾患，病情较轻或疾病恢复期的病人，无需限制饮食的病人	同健康人饮食类似，营养均衡、易消化、无刺激性的一般食物，限制油煎、坚硬食物	每日进餐 3 次，蛋白质 70 ~ 90 g/d，总热量为 9.5 ~ 11.0 MJ/d
软质饮食	消化不良，咀嚼困难，老、幼病人，术后和肠道疾病恢复期	营养均衡，以软烂、无刺激性、易消化的食物为主，如面条、软饭等。菜和肉应切碎、煮烂	每日进餐 3 ~ 4 次，蛋白质约 70 g/d，总热量为 8.5 ~ 9.5 MJ/d
半流质饮食	消化道疾患、吞咽咀嚼困难、发热及术后病人	少食多餐，无刺激性、易于咀嚼及吞咽、膳食纤维含量少的食物；食物呈半流质状，如粥、面条、蒸鸡蛋、豆腐等	每日进餐 5 ~ 6 次，两餐间隔 2 ~ 3 h，蛋白质 50 ~ 70 g/d，总热量约 6.5 ~ 8.5 MJ/d
流质饮食	急性消化道疾患、高热、各种大手术后及其他重症、全身衰竭等病人	食物呈液体状，如奶类、豆浆、米汤、果汁等，此类饮食热量及营养素不足，只能短期使用	每日进餐 6 ~ 7 次，每 2 ~ 3 h 一次，每次 200 ~ 300 mL，蛋白质 40 ~ 50 g/d，总热量 3.5 ~ 5.0 MJ/d

二、治疗饮食

治疗饮食是指在基本饮食的基础上，根据病人病情的需要，适当调整总热量和营养素的摄入量，从而达到治疗或辅助治疗的目的（表 14-2）。

表 14-2 治疗饮食

饮食种类	适用范围	饮食原则
高热量饮食	热能消耗较高的病人，如甲状腺功能亢进、结核病、大面积烧伤、高热、肝炎、胆道疾患等病人及产妇	在基本饮食的基础上加餐 2 次高热量食品，如牛奶、豆浆、鸡蛋、藕粉、巧克力等
高蛋白饮食	长期消耗性疾病、严重贫血、烧伤、肾病综合征、大手术后及癌症晚期的病人	增加蛋白质的摄入量，成人所需蛋白质总量为 90 ~ 120 g/d
高膳食纤维饮食	便秘、高脂血症、肥胖症、糖尿病、肠蠕动减弱等病人	选择含膳食纤维多的食物，如韭菜、芹菜、粗粮、豆类等
低蛋白饮食	急性肾炎、尿毒症、肝性脑病等病人疾病患者	成人蛋白质总摄入量应少于 40 g/d。肾功能不全者应摄入动物性蛋白，忌用豆制品；肝性脑病者应以植物性蛋白为主
低脂肪饮食	肝、胆、胰疾患；冠心病、动脉硬化、高脂血症、肥胖症及腹泻等病人	少用油，禁用肥肉、蛋黄、动物脑。高脂血症及动脉硬化病人不必限制植物油（椰子油除外）。脂肪摄入量<50 g/d，肝胆胰疾病人<40 g/d
低胆固醇饮食	高胆固醇血症、高脂血症、动脉硬化、冠心病、高血压、胆石症等病人	胆固醇摄入量<300 mg/d，禁用或少用含胆固醇高的食物，如动物内脏和脑、鱼子、蛋黄、肥肉和动物油等
低盐饮食	肾炎、心脏病、肝硬化伴腹水、重度高血压等，但水肿较轻的病人	每日进食盐量不超过 2 g，但不包括食物内自然存在的氯化钠。禁食腌制食品，如咸菜、火腿、香肠、咸肉等
无盐低钠饮食	心、肾、肝脏疾病伴水肿较重者	每日钠的摄入量低于 0.5 g。除无盐外，还要控制含钠高的食物和药物，如含碱食品（油条、挂面）、汽水和药物碳酸氢钠等，禁食腌制食品
少渣饮食	伤寒、肠炎、痢疾、腹泻、食管静脉曲张、咽喉部手术、胃肠道术后及直肠肛门手术后等病人	禁食膳食纤维多的食物，如韭菜、芹菜等，不食用刺激性调味品及坚硬、带碎骨的食物

三、试验饮食

试验饮食又称为诊断饮食，是指在特定时间内，通过对饮食内容进行调整以协助疾病的诊断和提高试验检查的准确性（表 14-3）。

表 14-3 试验饮食

饮食种类	适用范围	饮食原则及注意事项
隐血试验饮食	大便隐血试验前的准备，协助诊断消化道有无出血及原因不明的贫血	试验期为 3 天，试验期间禁食肉类、血类、肝脏、含铁丰富的药物和食物及绿色蔬菜。可进食豆制品、土豆、牛奶等，第 4 天开始留取粪便标本做隐血检查
胆囊造影饮食	用于进行造影检查有无胆囊、胆管、肝胆管疾病的病人	检查前一天午餐进高脂肪饮食，以刺激胆囊的收缩和排空，有助于造影剂进入胆囊；晚餐进无脂肪、低蛋白、高碳水化合物的清淡饮食，晚餐后口服造影剂，禁食、禁水、禁烟至次日上午。检查当日早晨禁食摄 X 线片，第一次摄片后如胆囊显影良好，可进脂肪餐（如油煎荷包蛋或高脂肪的方便餐，脂肪量约 25 ~ 50 g），30 分钟后再次摄片观察
吸碘试验饮食	用于协助检查甲状腺功能	试验期为 2 周，试验期间禁食含碘食物及影响甲状腺功能的药物及食物，如海带、紫菜、海参、虾、鱼、加碘食盐等。禁用碘做局部消毒
肌酐试验饮食	用于协助检查、测定肾小球的滤过功能	试验期为 3 天，试验期间禁食肉类、禽类、鱼类，忌饮茶和咖啡。全天主食在 300 g 以内，应限制蛋白质的摄入，蛋白质供给量 < 40 g/d，第 3 天测尿肌酐清除率、血浆肌酐的含量

第二节 一般饮食护理

一、营养状况评估

（一）人体测量

测量的项目包括身高、体重、头围、上臂围、小腿围及皮褶厚度。

14-2 预习指导

1. 身高、体重

身高及体重是反映生长发育及营养状况的最重要指标。评价营养状况时需要测量身高、体重并用测得的数值与人体正常值进行比较。测量出病人的身高、体重，然后按照公式计算出标准体重，计算实测体重占标准体重的百分数。

我国常用的标准体重计算公式：

男性：标准体重（kg）=身高（cm）－ 105

女性：标准体重（kg）=身高（cm）－ 105 － 2.5

实测体重与标准体重相比，偏差在 ± 10%之内为正常范围，超过正常范围的 10% ~ 20%为超重，超过 20%为肥胖，少于正常范围的 10% ~ 20%为消瘦，低于 20%为明显消瘦。

2. 皮褶厚度

皮褶厚度能反映身体脂肪含量的多少，对判断消瘦或肥胖有重要意义。WHO 推荐的常用测量部位有：肩胛下部、肱三头肌部、腹部。测量时测定三次取平均值。最常用测量三头肌皮褶厚度，正常参考值为：男性 12.5 mm，女性 16.5 mm。测量的数据与同年龄正常值比较，低于正常值 35%～40%为重度消耗，25%～34%为中度消耗，24%以下为轻度消耗。

3. 上臂围

测量上臂中点位置的周长。上臂围能反映肌蛋白贮存和消耗程度，可简单快速地进行指标评价。我国男性上臂围平均为 27.5 cm。测量值与标准值的比值为 90%表示营养正常，90%～80%为轻度营养不良，80%～60%为中度营养不良，小于 60%为重度营养不良。

（二）体格检查

通过对病人的外貌、毛发、皮肤、口唇、指甲、骨骼和肌肉等方面的评估可初步确定病人的营养状况。

（三）饮食形态

1. 食物种类

食物种类繁多，不同食物中营养素的含量大多不同，应注意评估病人摄入食物的种类，是否易被人体消化吸收。

2. 摄入食物的量

评估病人摄入食物的量能否被人体有效吸收和利用，过多或过少均不利于营养素的吸收。

3. 用餐时间长短

用餐时间过短可使病人咀嚼不充分，影响营养素的消化与吸收。

4. 其　他

应注意评估病人的饮食规律，是否服用药物并注意药物种类、剂量、服用时间，有无对某种或某些特定食物的过敏史、特殊喜好等。

（四）病人食欲情况

当病人紧张或疲老时，可导致暂时性的食欲缺乏，多饮多食、运动量不足、便秘等都是引起食欲缺乏的因素。应注意评估病人的食欲有无改变，根据病人的情况分析引起食欲改变的原因，找到解决方法，从而增进病人的食欲。

二、影响饮食和营养的因素

影响饮食与营养的因素有生理因素、病理因素、心理因素及社会文化因素等。

（一）生理因素

1. 年　龄

不同的年龄阶段，每日所需的食物量和特殊营养素也不同，处在生长发育期的儿童、青少年所需热量及营养素较多，老年人所需热量及营养素逐渐减少，但对钙的需求增加。

2. 特殊生理状况

女性在妊娠和哺乳期对营养素的需求量明显增加，并可能有饮食习惯的改变。妊娠期摄入营养素的比例应均衡，同时需要增加蛋白质、钙、铁、碘、叶酸等营养物质的摄入量。

3. 活动量

活动量大的人每日所需热量及营养素均高于活动量小的人。

4. 身高、体重

体格健壮、高大的人对营养需要量较高。

（二）病理因素

1. 疾病影响

许多疾病会使病人食欲减退，影响食物的摄取。某些高代谢性疾病，如发热、甲状腺功能亢进等，由于代谢增加，所需营养素也高于平时。有些疾病可引起机体大量的蛋白质、体液和电解质流失，从而导致所需的营养增加。

2. 药物影响

药物对饮食的影响是多方面的，在治疗过程中，一些药物的使用可促进或抑制食欲，如胰岛素、类固醇等能增进食欲，氯贝丁酯、非肠溶性红霉素等可降低食欲。有的药物则会影响营养素的吸收，如苯妥英钠可干扰维生素 D 的吸收和代谢，引起钙吸收不良。

3. 食物过敏或不耐受

某些病人对某种特定的食物会发生过敏反应。如对虾、蟹等海产品过敏，可引起腹泻、哮喘、荨麻疹等。人对食物的不耐受一般是由于体内某种特定酶的遗传缺陷而引起对食物色素、添加剂或食物中天然含有的物质不耐受。如病人空肠乳糖酶缺乏，可引起机体对乳及乳制品的不耐受，食用后则会发生腹泻等。

（三）心理因素

一般情况下，不良情绪如焦虑、恐惧、忧郁、痛苦与悲哀等会使人食欲减退，进食量减少甚至厌食；反之，愉快、轻松的心理状态则会增进食欲。此外，进食环境整洁，空气清新，餐具洁净，食物良好的色、香、味等均可促进食欲。

（四）社会文化因素

1. 饮食习惯

个人的饮食习惯受多方面因素的影响。不同的文化背景、宗教信仰、地理位置等均会影响个人的饮食习惯，从而影响饮食的摄入和营养的吸收。通常来说，东部喜酸、西部喜辣，南部喜甜，北部喜咸。

2. 生活方式

生活方式的改变也会影响人们对饮食和营养的需求。生活和工作的快节奏、高效率使人们更多的进食快餐、速食食品，从而导致肥胖和营养不良等，在不同程度上影响着人们的健康。正确理解和掌握基本的营养知识可帮助人们合理地选择食物、摄入均衡的营养。

3. 经济状况

经济状况的好坏直接影响人们对食物的选择，从而影响人们的营养状况。

三、病人一般饮食的护理

病人入院后，医生在为病人进行营养评估的基础上，结合疾病的特点，对病人开出饮食医嘱进行有针对性的饮食护理，可帮助病人摄入足够的营养素，促进机体的康复。

（一）进食前的护理

1. 提供舒适的进食环境

为病人创设良好的进食环境，空气清新、整洁安静、温湿度适宜，餐具整洁，以促进病人的食欲。

（1）进食前应暂停非紧急的治疗、检查和护理操作。

（2）整理床单位，饭前半小时开窗通风，移去便器，去除不良气味。

（3）病房如有危重病人可适当以屏风遮挡，以免对其他病人造成影响。

（4）如病人病情允许，可安排在餐厅进餐，共同进餐可促进食欲。

2. 饮食指导

应根据医嘱确定的饮食种类，对病人进行解释和指导，说明进食此类饮食的目的，以取得病人的配合。饮食指导时应尽量符合病人的饮食习惯，尽量用一些病人容易接受的食物代替限制的食物，使用替代的调味品或佐料，以使病人适应饮食习惯的改变。

3. 病人准备

进食前护士应协助病人进行餐前准备工作。

（1）督促或协助病人洗手、漱口：病情严重者给予口腔护理，以促进食欲。

（2）协助病人采取舒适的进食姿势：如病情允许，可协助病人下床进食；不能下床者，可协助坐位或半坐位，放置床上桌及餐具；卧床病人协助侧卧或仰卧位（头偏向一侧）并给予适当支托。

（3）减少或去除引起不舒适的因素：疼痛病人给予止痛措施止痛，以减轻痛苦；高热病人进行对应的降温处理；焦虑、忧郁的病人给予心理安慰和疏导；因特定卧位引起疲劳时，应帮助病人更换卧位或给予按摩。

（4）协助病人在进餐前排空大小便，需要时，协助病人去卫生间或提供便器，以免影响病人进餐。

（二）进食时的护理

1. 及时分发食物

护士洗净双手，衣帽整洁，戴口罩。根据饮食单上的要求，协助配餐员将热饭菜及时准确分发给每个病人。对禁食或限量进食的病人应告知原因并在床头（尾）卡上标记。

2. 巡视观察

病人进餐期间，护士应巡视、观察病人进食情况，鼓励病人自行进食。检查治疗饮食、试验饮食的实施和落实情况，并适当地给予督促。对家属或访客带来的食物，需经护士检查是否符合治疗护理原则，符合饮食原则时方可食用。

3. 协助进餐

对能自行进餐的病人，护士可帮助病人将食物和餐具放在方便取用的位置。对不能自行进餐的病人，应根据病人的进食习惯耐心喂食。每次喂食量、速度适中，以便于咀嚼和吞咽，不可催促，不可强迫进食。温度应适宜，避免过冷或过热。饭和菜、固体和液体食物应交替喂食。进流质饮食的病人，可用吸管吸吮。

4. 对双目失明或眼睛被遮盖的病人协助进餐

除遵守上述喂食要求外，还应告知病人食物具体名称以增加食欲。若病人要求自行进食，可按时钟平面图放置食物，并告知方向、食物名称、位置，利于病人自行摄取。如 6 点钟处放饭，12 点钟处放汤，9 点钟和 3 点钟处放菜等（图 14-1）。

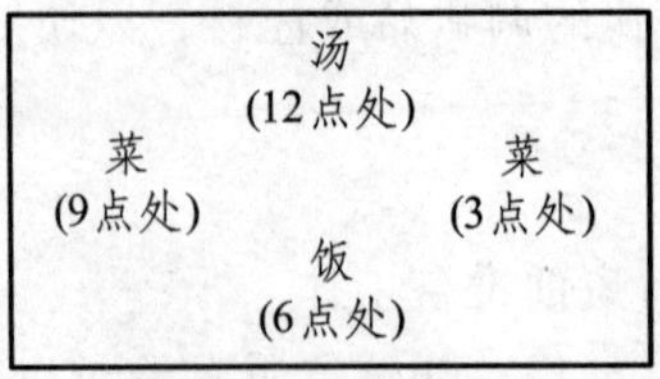

图 14-1　食物放置钟平面图

5. 特殊情况处理

如病人在进餐时出现恶心，应指导其做深呼吸，并暂停进食。如发生呕吐，将病人头偏向一侧，尽快清除呕吐物，防止呕吐物进入气管，及时更换被污染的被服等，帮助病人漱口，开窗通风，同时注意观察呕吐物的性状、量和气味等并做好记录。征求病人的意见，对暂时不愿进食者，将剩余的食物妥善保存。

（三）进食后的护理

1. 撤物整理

及时撤去餐具，清理食物残渣，协助病人饭后洗手、漱口或为病人做口腔护理，整理床单位。

2. 做好护理记录

餐后根据需要做好记录，如进食的种类、量、病人进食时和进食后的反应等，以评价病人的进食是否达到营养需求。

3. 做好交班

对暂禁食或延缓进食的病人做好交接班。

第三节　特殊饮食的护理

一、鼻饲法

（一）定　义

鼻饲法是将胃管经一侧鼻腔插入胃内，经管内灌注流质食物、水分和药物的方法，包括胃肠内营养和胃肠外营养。

14-3　预习指导

（二）目　的

对不能自行经口进食的病人，通过鼻胃管供给食物和药物，以维持病人营养和治疗的需要，促进康复。

（三）适应症

常用于以下病人：① 昏迷病人。② 口腔疾患、口腔手术后的病人。③ 不能张口的病人，如破伤风病人。④ 早产儿和病情危重的病人。⑤ 拒绝进食的病人。⑥ 上消化道肿瘤引起的吞咽功能障碍者。

（四）操作程序

1. 评　估

（1）病人的病情、年龄、意识及治疗情况。

（2）病人的鼻腔是否通畅，鼻腔黏膜有无肿胀、炎症，有无鼻中隔偏曲，有无鼻息肉等。

（3）病人的心理状态与合作程度，既往是否接受过类似的治疗，是否紧张，是否了解插管的目的、方法，是否愿意配合等。

2. 计　划

（1）护士准备：衣帽整洁，修剪指甲、洗手，戴口罩。

（2）病人准备：病人和家属了解鼻腔插管的目的、操作过程及配合的相关知识，如有戴眼镜或佩戴有义齿者操作前应取下，义齿放入冷蒸馏水中妥善放置。

（3）用物准备。

① 置管治疗盘：鼻饲包（治疗碗、治疗巾、压舌板、镊子、纱布）、50 mL 注射器、胃管、棉签、液状石蜡、胶布、安全别针、听诊器、调节夹或橡皮圈（夹管用）、温开水适量（亦可用病人饮水壶内的水）、水杯、弯盘、鼻饲液（38 ~ 40 °C）。

② 拔管治疗盘：弯盘、纱布、棉签、松节油，根据病人需要备漱口液。

（4）环境准备：病室光线充足，安静、整洁，无异味。根据需要遮挡病人。

3. 实　施

鼻饲法的操作步骤及操作说明见表 14-4。

表 14-4　鼻饲法

操作步骤	操作说明
▲插管法	
核对解释	◇备齐用物，携用物至床旁，核对病人姓名和床号，向病人及家属解释插管的目的、过程及配合方法，以取得病人合作
安置体位	◇协助病人取坐位或半坐位，无法坐起者取右侧卧位。安置昏迷病人去枕仰卧位，头向后仰

续表

操作步骤	操作说明
清洁鼻腔	◇检查病人鼻腔情况，铺治疗巾于病人颌下，弯盘置于病人口角旁，准备胶布。选择通畅的一侧鼻孔，用湿棉签清洁鼻腔
插管标记	◇打开鼻饲包，取出胃管，注入少量空气，检查是否通畅。测量胃管插入长度，以病人前额发际至剑突或鼻尖至耳垂再至剑突的长度作为插入深度，成人约 45 ~ 55 cm，并做好标记（图 14-2）。小儿胃管插入长度为眉间至剑突与脐中点的距离，约 14 ~ 18 cm
润管插入	◇用液状石蜡润滑胃管前端约 10 ~ 20 cm，护士一手持纱布托住胃管，另一手持镊子夹住胃管前端，从一侧鼻腔先稍向上平行再向后下轻轻插入，至咽喉部 10 ~ 15 cm 时，嘱病人吞咽，顺势将胃管推进，直至插入所需长度。昏迷病人插管前护士应协助病人去枕、头后仰，当胃管插入约 15 cm（会厌部）时，将病人头部托起，使下颌靠近胸骨柄（以增大咽喉部通道的弧度，便于胃管沿通道后壁进入食管，提高插管的成功率），徐徐插入至预定长度（图 14-3）
观察反应	◇插管过程中，如发现呛咳、呼吸困难、发绀等情况，表明误入气管，应立即拔管，休息片刻后重新插入；如出现剧烈恶心、呕吐，可暂停片刻，嘱病人做深呼吸，缓解后继续插入；如插入不畅时，可检查胃管是否盘在口中，可将胃管抽出一小段，再小心插管
验管固定	◇插至预定长度后，应检查胃管是否在胃内，检查方法有三种：① 胃管末端接注射器抽吸，能抽出胃液。② 将听诊器放于胃部，用注射器快速注入 10 mL 空气，能听到气过水声。③ 将胃管末端放入水中观察，无气体逸出。确认胃管在胃内后，用胶布固定胃管于鼻翼及脸颊部
灌注食物	◇先灌入少量温开水，约 10 mL，再缓慢灌注鼻饲液或药液。灌食后再注入少量温开水
反折固定	◇闭合胃管开口端并反折末端，用纱布包好，橡皮圈系紧或用夹子夹紧（防止导管内容物反流或空气进入造成腹胀），用别针固定于枕旁或病人衣领处（防止胃管移动或脱出）
整理记录	◇清理用物，整理床单位，嘱病人维持原卧位 20 ~ 30 分钟。洗手，记录插管时间，鼻饲液的种类、量，病人的反应等
▲拔管法	
核对解释	◇携用物至床旁，核对并解释
去除胶布	◇置弯盘于病人颌下，夹紧胃管末端置于弯盘内，轻轻揭去固定胶布
拔出胃管	◇用纱布包裹近鼻孔处胃管，嘱病人深呼吸，在病人呼气时拔管，至咽喉处快速拔出胃管，用纱布包住胃管放于弯盘内。清洁病人口鼻及面部，用松节油擦去胶布痕迹，必要时协助病人漱口或给予口腔护理
整理记录	◇整理床单位，协助病人取舒适卧位，清理用物。洗手，记录拔管时间和病人的反应

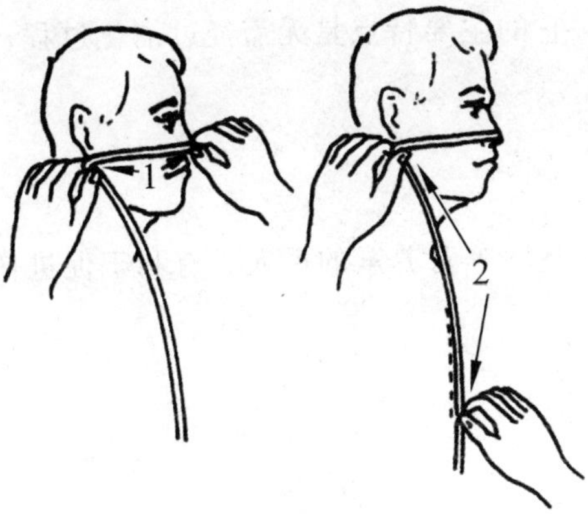

图 14-2　测量胃管长度

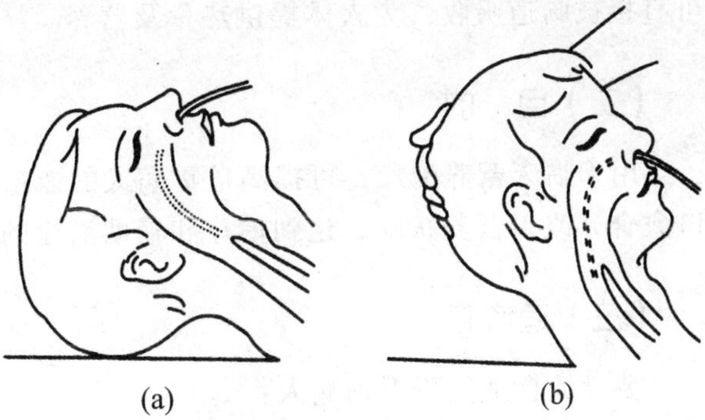

图 14-3　为昏迷病人插胃管

4. 评　价

（1）操作方法正确，动作轻柔，无黏膜损伤、出血及其他并发症。护患沟通有效，病人理解插胃管的目的并能配合。

（2）胃管置于正确位置，无滑脱。

（3）饮食清洁卫生，温度和量适宜，病人营养基本保证。

（4）拔管后病人无不适反应。

（五）注意事项

（1）鼻饲前应与病人进行有效的沟通，向病人解释操作目的及配合方法。

（2）插管时，动作应轻柔，防止损伤病人鼻腔及食管黏膜。在插管过程中注意与病人交流并观察反应，正确处理操作中出现的问题。

（3）每次鼻饲量不超过 200 mL，间隔时间不少于 2 小时；鼻饲液的温度为 38 ~ 40 °C；药片应研碎，溶解后再灌入；新鲜果汁和奶液应分别注入，防止产生凝块。

（4）鼻饲过程中应做到“三避免”：①避免灌入空气，以免造成腹胀。②避免灌注速度过快，防止不适。③避免鼻饲液过热或过冷，防止烫伤黏膜和胃腹部不适。

（5）长期鼻饲者应每日口腔护理 2 次，胃管每周更换 1 次。胃管晚间末次喂食后拔出，翌晨从另一侧鼻腔插入。

（6）鼻饲禁忌症：食管、胃底静脉曲张，食管癌和食管梗阻等。

二、要素饮食

（一）定　义

要素饮食是一种人工合成的化学精制食物，营养素齐全，含有人体所需的易于消化吸收的全部营养成分，包含游离氨基酸、单糖、必需脂肪酸、维生素、无机盐类和微量元素等，与水混合后可以形成溶液或较为稳定的悬浮液。它的主要特点是无需经过消化过程，可直接被肠道吸收，为人体提供热量及营养。

（二）目　的

用于临床营养治疗，可提高危重病人的能量及氨基酸等营养素的摄入，有利于促进伤口愈合，改善营养状况，达到治疗和辅助治疗的目的。

（三）适应症

要素饮食适用于下列病人：

（1）严重烧伤及创伤、严重化脓性感染、多发性骨折等病人。

（2）外科手术前后需营养支持者。

（3）肿瘤或其他消耗性疾病引起的营养不良的病人。

（4）肠炎及其他腹泻、消化道瘘、急性胰腺炎等病人。

（5）其他病人，如脑外伤、免疫功能低下的病人。

（四）操作程序

要素饮食可通过口服、鼻饲、经由胃或空肠造瘘管滴注等方法供给病人。

操作步骤以空肠瘘管滴注法为例。

1. 评　估

（1）病人的年龄、病情、意识及营养情况。

（2）病人的心理状态与合作程度。

2. 计　划

（1）护士准备：着装整洁，洗手，戴口罩。

（2）病人准备：病人了解要素饮食的目的、注意事项和配合方法。

（3）用物准备。

① 治疗盘：碘伏、无菌持物钳、无菌棉签、液状石蜡、棉签、弯盘、适量温开水、等渗盐水或蒸馏水、治疗碗（内盛纱布）、橡胶圈、别针、70%乙醇等。

② 滴入器具：无菌开放式输液吊瓶、输液泵、输液架、热水瓶、夹子等。

③ 要素饮食：液态要素饮食如果汁、菜汤；粉状要素饮食按比例添加水，根据病人情况配制成 5%、10%、15%、20%或 25%的液体。

（4）环境准备：病室安静、整洁，光线充足。根据需要遮挡病人。

3. 实　施

要素饮食滴注法的操作步骤及操作说明见表 14-5。

表 14-5 要素饮食滴注法

操作步骤	操作说明
核对解释	核对病人床号、姓名，向病人家属解释操作目的和配合事项
准备液体	打开无菌开放式输液吊瓶，将测温后的要素饮食倒入无菌吊瓶内
挂瓶排气	将吊瓶挂在输液架上，排尽输液管内的气体（茂非滴管以下）
消毒冲管	消毒造瘘口皮肤及造瘘管，用少量温开水冲注造瘘管
接管调速	将输液瓶的头皮针取下弃掉，润滑输液管前端，再次排气与造瘘管连接，调节滴注速度 ① 间歇滴注：每日 4～6 次，每次 400～500 mL，每次输注持续时间约 30～60 分钟 ② 连续滴注：12～24 小时内持续滴入，浓度宜从 5%开始，逐渐调至 20%～25%；速度由 40～60 mL/h 开始渐增至 120 mL/h，最高不宜超过 150 mL/h，可用输液泵保持恒定滴速。多用于经空肠造瘘喂食的病人
拔管固定	滴注完毕，将输液器和造瘘管分开，再用少量温开水冲注造瘘管，并将造瘘管反折，用无菌纱布包好，橡胶圈缠绕并固定
整理记录	整理床单位，记录滴注次数、剂量及病人反应

4. 评　价

（1）护士操作方法正确，动作轻柔。病人能够主动配合，并获得相应的营养素，无感染或并发症的发生。

（2）饮食新鲜卫生，温度和量适宜，病人营养得到保证。

（五）注意事项

（1）要素饮食须严格执行无菌操作，新鲜配制，所有配制用物均严格灭菌后使用。每天配制一次，置 4 °C 冰箱内保存，应于 24 小时内用完。

（2）要素饮食应以低浓度、低容量、慢速开始，逐渐增加；停用时需逐渐减量，不可骤停，以免引起低血糖反应。使用期间定期检查血糖、尿糖、血尿素氮、大便潜血、出凝血时间、凝血酶原、氮排出量和肝功能、电解质等，定期测体重。

（3）要素饮食口服温度为 37 °C，鼻饲和经瘘口滴注时的温度宜为 41～42 °C，不可高温蒸煮，可在输液管远端放置热水袋，适当加温。

（4）滴注过程中应经常巡视病人，如病人出现恶心、呕吐、腹泻、腹胀等症状时应及时查明原因，根据病人发生反应的原因与轻重程度适当调整速度、温度及量，反应严重者可暂停滴入。

（六）禁忌症

消化道出血病人、三个月内婴儿应禁用；糖尿病病人、胰腺疾病病人应慎用；胃切除术后病人如大量使用要素饮食可引起倾倒综合征，应慎用。

三、胃肠外营养

胃肠外营养是按照病人的需要，通过周围静脉或中心静脉输入病人所需的全部能量及营养素，包括氨基酸、脂肪、各种维生素、电解质和微量元素的一种营养支持方法。

（一）目　的

用于各种原因引起的不能从胃肠道摄入营养、胃肠道需要充分休息、消化吸收障碍以及存在超高代谢等病人，以保证热量及营养素的摄入，从而维持机体新陈代谢，促进病人康复。

（二）分　类

根据补充营养的量，胃肠外营养可分为部分胃肠外营养（PPN）和全胃肠外营养（TPN）两种；根据应用途径不同，胃肠外营养可分为周围静脉营养及中心静脉营养。短期、部分营养支持或中心静脉置管困难时，可采用周围静脉营养；长期、全量补充营养时宜采取中心静脉营养。

（三）用　法

胃肠外营养的输注方法主要有全营养混合液输注及单瓶输注两种。

1. 全营养混合液输注

即将每天所需的营养物质在无菌条件下按次序混合输入由聚合材料制成的输液袋或玻璃容器后再输注的方法。这种方法热氮比例平衡，多种营养素同时进入体内而增加节氮效果；同时简化输液过程，节省时间；另外可减少污染并降低代谢性并发症的发生。

2. 单瓶输注

在无条件进行全营养混合液输注时，可单瓶输注。此方法由于各营养素非同步进入机体而造成营养素的浪费，另外易发生代谢性并发症。

（四）禁忌证

（1）估计应用时间不超过 5 天，胃肠道功能正常，能获得足够的营养的病人。

（2）病人伴有严重水电解质紊乱、酸碱失衡、出凝血功能紊乱或休克时应暂缓使用，待内环境稳定后再考虑胃肠外营养。

（3）已进入临终期、不可逆昏迷等病人不宜应用胃肠外营养。

（五）并发症

在病人应用胃肠外营养的过程中，可能发生的并发症有：

1. 机械性并发症

在中心静脉置管时，可因病人体位不当、穿刺方向不正确等引起气胸、皮下气肿、血肿甚至神经损伤。若穿破静脉及胸膜，可发生血胸或液胸。输注过程中，若大量空气进入输液管道可发生空气栓塞，甚至死亡。

2. 感染性并发症

若置管时无菌操作不严格、营养液污染以及导管长期留置可引起穿刺部位感染、导管性脓毒症等感染性并发症。长期肠外营养也可发生肠源性感染。

3. 肝功能损害

长期肠外营养也可引起肠黏膜萎缩、胆汁淤积等并发症。

（六）注意事项

（1）加强配制营养液及静脉穿刺过程中的无菌操作。

（2）配制好的营养液储存于 4 °C 冰箱内备用，若存放超过 24 小时，则不宜使用。

（3）输液导管及输液袋每 12 ~ 24 小时更换一次；导管进入静脉处的敷料每 24 小时应更换一次。更换时严格无菌操作，注意观察局部皮肤有无异常征象。

（4）输液过程中加强巡视，注意输液是否通畅，开始时缓慢，逐渐增加滴速，保持输液速度均匀。一般成人首日输液速度 60 mL/h，次日 80 m/h，第三日 100 m/h。输液浓度也应由较低浓度开始，逐渐增加。输液速度及浓度可根据病人年龄及耐受情况加以调节。

（5）输液过程中应防止液体中断或导管拔出，防止发生空气栓塞。

（6）静脉营养导管严禁输入其他液体、药物及血液，也不可在此处采集血标本或测中心静脉压。

（7）使用前及使用过程中要对病人进行严密的实验室监测，每日记录出入液量，观察血常规、电解质、血糖、氧分压、血浆蛋白、尿糖、酮体及尿生化等情况， 根据病人体内代谢的动态变化及时调整营养液配方。

（8）密切观察病人的临床表现，注意有无并发症的发生。若发现异常情况应及时与医师联系，配合处理。

（9）停用胃肠外营养时应在 2 ~ 3 天内逐渐减量。

第四节　出入液量记录

正常人每日的液体摄入量与排出量应保持动态平衡。但休克、大面积烧伤、大手术后、肝硬化腹水或患有心脏病、肾脏病等疾病时，需要记录 24 小时摄入量和排出量，用以了解病情、协助临床诊断，为治疗和护理计划的制定提供依据。

14–4　预习指导

一、记录内容与要求

每日出入液量的记录内容及要求见表 14-6。

表 14-6　记录内容及要求

类别	记录内容	记录要求
摄入量	饮水量、食物中含水量、输液量、输血量等	病人饮水或进食时，应使用量杯或固定使用已测量过的容器，以便准确记录；固体食物除须记录固体单位量外，根据需要可换算出固体食物的含水量
排出量	汗液、尿量、粪便量、其他排出量（呕吐量、咯血量、痰量、胃肠减压抽出液量、腹腔抽出液量、各种引流量及伤口渗出液量等）	在记录过程中，除大便记录次数外，液体均以毫升为单位进行记录。对于昏迷、尿失禁的病人或需要密切观察尿量的病人，应给予接尿措施或留置导尿管，以保证计量的准确性

二、记录方法

（1）用蓝笔填写出入液量记录单的眉栏项目，如床号、姓名、住院号、日期等。

（2）出入液量记录，晨 7 时至晚 7 时用蓝笔记录，晚 7 时至次晨 7 时用红笔记录。

（3）出入液量总结，一般每日晚 7 时做 12 小时小结，用蓝笔记录；次日晨 7 时做 24 小时总结，用红笔记录；并用蓝笔将 24 小时总出入量填写在体温单的相应栏目内。

（4）记录应及时、准确、完整，字迹清晰。

第十四章　课后巩固

第十五章　排泄护理

第一节　排尿护理

机体通过排尿活动可将其代谢的终末产物、有毒物质和药物等排出体外，同时调节水、电解质及酸碱平衡，以维持人体内环境的相对稳定。护理人员在工作中应密切观察病人排尿活动，了解其身心需要，提供恰当的护理措施，解决病人存在的排尿问题，促进身心健康。

15–1　预习指导

一、尿液的观察

（一）正常尿液的观察

正常情况下排尿受意识支配，无障碍，无痛苦，可自主随意进行。

1. 尿量与次数

正常成人 24 小时尿量约 1 000 ~ 2 000 mL，平均约 1 500 mL；一般日间排尿 3 ~ 5 次，夜间排尿 0 ~ 1 次，每次尿量约 200 ~ 400 mL。

2. 颜色、透明度

新鲜尿液呈淡黄色、澄清、透明，静置后因磷酸盐析出沉淀而呈浑浊状。

3. 密度、酸碱性

尿密度波动在 1.015 ~ 1.025 之间，pH 5 ~ 7，平均为 6，呈弱酸性。

4. 气　味

新鲜尿液的气味来自尿中的挥发性酸，静置后因尿素分解产生氨，故有氨臭味。

（二）异常尿液的观察

1. 尿量与次数

（1）多尿：24 小时尿量经常超过 2 500 mL 者。常见于糖尿病、尿崩症等病人。

（2）少尿：24 小时尿量少于 400 mL 或每小时尿量少于 17 mL 者。常见于心、肾疾病和休克等病人。

（3）无尿或尿闭：24 小时尿量少于 100 mL 或 12 小时内无尿者。常见于严重休克和急性肾功能衰竭的病人。

（4）膀胱刺激征：主要表现为尿频、尿急、尿痛。常见于膀胱及尿路感染等病人。

2. 颜　色

（1）血尿：尿液内含有一定量的红细胞。肉眼血尿呈淡红色或棕色（似洗肉水）。常见于输尿管结石、急性肾小球肾炎、泌尿系统结核及肿瘤等病人。

（2）血红蛋白尿：尿液呈酱油色或浓茶色，隐血试验阳性。常见于溶血性贫血和溶血反应等病人。

（3）胆红素尿：尿液呈黄褐色或深黄色。常见于肝细胞性黄疸及阻塞性黄疸等病人。

（4）脓尿：尿液呈白色絮状浑浊。常见于泌尿系结核、非特异性感染等病人。

（5）乳糜尿：因尿液中含有大量淋巴液而呈乳白色。常见于丝虫病。

3. 透明度

尿中有脓细胞、红细胞和大量上皮细胞、管型时新鲜尿液即为浑浊状。常见于泌尿系统感染等病人。

4. 密　度

如尿密度经常固定于 1.010 左右的低水平，提示肾功能严重障碍。

5. 气　味

泌尿道感染时，新鲜尿液有氨臭味；糖尿病酮症酸中毒时，尿液呈烂苹果味。

二、影响排尿的因素

1. 年龄和性别

婴儿因大脑发育不完善，其排尿不受意识支配，2～3 岁后才能自我控制；老年人因膀胱肌肉张力减弱，会出现尿频；老年男性会因前列腺增生压迫尿道而造成尿滴沥和排尿困难；妇女在妊娠期和月经周期中排尿形态也有改变。

2. 饮食与气候

食物中含水量多和大量饮水均可增加尿量；饮用咖啡、浓茶及酒类饮料可利尿；食用含钠量多的食物可导致机体水钠潴留；气温高时，人体大量出汗，可使尿量减少。

3. 治疗与检查

手术中使用麻醉剂会导致尿潴留；某些诊断性检查要求病人暂时禁食、禁水，因而体液减少影响尿量；某些泌尿道的检查可能造成水肿、损伤或不适，导致排尿形态的改变。

4. 疾　病

泌尿系统的结石、肿瘤或狭窄，均可导致泌尿道阻塞，出现尿潴留；泌尿系统的感染可引起尿频、尿急、尿痛；神经系统的损伤或病变会导致尿失禁。

5. 排尿习惯

排尿的时间、排尿的环境、姿势也会影响排尿活动。

6. 心理因素

情绪紧张、焦虑、恐惧可引起尿频、尿急，有时也会抑制排尿出现尿潴留；排尿还受暗示的影响，如听觉、视觉或身体其他感觉的刺激可诱导排尿。

三、排尿异常的护理

（一）尿失禁病人的护理

尿失禁指排尿失去控制，尿液不自主地流出。尿失禁常分为以下类型：① 真性尿失禁：膀胱完全不能贮存尿液，处于空虚状态，持续发生滴尿现象。可见于昏迷病人。② 假性尿失禁（充溢性尿失禁）：膀胱充盈达一定压力时，尿液不自主地溢出或滴出。多见于糖尿病病人。③ 压力性尿失禁：腹部压力增加（如咳嗽、打喷嚏、大笑）时出现不自主地排尿。多见于中、老年女性。

1. 心理护理

尿失禁病人的心理压力较大，常表现为自卑、忧郁、丧失自尊等，期望得到别人的理解和帮助。护士应理解、尊重病人，给予安慰和鼓励，使其树立信心，积极配合治疗和护理。

2. 皮肤护理

保持局部皮肤的清洁和干燥，经常清洗会阴部，勤换衣裤、床单、衬垫等；定期按摩受压部位；防止压疮的发生。

3. 外部引流

男病人可用尿壶接尿，也可用男性专用接尿袋接尿。女病人可用女式尿壶紧贴外阴部接取尿液。

4. 导尿管留置术

对于长期尿失禁的病人给予留置导尿管术持续导尿或定期放尿，避免尿液浸湿床褥，刺激皮肤发生压疮。

5. 室内环境

定期开门窗通风换气，保持室内空气清新，使病人舒适。

6. 健康教育

（1）鼓励病人多饮水。如病情允许，嘱其每日摄入液体 2 000 ~ 3 000 mL，以预防泌尿系统感染并能促进排尿反射，入睡前限制饮水，以减少夜尿量。

（2）训练膀胱功能。初起每隔 1 ~ 2 小时让病人排尿，以手掌用力自膀胱上方持续向下压迫，使膀胱内尿液被动排出，以后逐渐延长排尿时间，以促进排尿功能恢复。

（3）锻炼盆底肌。指导病人取立、坐或卧位，试做排尿（便）动作，先慢慢收紧盆底肌肉，再缓缓放松，每次 10 秒左右，连续 10 遍，每日锻炼 5 ~ 10 次，以不感疲乏为宜。

（二）尿潴留病人的护理

尿潴留是指膀胱内潴留大量尿液而又不能自主排出。

1. 心理护理

尿潴留病人常表现为急躁、紧张和焦虑，护士应针对病人的心态给予安慰和解释，消除不良情绪，鼓励其树立战胜疾病的信心，积极配合治疗和护理。

2. 姿势和环境

尽量使病人以习惯的体位和姿势排尿，在病情许可的情况下抬高上身或坐起排尿。对需绝对卧床休息或某些手术病人应有计划地提前训练在床上排尿，以免因改变排尿姿势而发生尿潴留。护士还应为病人提供隐蔽的排尿环境。

3. 诱导排尿

利用某些条件反射诱导排尿，如让病人听流水声或用温水冲洗会阴部。

4. 热敷与按摩

热敷、按摩下腹部（膀胱高度膨胀时，按摩时应注意力度，以免造成膀胱破裂），使肌肉放松，促进排尿。

5. 针灸、药物

采用针灸治疗，常用中极、三阴交、曲骨穴等刺激排尿；必要时遵医嘱用药。

6. 导尿术

如经上述措施处理无效，则需采用导尿术。

7. 健康教育

教育病人预防尿潴留，如养成定时、及时排尿的习惯，前列腺肥大病人勿过度劳累和饮酒，并注意预防感冒等。

尿潴留与尿失禁护理要点比较见表 15-1。

表 15-1　尿潴留与尿失禁护理要点比较

排尿异常	尿潴留	尿失禁
概念	膀胱内潴留大量尿液不能自主排出	排尿失去控制，尿液不自主流出
护理要点	①心理护理；②环境与姿势；③诱导排尿：听流水声；温水缓缓冲洗会阴部；下腹部热敷；针刺三阴交、中极等穴位；按摩膀胱；④导尿术：诱导排尿，无效时实施；⑤健康教育：指导病人定时排尿；指导病人诱导排尿；训练床上排尿	①心理护理；②皮肤护理；③设法接尿；④留置导尿管引流；⑤室内环境舒适；⑥观察排尿反应；⑦健康教育：多饮水训练功能；进行盆底肌锻炼

四、导尿术

导尿术是在严格无菌操作下，将导尿管经尿道插入膀胱引出尿液的技术。

（一）导尿术

1. 目　的

（1）为尿潴留病人引流出尿液，以减轻痛苦。

（2）协助临床诊断，如留取尿培养标本，测量膀胱容量、压力，检查残余尿，进行尿道或膀胱造影等。

（3）为膀胱肿瘤的病人进行膀胱内化疗。

2. 操作程序

1）评　估

（1）病人的病情、心理反应、合作程度以及理解导尿的目的。

（2）排尿状态、腹部触诊了解膀胱的充盈度。

（3）观察尿道口解剖位置、会阴部皮肤黏膜情况。

2）计　划

（1）护士准备：衣帽整洁、洗手、戴口罩。

（2）病人准备：病人和家属了解导尿的目的及安全性，能自理者嘱其自行冲洗会阴，不能自理者护士给予协助。

（3）用物准备。

外阴消毒包：弯盘、手套（或指套 2 只）、治疗碗（内置棉球 10 余个）、血管钳。

一次性无菌导尿包：治疗碗（内置棉球）、小药杯、液状石蜡棉球瓶、标本瓶、治疗巾、洞巾、包布；内置弯盘 2 个、血管钳 2 把、纱布 2 块、导尿管 2 根（10 号、12 号）。

其他：小橡胶单和治疗巾 1 套或一次性尿垫、浴巾、无菌持物钳和容器、无菌手套、消毒溶液、便器和便器巾、屏风；男病人导尿时加纱布 2 块。

（4）环境准备：清洁、调节室温、酌情关闭门窗、遮挡病人。

3）实　施

（1）女病人导尿术。

女性尿道的特点：短、粗、直，长约 4 ~ 5 cm，且富扩张性，尿道外口位于阴蒂下方，阴道口的上方，呈矢状裂。女病人导尿术的操作步骤及操作说明见表 15-2。

表 15-2　女病人导尿术

操作步骤	操作说明
核对解释	◆备齐用物携至床旁，核对病人床号、姓名，并向病人及家属解释目的和需配合事项，以取得合作
安置卧位	◆松开床尾盖被，站在病人右侧 ◆帮助病人脱去对侧裤腿盖在近侧腿上，并盖上浴巾，上身和对侧腿用盖被遮盖 ◆病人取屈膝仰卧位，两腿略外展，露出外阴 ◆将小橡胶单和治疗巾或一次性尿垫铺于病人臀下
首次消毒	◆置弯盘于近会阴处，治疗碗置弯盘后，左手戴手套或指套（左手拇指和食指） ◆右手持血管钳夹取消毒液棉球，依次消毒阴阜、大阴唇，左手分开大阴唇，消毒小阴唇及尿道口（消毒顺序：由外向内，自上而下，先对侧再近侧，每个棉球限用一次），将污棉球置弯盘内 ◆消毒毕，脱下手套或指套放于弯盘内，将弯盘和治疗碗移至治疗车下层
开包铺巾	◆打开一次性导尿包，将包置于两腿间，倒消毒液于小药杯内 ◆戴无菌手套，铺洞巾，使洞巾和包布内面形成一无菌区，并按操作顺序排列用物 ◆检查导尿管，用液状石蜡棉球润滑导尿管前端
再次消毒	◆左手分开并固定小阴唇，右手持血管钳夹取消毒液棉球依次消毒尿道口、两侧小阴唇，再次消毒尿道口（消毒顺序：由内向外、自上而下、先对侧再近侧，每个棉球限用一次），污棉球、小药杯放于弯盘内，用血管钳将弯盘移至床尾，左手仍固定小阴唇
插导尿管	◆嘱病人张口呼吸，使尿道括约肌松弛 ◆右手将一只无菌弯盘移至近会阴处，用血管钳夹持导尿管前端对准尿道口轻轻插入尿道 4 ~ 6 cm，见尿液流出再插入 1 cm（图 15-1） ◆松开左手，下移固定导尿管，将尿液引入弯盘内，尿液盛满时，及时夹住导尿管末端，倾倒尿液于便器或容器内，再打开导尿管继续放尿 ◆如留取尿培养标本，用无菌标本瓶接取中段尿液 5 mL，盖好瓶盖
拔导尿管	◆导尿完毕，夹住导尿管末端并拔出置于弯盘内 ◆撤下洞巾，擦净会阴并取浴巾遮盖，脱下手套，撤去导尿包、治疗巾和小橡胶单于治疗车下层
整理记录	◆协助病人穿裤并取舒适卧位，整理床单位、清理用物 ◆洗手，记录导尿时间、引流量、尿液性状和病人反应 ◆将尿标本瓶贴好标签连同化验单送检

（2）男病人导尿术。

成人男性尿道长约 18 ~ 20 cm，有两个弯曲（耻骨前弯和耻骨下弯）、三个狭窄（尿道外口、膜部和尿道内口）。男病人导尿术的操作步骤及操作说明见表 15-3。

表 15-3　男病人导尿术

操作步骤	操作说明
核对解释	◆备齐用物携置床旁，核对病人床号、姓名，向病人及家属解释导尿的目的和需配合事项，以取得合作
安置卧位	◆松开床尾盖被，站于病人右侧 ◆病人取仰卧位，两腿平放略分开，暴露会阴部，上身及腿部分别用被子及浴巾盖好 ◆将小橡胶单、治疗巾或一次性尿垫铺于病人臀下
首次消毒	◆左手戴手套，右手持血管钳夹取消毒液棉球依次消毒阴囊及阴茎，用无菌纱布裹住阴茎并提起，将包皮向后推，暴露尿道外口。用右手持血管钳夹取消毒棉球自尿道口向外旋转擦拭尿道口、龟头及冠状沟数次。每个棉球限用一次，将污棉球置于弯盘内 ◆消毒毕，脱下手套放于弯盘内，弯盘移至治疗车下层
开包铺巾	◆同女病人导尿术
再次消毒	◆左手用无菌纱布裹住阴茎将包皮后推，露出尿道口，用消毒液棉球再次消毒，方法同前
插管导尿	◆将病人阴茎提起，与腹壁成 60°，使耻骨前弯消失（图 15-2），伸直尿道便于导尿管插入 ◆嘱病人张口呼吸，左手继续固定阴茎，右手持血管钳夹住导尿管前端，对准尿道口轻轻插入 20 ~ 22 cm，见尿液流出后再插入约 2 cm，将尿液引入弯盘内 ◆若需作尿培养，用无菌标本瓶接取中段尿液 5 mL，盖好瓶盖
拔导尿管	◆同女病人导尿术
整理记录	◆同女病人导尿术

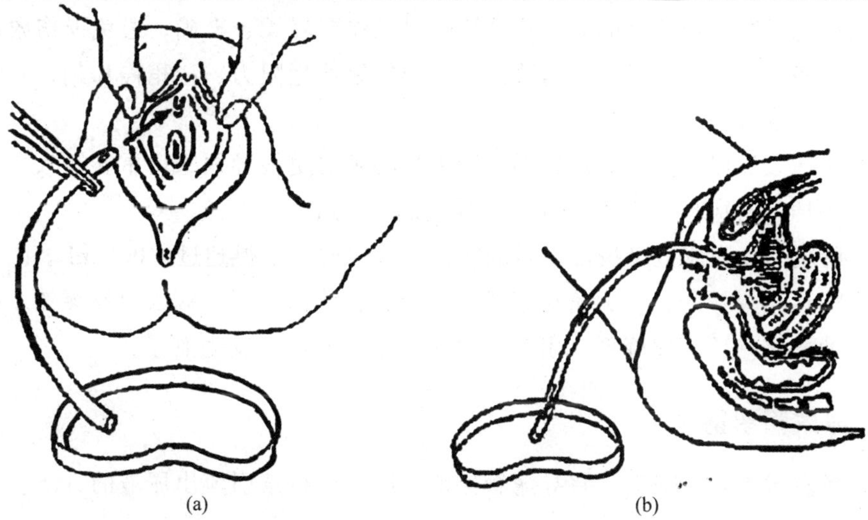

(a)　　　　(b)

图 15-1　女病人导尿术

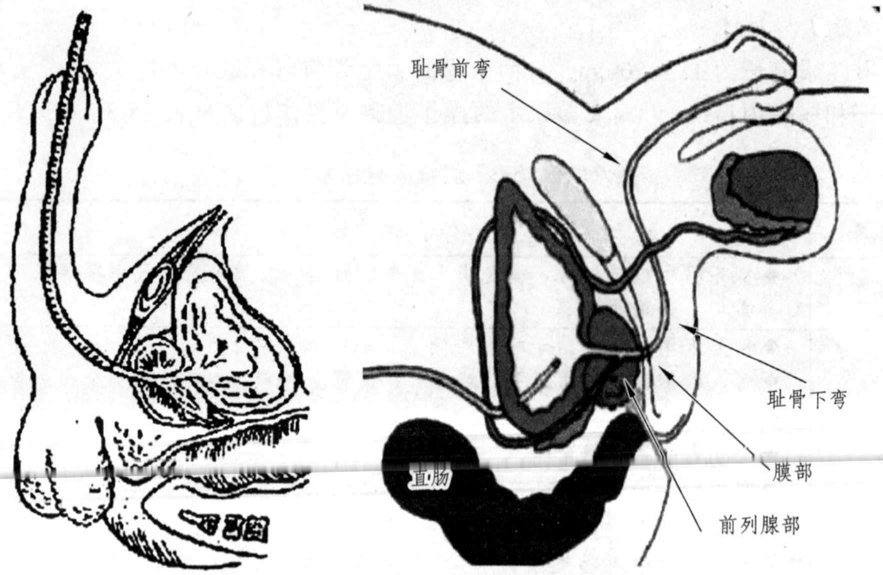

(a) (b)

图 15-2 男病人导尿术

4）评 价

（1）操作方法和步骤正确、熟练，全过程无污染。

（2）无菌观念和爱伤意识强，保护自尊。

（3）沟通有效，病人配合主动。

3. 注意事项

（1）严格执行无菌技术操作原则，防止尿路感染。

（2）保护病人隐私，维护病人自尊，做好解释与沟通，遮挡操作环境并采取适当的措施防止病人着凉。

（3）选择光滑和粗细适宜的导尿管。插管时动作要轻柔、准确，避免损伤尿道黏膜。

（4）为男病人插导尿管时，因膀胱颈部肌肉收缩产生阻力，应稍停片刻，嘱病人做深呼吸后，再慢慢插入。

（5）为女病人导尿时，若导尿管误入阴道，必须要更换导尿管后重新插入，老年女性尿道口回缩，插管时应仔细观察、辨认，避免误入阴道。

（6）对膀胱高度膨胀且又极度虚弱的病人，首次放尿不得超过 1 000 mL。因大量放尿可导致腹腔内压力突然降低，大量血液滞留在腹腔血管内，引起病人血压突然下降而产生虚脱；还可使膀胱内压突然降低，引起膀胱黏膜急剧充血而发生血尿。

（二）导尿管留置术

导尿管留置术是在导尿后，将导尿管保留在膀胱内持续引流出尿液的方法。

1. 目　的

（1）抢救休克、危重病人时准确记录尿量，测量尿比重，密切观察病情变化。

（2）为盆腔器官手术前的病人引流尿液，以排空膀胱，避免术中误伤。

（3）为某些泌尿系统手术后的病人留置导尿管，便于持续引流和冲洗；并可减轻手术切口的张力，以利于愈合。

（4）为昏迷、瘫痪等尿失禁病人或会阴部有伤口的病人留置导尿管，以保持会阴部的清洁干燥。

2. 操作程序

1）评　估

（1）病人的年龄、性别、病情、保留导尿管的目的、心理反应、合作程度。

（2）观察尿道口解剖位置及会阴部皮肤黏膜情况。

2）计　划

（1）护士准备：衣帽整洁，洗手，戴口罩。

（2）病人准备：病人和家属知道导尿管留置的目的及安全性，能自理者嘱其自行冲洗会阴，不能自理者护士给予协助。

（3）用物准备：同导尿术。还需准备无菌气囊导尿管（16 ~ 18 号）、无菌集尿袋、5 mL 注射器、无菌生理盐水、橡皮圈及安全别针，如为普通导尿管须备宽胶布、备皮用物。

（4）环境准备：清洁、调节室温、酌情关闭门窗、遮挡病人。

3）实　施

导尿管留置术的操作步骤及操作说明见表 15-4。

表 15-4　导尿管留置术

操作步骤	操作说明
核对解释	◆同导尿术
消毒插管	◆同导尿术
固定尿管	◆插入导尿管，见尿液流出后再插入 5 ~ 7 cm，根据导尿管上注明的气囊容积向气囊用无菌注射器注入等量的无菌生理盐水，轻拉导尿管有阻力感，即证实导尿管已固定（图 15-3）
◆撤去洞巾	排出尿液后，夹住导尿管末端，脱去无菌手套，移去洞巾
◆接集尿袋	◆将导尿管末端与集尿袋相连接后，开放导尿管 ◆用别针将集尿袋固定在床单上，固定时引流管应留出足够的长度，以免翻身时导尿管脱出 ◆将集尿袋固定于床沿低于膀胱的高度，以防尿液逆流引起泌尿系感染（图 15-4）
整理记录	◆协助病人穿裤，取舒适卧位，整理床单位，清理用物 ◆洗手记录

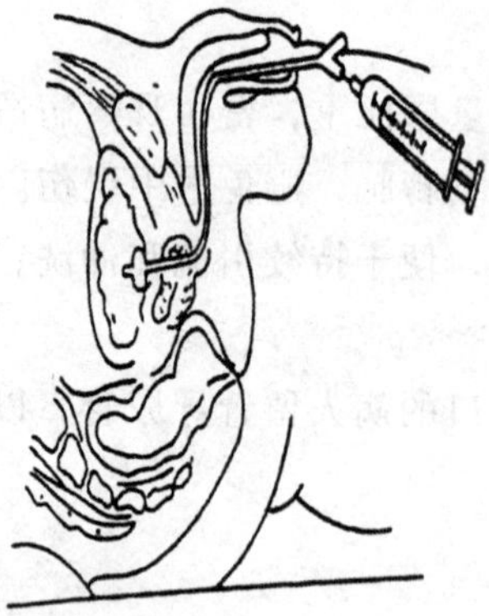

图 15-3　气囊导尿管固定法

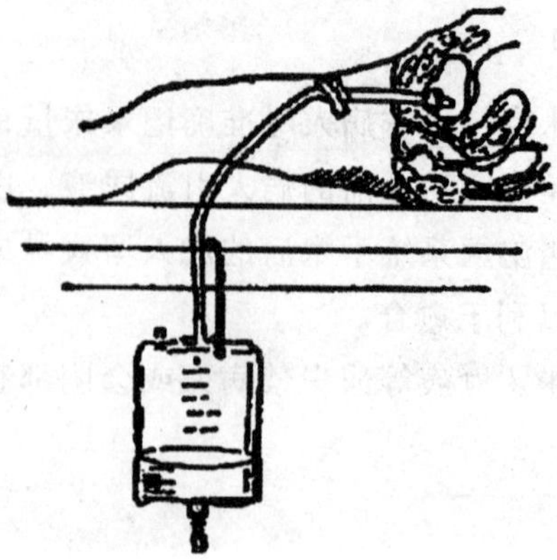

图 15-4　集尿袋固定法

4）评　价

（1）操作方法和步骤正确、熟练，全过程无污染。

（2）无菌观念和爱伤意识强，保护自尊。

（3）健康教育有效，导尿管留置后，护理措施及时、有效，无并发症发生。

3. 注意事项

（1）保持引流通畅：引流管应放置妥当，避免扭曲、受压、堵塞等造成引流不畅。

（2）防止逆行感染：保持尿道口清洁、干燥，每日用消毒液棉球消毒尿道口和外阴 1～2 次。每日更换引流管及集尿袋，每周更换导尿管一次；及时放出集尿袋内尿液并记录，倾倒时不可将引流管末端抬高（须低于耻骨联合）。

（3）防止导尿管脱落：病人离床活动时，导尿管和集尿袋应妥善安置。

（4）健康教育：① 向病人及家属解释留置导尿管的目的和护理方法，使其认识到预防泌尿道感染的重要性。② 鼓励病人勤翻身、多饮水，避免感染与结石，发现尿液浑浊、结晶或有沉淀时，及时送检并进行膀胱冲洗。③ 训练膀胱反射功能，教会病人和家属在拔管前采用间歇性引流方式（每 3～4 小时松开一次导尿管），使膀胱定时充盈排空，促进膀胱功能恢复。

五、膀胱冲洗术

膀胱冲洗术是运用三通导尿管，将无菌溶液灌入到膀胱内，利用虹吸原理将灌入的液体引流出来的方法。膀胱冲洗术包括开放式膀胱冲洗术和密闭式膀胱冲洗术两种。

（一）目　的

（1）适用于导尿管留置病人保持引流通畅、预防感染。

（2）前列腺、膀胱手术后以清除膀胱内的血凝块、细菌等异物。

（3）治疗某些膀胱疾病，如膀胱炎、膀胱肿瘤等。

（4）泌尿外科的术前准备和术后护理。

（二）操作程序

1. 评　估

（1）病人的病情、意识状态、排尿情况及尿液性质。

（2）病人的心理状态、自理能力、对膀胱冲洗的合作程度。

2. 计　划

（1）护士准备：衣帽整洁、洗手、戴口罩。

（2）病人准备：病人和家属知道膀胱冲洗的目的及安全性。

（3）用物准备。① 开放式膀胱冲洗术：治疗盘内放置治疗碗、镊子、70%的乙醇棉球、纱布、无菌注射器、冲洗液、手套、弯盘。② 密闭式膀胱冲洗术：治疗盘内放置治疗碗、镊子、70%的乙醇棉球、无菌膀胱冲洗装置一套、冲洗液、手套、弯盘。③ 常用冲洗溶液：生理盐水、3%硼酸液、0.02%呋喃西林等，冲洗溶液的温度为 35 ~ 38 °C。

（4）环境准备：清洁、调节室温、酌情关闭门窗、遮挡病人。

3. 实　施

以密封式膀胱冲洗术为例，其操作步骤及操作说明见表 15-5。

表 15-5　密闭式膀胱冲洗术

操作步骤	操作说明
核对解释	◆备齐用物携至床旁，核对病人床号、姓名，向病人及家属解释膀胱冲洗的目的和需配合事项，以取得合作
安置卧位	◆协助病人取仰卧位，注意保暖
接管连接	◆将膀胱冲洗液悬挂在输液架上（液面距床面约 60 cm） ◆对各个连接部进行消毒 ◆将冲洗管与冲洗液连接，Y 形管主管连接冲洗管，另外两头分别连接导尿管和引流管
调节滴速	◆关闭引流管，打开冲洗管，根据医嘱调节冲洗速度（60 ~ 80 滴/分） ◆待滴入溶液 200 ~ 300 mL 后，夹闭冲洗管，开放引流管，将冲洗液全部引流出来（图 15-5）
反复冲洗	◆夹闭冲洗管（若滴入药液，须在膀胱内保留 15 ~ 30 分钟后再引流出体外，或根据需要延长保留时间） ◆打开集尿袋，排出冲洗液。如此反复进行
观察反应	◆持续冲洗过程中，观察病人的反应、冲洗液的量及颜色，评估冲洗进入量和排出量，膀胱有无憋胀感
冲洗完毕	◆取下冲洗管，消毒导尿管口和引流接头并连接，妥善固定，位置低于膀胱，以利引流尿液
整理记录	◆取舒适卧位，询问有无不适，告知注意事项，整理床单位，清理用物

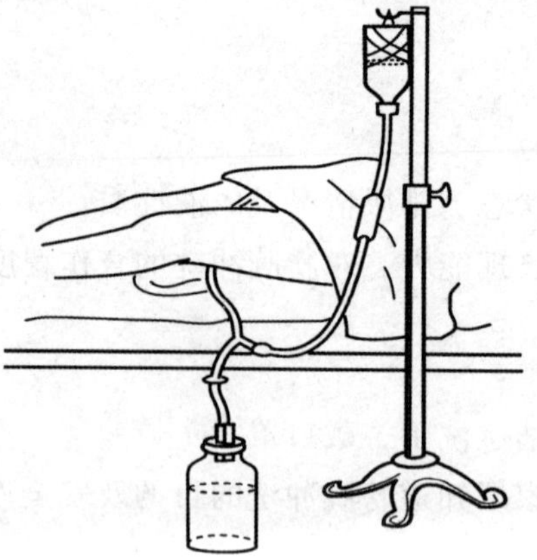

图 15-5　膀胱冲洗

4. 评　价

（1）操作方法和步骤正确、熟练，引流通畅。

（2）无菌观念和爱伤意识强，全过程无污染，病人隐私得到保护。

（3）沟通有效，病人配合主动。

（4）膀胱炎等症状减轻。

（三）注意事项

（1）严格掌握无菌操作技术，防止导尿管和引流管接头污染。

（2）冲洗过程要密切观察，若流出量少于灌入的液体量，应考虑是否有血块和脓液堵塞，可增加冲洗次数或更换导尿管；冲洗时，若病人感觉到剧痛、不适或引流管中有鲜血时，应停止冲洗，及时与医生联系、给予处理。

（3）“Y”形管应低于耻骨联合，以便引流彻底。若需持续冲洗，冲洗管和引流管每 24 小时更换一次。

（4）任何冲洗液在不用时应冷藏，超过 24 小时则应丢弃。

（5）注入药物时，药物必须在膀胱内保留 30 分钟后再引流。

第二节　排便护理

当食物经口进入胃、小肠消化吸收后，残渣贮存于大肠内，经细菌发酵和腐败作用后形成粪便，其粪便的性状等可以反映消化系统的功能状况。因此护理人员通过对病人排便活动及粪便的观察，可以及早发现和鉴别消化道疾患，有助于诊断、治疗和制定相应的护理计划。

15–2　预习指导

一、粪便的观察

（一）正常粪便的观察

1. 量与次数

排便是人体基本生理需要，每日排便量与食物的种类、数量及消化器官的功能有关。一般成人每日排便 1 ~ 2 次，婴幼儿 3 ~ 5 次，平均排便量 100 ~ 300 g。

2. 形状与颜色

正常粪便柔软成形，呈黄褐色，婴儿的粪便呈黄色或金黄色。粪便的颜色可因摄入的食物和药物的不同而发生变化。

3. 气味和混合物

粪便的气味是由于蛋白质经细菌分解发酵而产生，气味因摄入食物的种类而异。粪便中含有少量黏液，有时可伴有未消化的食物残渣。

（二）异常粪便的观察

1. 次　数

成人每日排便超过 3 次或每周少于 3 次且形状改变，应为排便异常，如腹泻、便秘。

2. 形　状

粪便呈糊状或水样，见于消化不良或急性肠炎；粪便干结、坚硬，有时呈粟子样，见于便秘；粪便呈扁条状或带状，见于直肠、肛门狭窄或肠道部分梗阻。

3. 颜　色

柏油样便见于上消化道出血；暗红色便见于下消化道出血；陶土色便见于胆道梗阻；果酱样便见于阿米巴痢疾或肠套叠；粪便表面有鲜血或便后有鲜血滴出见于直肠息肉、肛裂或痔疮；霍乱、副霍乱粪便呈白色“米泔水”样。

4. 气　味

严重腹泻的病人粪便呈恶臭味；下消化道溃疡、恶性肿瘤病人粪便呈腐败味；上消化道出血病人粪便呈腥臭味；消化不良、乳儿粪便呈酸败味。

5. 混合物

粪便中混有大量黏液常见于肠炎；粪便中伴有脓血常见于直肠癌、痢疾；肠道寄生虫感染粪便中可见蛔虫、蛲虫等。

二、影响排便的因素

1. 年　龄

幼儿期由于神经肌肉系统发育不全，不能控制排便；老年人由于腹壁肌肉张力降低，肠蠕动减弱，易发生便秘。

2. 饮　食

食物是影响排便的主要因素，如果饮食不均衡、摄入量过少、食物中缺少纤维或摄入液体量不足等，均会引起排便困难或便秘。

3. 活　动

适当活动可刺激肠蠕动，有助于维持正常的排便功能。如长期卧床，缺乏活动，可导致排便困难或便秘。

4. 个人排泄习惯

每日定时排便，形成规律的排便习惯。排便姿势、环境的改变会影响正常排便。

5. 心理因素

精神抑郁时可导致便秘，而情绪紧张、焦虑，可导致迷走神经兴奋，肠蠕动增加而引起吸收不良、腹泻。

6. 治疗因素

长期应用抗生素，干扰肠内正常菌群的功能可造成腹泻；大剂量使用镇静剂可导致便秘；手术时使用麻醉药物可使肠蠕动暂停，一般腹部手术 24～48 小时胃肠功能才趋于恢复。

7. 疾病因素

脊髓损伤、脑卒中等可导致排便失禁；腹部和会阴部的伤口疼痛，可抑制便意；肠道感染时肠蠕动增加可导致腹泻。

三、排便异常的护理

（一）便秘病人的护理

便秘是指正常排便形态改变，排便次数减少，粪质干硬，排便困难。

1. 心理护理

了解病人心态和排便习惯，解释便秘的原因及护理措施，消除病人思想顾虑。

2. 排便环境

为病人提供隐蔽的环境及充裕的排便时间，适当调整查房、治疗、护理和进餐时间，使病人安心排便。

3. 选取适宜的排便姿势

床上使用便器时，病人取坐姿或抬高床头，利于排便。病情允许时可如厕排便；对手术病人，在手术前应有计划地训练其在床上使用便器。

4. 腹部环行按摩

按结肠解剖位置做环行按摩，可增加腹内压，刺激肠蠕动，促进排便。

5. 口服缓泻剂

遵医嘱给予口服缓泻剂，如蓖麻油、植物油、液状石蜡、硫酸镁等。

6. 使用简易通便剂

指导病人或家属学会正确使用简易通便剂。① 开塞露：一种常用的通便剂，由 50% 甘油或小量山梨醇制成，装在密封塑料壳内，成人用量 20 mL，小儿用量 10 mL。用时剪去封端口，挤出少量液体润滑开口处，病人取左侧卧位，嘱其做排便动作，以放松肛门括约肌，再轻轻插入肛门，将药液全部挤出后退出，嘱病人忍耐 5 ~ 10 分钟后再排便(图 15-6)。② 甘油栓：用甘油和明胶制成的栓剂，适用于小儿及年老体弱的便秘病人，使用时手垫纱布或戴指套，捏住栓剂底部，嘱病人张口呼吸，轻轻插入肛门至直肠内，并用纱布轻轻按揉，嘱病人忍耐 5 ~ 10 分钟后再排便。

7. 处理无效时采取的措施

如经上述措施处理无效，则需采用灌肠术。

8. 健康教育

① 向病人讲解有关排便知识，养成定时排便习惯。② 建立合理的食谱，多食蔬菜、小米、粗粮等含膳食纤维多的食物，多饮水，适当摄取油脂类食物。③ 安排适当活动，如散步、体操、打太极拳等。

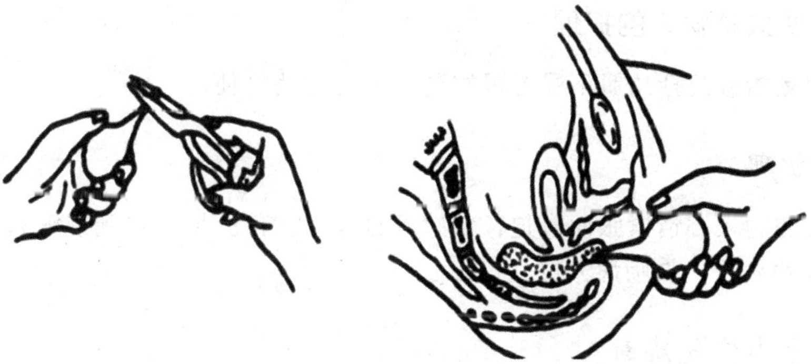

(a) (b)

图 15-6 开塞露使用方法

（二）腹泻病人的护理

腹泻是指正常排便形态改变，肠蠕动增快，排便次数增多，粪便稀薄而不成形。

1. 心理护理

给病人耐心地解释和安慰，做好清洁护理，提高病人的自信心。

2. 卧床休息

以减少体力消耗，注意腹部保暖。对不能自理的病人应及时给予便器。

3. 饮食护理

鼓励病人多饮水，酌情给予低脂、少渣、流质或半流质饮食。腹泻严重时暂禁食。

4. 保护肛周皮肤

每次便后用软纸擦净肛门，再用温水清洗，肛门周围涂油膏，以保护局部皮肤。

5. 遵医嘱用药

如止泻剂、抗感染药物、口服补盐液或静脉输液，以维持体液和电解质平衡。

6. 观察记录

观察粪便的次数和性质，及时记录，需要时留取标本送检。疑为传染病时，按肠道隔离原则护理。

7. 健康教育

① 向病人解释引起腹泻的原因和防治措施。② 指导病人多饮水，饮食宜清淡并注意饮食卫生。③ 指导病人观察排便情况，有异常时及时与医护人员联系。

（三）排便失禁病人的护理

排便失禁是指肛门括约肌不受意识控制而不自主地排便。

1. 心理护理

排便失禁的病人心情紧张而窘迫，常感到自卑和忧郁，期望得到理解和帮助。护理人员应尊重和理解病人，鼓励病人树立信心。

2. 保持室内空气清新

定期开窗通风换气，去除不良气味，使病人舒适。

3. 皮肤护理

床上铺橡胶单和中单或一次性尿布，及时更换污染的被单和衣裤，保持床铺清洁、干燥、平整；保护肛周皮肤清洁，必要时涂润滑油；注意病人骶尾部皮肤情况，定时翻身按摩，防止压疮的发生。

4. 观察病人排便反应

了解病人排便时间、规律，观察排便的表现，如病人因进食刺激肠蠕动而引起排便，则应在饭后及时给予便器；如病人排便无规律，则应酌情给病人使用便器，以试行排便，帮助病人重建排便的控制能力。

5. 健康教育

① 向病人及家属解释排便失禁的原因及护理方法。② 指导病人及家属饮食卫生知识。③ 教会病人进行肛门括约肌及盆底肌肉收缩锻炼的方法。

（四）粪便嵌塞病人的护理

粪便嵌塞是指粪便持久滞留堆积在直肠内，坚硬不能排出。常发生于慢性便秘的病人。

1. 心理护理

了解病人心态和排便习惯，解释粪便嵌塞的原因及护理措施。护理人员应尊重和理解病人，鼓励病人树立信心。

2. 润肠通便

早期可使用栓剂、口服缓泻药来润肠通便。

3. 灌肠法

必要时先行油类保留灌肠，2～3 小时后再做清洁灌肠。

4. 人工取便

通常在清洁灌肠无效后遵医嘱执行。具体方法为：术者戴上手套，将涂润滑剂的示指慢慢插入病人直肠内，触到硬物时注意大小、硬度，然后机械地破碎粪块，一块一块地取出。操作时应注意动作轻柔，避免损伤直肠黏膜。因人工取便易刺激迷走神经，故心脏病、脊髓受损者须慎重使用。操作中如病人出现心悸、头昏时须立即停止。

5. 健康教育

向病人及家属讲解有关排便的知识，形成合理的膳食结构。协助病人建立并维持正常的排便习惯，防止便秘的发生。

四、灌肠法

灌肠法是将一定量的溶液由肛门经直肠灌入结肠，以帮助病人清洁肠道、排便、排气或由肠道供给药物或营养，达到确定诊断和进行治疗目的的方法。

灌肠法根据灌肠目的可分为保留灌肠和不保留灌肠两种。根据灌入的液体量又可将不保留灌肠分为大量不保留灌肠和小量不保留灌肠。如为了达到清洁肠道的目的，而反复使用大量不保留灌肠，则为清洁灌肠。

（一）大量不保留灌肠法

1. 目　的

（1）解除便秘和肠胀气。

（2）清洁肠道，为手术、检查或分娩作准备。

（3）稀释并清除肠道内有毒物质，减轻中毒。

（4）为高热病人降温。

2. 操作程序

1）评　估

（1）病人的病情、排便习惯、灌肠目的、心理反应及合作程度。

（2）肛门部位的皮肤和黏膜情况。

2）计　划

（1）护士准备：衣帽整洁，洗手，戴口罩。

（2）病人准备：使病人和家属清楚灌肠的目的，并能积极配合，并学会深呼吸和取合适的卧位。嘱病人排空膀胱。

（3）用物准备。

① 治疗盘内备：灌肠筒一套（橡胶管和玻璃接管，全长 120 cm，筒内盛灌肠溶液）、肛管（24 ~ 26 号）、弯盘、血管钳、润滑剂、棉签、卫生纸、橡胶单及治疗巾、水温计。

② 常用灌肠溶液：0.1% ~ 0.2%肥皂液、生理盐水。成人每次用量为 500 ~ 1 000 mL，小儿酌减，溶液温度以 39 ~ 41 °C 为宜，降温时用 28 ~ 32 °C，中暑病人用 4 °C 生理盐水。

③ 其他：便盆及便盆巾、输液架、屏风、绒毯。

（4）环境准备：酌情关闭门窗，保持合适的室温，照明充足，遮挡病人。

3）实　施

大量不保留灌肠法的操作步骤及操作说明见表 15-6。

表 15-6 大量不保留灌肠法

操作步骤	操作说明
核对解释	◆备齐用物携至床旁，核对病人床号、姓名，并向病人及家属解释目的和需配合事项，以取得合作
安置卧位	◆协助病人取左侧卧位，双膝屈曲，脱裤至膝部 ◆臀部移至床沿（对不能自控排便者可取仰卧位，臀下放便器），臀下垫橡胶单和治疗巾，臀边放弯盘
润管排气	◆挂灌肠筒于输液架上，筒内液面距肛门 40～60 cm。润滑肛管前端，连接肛管，排净管内空气，夹管
插管灌液	◆分开臀部，显露肛门，嘱病人深呼吸，右手持肛管轻轻插入直肠 7～10 cm（图 15-7） ◆固定肛管，去钳松管，使溶液缓缓流入，待溶液即将灌完时夹管
拔出肛管	◆用纸巾包住肛管轻轻拔出置弯盘内，擦净肛门 ◆协助平卧，嘱病人尽量忍耐 5～10 分钟后再排便 ◆能下床的病人协助其如厕排便或提供便盆，不能下床的病人，将便盆、手纸、呼叫器放在易取处。排便后及时取出便器，撤去橡胶单和治疗巾
整理记录	◆协助病人穿裤，使病人取舒适体位。整理床单位，开窗通风换气 ◆注意观察粪便的性质、颜色和量，必要时留取标本送检 ◆洗手后在体温单“大便”栏处记录灌肠结果 ◆记录方法：如灌肠后排便一次，用 1/E 表示（灌肠为“E”）；如灌肠后未排便，则用 O/E 表示；如自行排便一次，灌肠后又排便一次，则用 1^1/E 表示，以此类推

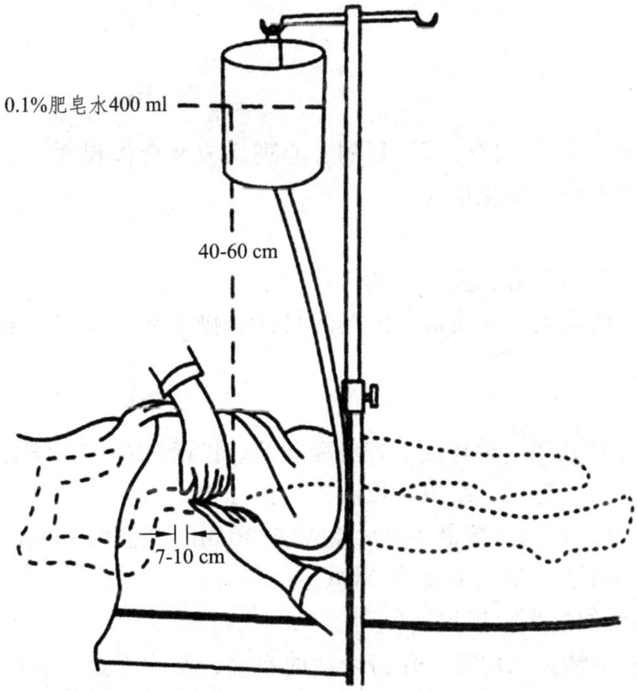

图 15-7 大量不保留灌肠

4）评　价

（1）操作方法正确、熟练，关心、爱护病人。

（2）病人排出大便、肠道积气，发热病人体温较前有下降，自述感觉舒适。

（3）护患沟通有效，病人配合，操作顺利。

3. 注意事项

（1）消化道出血、妊娠、急腹症、严重心血管疾病等病人禁忌灌肠。

（2）肝性脑病病人，禁用肥皂水灌肠；伤寒病人，溶液量不得超过 500 mL，压力要低（即液面不得高于肛门 30 cm）；充血性心力衰竭或水钠潴留的病人禁用 0.9%氯化钠溶液灌肠。

（3）准确掌握灌肠溶液的温度、浓度、流速、压力和溶液的量。

（4）灌肠时病人如有腹胀或便意时，应嘱病人做深呼吸以减轻不适。

（5）灌肠过程中应随时观察病人的病情变化，如病人出现脉速、面色苍白、出冷汗、剧烈腹痛、心慌气急时，应立即停止灌肠，并与医生联系给予紧急处理。

（二）小量不保留灌肠法

1. 目　的

（1）为年老体弱、幼儿及腹部或盆腔手术后的病人软化粪便，解除便秘。

（2）排出肠道积气，减轻腹胀。

2. 操作程序

1）评　估

（1）病人的病情、排便习惯、灌肠目的，心理反应及合作程度。

（2）肛门部位的皮肤和黏膜情况。

2）计　划

（1）护士准备：衣帽整洁、洗手、戴口罩。

（2）病人准备：使病人和家属清楚灌肠的目的、操作程序和配合要点，学会深呼吸并取合适的卧位。

（3）用物准备。

① 治疗盘内备：注洗器、量杯或小容量灌肠筒、肛管（20～22 号）、温开水 5～10 mL、血管钳、润滑剂、棉签、弯盘、纸巾、橡胶单及治疗巾。

② 常用溶液："1、2、3"溶液（50%硫酸镁 30 mL，甘油 60 mL，温开水 90 mL）；甘油 50 mL 加等量温开水。溶液温度为 38 °C。

③ 其他：便盆及便盆巾、屏风。

（4）环境准备：酌情关闭门窗，保持合适的室温，照明充足，遮挡病人。

3）实　施

小量不保留灌肠法的操作步骤及操作说明见表 15-7。

表 15-7　小量不保留灌肠法

操作步骤	操作说明
核对解释	◆备齐用物携至床旁，核对病人床号、姓名，并向病人及家属解释目的和需配合事项，以取得合作
安置卧位	◆协助病人取左侧卧位，双膝屈曲，脱裤至膝部，臀部移至床沿 ◆臀下垫橡胶单及治疗巾，臀边放弯盘
排出气体	◆用注洗器抽吸灌肠液，连接肛管，润滑肛管前端，排气夹管
插管灌液	◆分开臀部，显露肛门。病人深呼吸，右手持肛管轻轻插入直肠 7 ~ 10 cm ◆固定肛管，去钳松管，缓缓注入灌肠液。如用灌肠筒，液面距肛门不超过 30 cm（图 15-8） ◆注毕夹管，取下注洗器再抽吸灌肠液，松开止血钳后再行灌注，如此反复直至灌肠液注完。再注入温开水 5 ~ 10 mL，抬高肛管末端，使溶液全部灌入
拔出肛管	◆夹管后用纸巾包住肛管轻轻拔出，放于弯盘内 ◆擦净肛门，嘱病人保留溶液 10 ~ 20 分钟再排便
整理记录	◆整理床单位，清理用物 ◆洗手、观察病人反应并记录

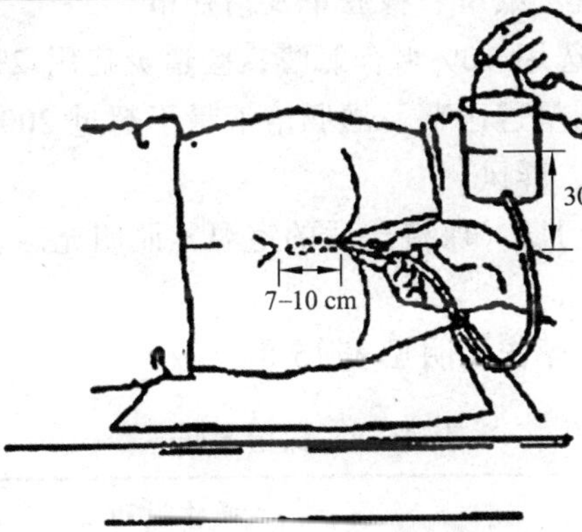

图 15-8　小量不保留灌肠

4）评　价

（1）操作方法正确、熟练，关心、爱护病人。

（2）病人排出大便、肠道积气，自述感觉舒适。

（3）护患沟通有效，病人配合，操作顺利。

3. 注意事项

（1）灌肠时插管深度为 7 ~ 10 cm，压力宜低，灌肠液注入的速度不得过快。

（2）每次抽吸灌肠液时应夹住肛管，防止空气进入肠道，引起腹胀。

（三）保留灌肠法

保留灌肠法是将药液灌入到直肠或结肠内，通过肠黏膜吸收以达到治疗疾病目的的方法。

1. 目　的

（1）用于镇静、催眠。

（2）治疗肠道感染。

2. 操作程序

1）评　估

（1）病人的病情、排便习惯、灌肠目的，心理反应及合作程度。

（2）肛门部位的皮肤和黏膜情况。

2）计　划

（1）护士准备：衣帽整洁、洗手、戴口罩。

（2）病人准备：使病人和家属清楚灌肠的目的、操作程序和配合要点，学会深呼吸并取合适的卧位。

（3）用物准备。

① 治疗盘内备：注洗器、量杯或小容量灌肠筒、肛管（20号以下）、温开水 5～10 mL、血管钳、润滑剂、棉签、弯盘、纸巾、橡胶单及治疗巾。

② 常用溶液：镇静催眠选用 10%水合氯醛；肠道炎症用 2%小檗碱或 0.5%～1%新霉素或其他抗生素溶液。药物剂量遵医嘱，灌肠溶液量不超过 200 mL，温度为 38 °C。

③ 其他：便器及便器巾、屏风。

④ 环境准备：酌情关闭门窗，保持合适的室温，照明充足，遮挡病人。

3）实　施

保留灌肠法的操作步骤及操作说明见表 15-8。

表 15-8　保留灌肠

操作步骤	操作说明
核对解释	◆备齐用物携至床旁，核对病人床号、姓名，并向病人及家属解释目的和需配合事项，以取得合作 ◆协助病人排尿、排便
安置卧位	◆根据病情选择不同的卧位，慢性痢疾者应取左侧卧位；阿米巴痢疾者应取右侧卧位 ◆臀部移至床沿，脱裤至膝部，抬高臀部约 10 cm ◆臀下垫橡胶单及治疗巾，臀边放弯盘
润管排气	◆注洗器抽吸药液，连接肛管并润滑肛管前端，排尽空气，夹管
插管灌液	◆分开臀部，显露肛门，右手持管轻轻插入 10～15 cm ◆固定肛管，松夹，缓缓注入药液 ◆药液注入完毕后，再注入 5～10 mL 温开水，并抬高肛管末端夹管
拔出肛管	◆用纸巾包裹肛管轻轻拔出并置弯盘内，擦净肛门，垫纸巾，在肛门处轻轻按揉 ◆嘱病人取舒适体位，指导病人尽量忍耐，保留药液在 1 小时以上
整理记录	◆清理用物，整理床单元，开窗通风 ◆洗手、观察病人反应并记录

4）评　价

（1）操作方法和步骤正确、熟练。

（2）灌入药量、压力、速度正确，保留时间足够。

（3）关心、爱护病人，沟通有效。

3. 注意事项

（1）正确评估病人，了解灌肠的目的和病变部位，以便掌握灌肠的卧位和插管的深度。

（2）肠道感染的病人，最好选在临睡前灌肠，因此时活动量小，药液易于保留吸收。

（3）灌肠前嘱病人排便，选用的肛管要细，插管要深，液量要小，液面距肛门不超过30 cm，使灌入药液能保留较长的时间，利于肠黏膜对药液的充分吸收。

（4）肛门、直肠、结肠等手术后及排便失禁的病人均不宜保留灌肠。

第三节　排气护理

由于食入产气性食物过多、小肠吸气或排气能力异常、肠道梗阻或肠道手术等原因，使肠道内积聚过量气体而不能排出时，病人可出现腹部膨隆、腹胀、痉挛性疼痛、呃逆等，甚至压迫膈肌和胸腔时，可出现气急和呼吸困难。因此护理人员对病人排气活动的观察，可为临床诊断、治疗和制定相应的护理计划提供动态的依据。

一、肠胀气病人的护理

肠胀气是指胃肠道内有过多的气体积聚，不能排出。

1. 心理护理

耐心向病人解释肠胀气的原因、治疗及护理措施，缓解病人紧张情绪。

2. 适当活动

卧床病人可经常更换卧位，病情许可则鼓励并协助病人下床散步。

3. 药物治疗或肛管排气

必要时遵医嘱给予药物治疗或行肛管排气。

4. 健康教育

如肠胀气与饮食有关，则应为病人制定营养合理、易消化的饮食，少食或勿食豆类、糖类等产气食品，嘱病人少饮碳酸饮料，进食速度不宜过快。指导病人腹部热敷或按摩。

二、肛管排气法

肛管排气法是将肛管经肛门插入直肠，以排除肠内积气的方法。

1. 目　的

帮助病人排出肠腔积气，减轻腹胀。

2. 操作程序

1）评　估

（1）病人意识状态、生命体征及心理状态。

（2）病人腹胀的原因及程度。

（3）肛门部位的皮肤和黏膜情况。

2）计　划

（1）护士准备：衣帽整洁、洗手、戴口罩。

（2）病人准备：使病人和家属清楚肛管排气的目的、注意事项，取合适卧位。

（3）用物准备：治疗盘内备有肛管（26 号）、玻璃接管、橡胶管、玻璃瓶（内盛水 3/4 满），瓶口系带、润滑剂、棉签、胶布（1 cm×15 cm）、橡皮圈及别针、卫生纸、弯盘；另备屏风。

（4）环境准备：酌情关闭门窗，保持合适的室温，照明充足，遮挡病人。

3）实　施

肛管排气法的操作步骤及操作说明见表 15-9。

表 15-9　肛管排气法

操作步骤	操作说明
核对解释	◆备齐用物携至床旁，核对病人床号、姓名，并向病人及家属解释目的和需配合事项，以取得合作
安置卧位	◆协助病人取左侧卧位或仰卧
系瓶连管	◆将瓶系在床边，戴手套，将橡胶管一端插入瓶内液面以下，另一端与肛管相接（图 15-9）
插管固定	◆润滑肛管前端，嘱病人张口呼吸，左手分开其臀部，右手将肛管轻轻插入直肠约 15～18 cm，用胶布固定肛管于臀部 ◆橡胶管留出一定的长度，用别针固定于床单上（图 15-10）
观察处理	◆观察排气情况，如瓶中见气泡逸出，说明有气体排出；如瓶中气泡很少或无，则说明排气不畅，应帮助病人更换卧位或按摩腹部
拔出肛管	◆拔出肛管，擦净肛门
整理记录	◆整理床单位，清理用物，协助病人取舒适卧位 ◆洗手、观察病人反应并记录

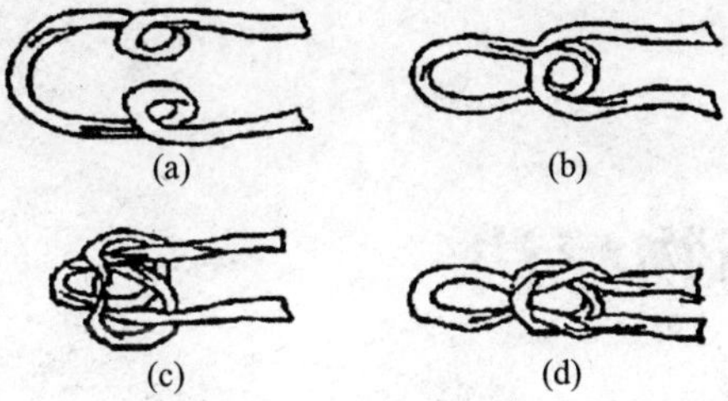

图 15-9　瓶口系带法

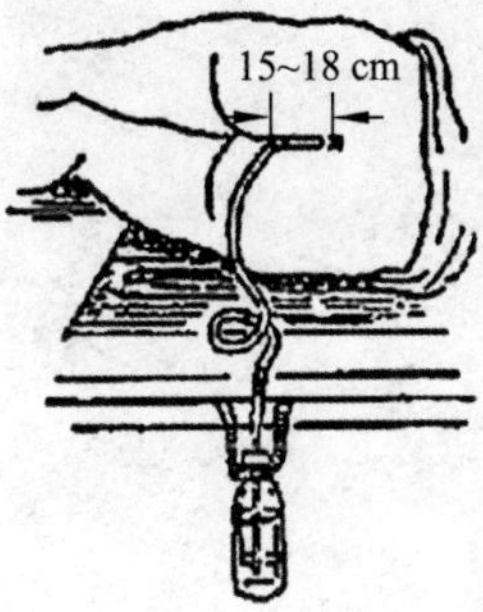

图 15-10　肛管排气法

4）评　价

（1）病人了解操作目的，配合操作，腹胀减轻。

（2）肛管深度合适，保留时间正确，操作中贯穿健康教育。

（3）护患沟通有效。

3. 注意事项

（1）注意遮挡，保护病人的隐私，维护病人自尊。

（2）肛管保留时间不超过 20 分钟，否则会减弱肛门括约肌反应，甚至导致肛门括约肌永久性松弛，必要时可间隔 2～3 小时后重新插管排气。

第十五章　课后巩固

第十六章　药物疗法

药物广泛应用于治疗疾病、减轻不适、协助诊断、维持正常生理功能、预防疾病以及促进健康。在临床护理工作中，护士既是药物治疗的实施者，也是用药过程的监护者，为了合理、安全、准确、有效地用药，最大限度地发挥药物治疗作用，减轻药物不良的反应，护士必须熟悉患者的用药史和常用药物的药理知识，掌握正确的给药技术，及时评价用药后的反应，并指导护理对象正确用药，使药物治疗达到最佳效果。

第一节　给药的基本知识

一、药物的种类、领取和保管

16-1　预习指导

（一）药物的种类

1. 内服药

有片剂、胶囊、溶剂、酊剂、散剂及丸剂等。

2. 注射药

有溶剂、混悬剂、油剂，结晶及粉剂等。

3. 外用药

有溶剂、软膏、酊剂、洗剂、搽剂、粉剂、栓剂、滴剂及膜剂等。

4. 其他类

植入慢释药片、胰岛素泵、黏贴敷片等。

（二）药物的领取

（1）病区内所备的常用药物，由专人负责，按规定进行领取和补充。

（2）患者使用的贵重药物或特殊药物，凭医生的处方领取。

（3）剧毒药、麻醉药及抢救药品，病区应有固定基数，凭医生的专用处方领取和补充。

（4）电子计算机联网管理：患者用药从医生开出医嘱，到医嘱处理，药物计价、登账、药品的消耗结算等均经过计算机处理，从而提高管理效率。

（5）中心（住院）药房：很多医院设有中心（住院）药房，是全院各病区日间领取住院患者用药之处。设中心药房可以节约药品，集中使用，避免积压浪费，减少病房取药、退药和药物保管等繁琐工作。病区护士于每天上午查房后，将药盘及药卡一起送到中心（住院）药房，由专人负责配药（一天用量）及核对，病区护士取回后，在发药前再核对一次，然后分发给患者。

（三）药物的保管

1. 药柜管理

药柜应放在通风、干燥、光线充足处，避免阳光直射，由专人保管，并保持清洁。

2. 分类放置

药品应按内服药、注射药、外用药等分类放置，视有效期的先后次序有计划地使用。麻醉药品、剧毒药品、精神药品，应加锁保管，用专本登记，列入交班内容。患者个人专用的特种药物，应注明床号、姓名并单独存放。

3. 标签明确

药品应贴有明显的标签。内服药标签为蓝色边、外用药标签为红色边、剧毒药标签为黑色边；标签上应标明药名（中英文对照）、剂量和浓度。

4. 定期检查

按规定定期检查药品质量、有效期，防止积压变质。如发现药物有沉淀、混浊、异味、潮解、霉变或标签脱落、标签模糊、药物已过期等现象，均不可使用。应及时退回药房处理。

5. 按性质保存

（1）易挥发、潮解、风化或氧化的药物应装密封瓶内并盖紧。如乙醇、碘酊、糖衣片、甘草片等。

（2）易遇光变质的药物，应置于有色瓶内，并置入阴凉处，针剂应放在避光纸盒内保存。如氨茶碱、维生素 C、肾上腺素等。

（3）易被热破坏的生物、生化制品应冷藏（2 ~ 10 °C）保存。如疫苗、抗毒血清、胎盘球蛋白等。

（4）易燃、易爆的药物应单独存放，注意密闭并置于阴凉处，远离火源。如乙醇、乙醚、环氧乙烷等。

二、给药原则

（一）准确执行给药医嘱

护士必须遵医嘱给药，但应避免盲目执行医嘱。应具备所给药物的有关知识，包括常用药物的作用、用量、药效、给药途径与方法、副作用、配伍禁忌、中毒表现及处理方法等。对有疑问的医嘱，应了解清楚后方可执行。

（二）安全用药

（1）严格执行“三查”“七对”制度，以达到“五准确”。

三查：操作前、操作中、操作后查（查七对内容）。

七对：核对床号、姓名、药名、浓度、剂量、方法和时间。

五准确：即将准确的药物，按准确的剂量，用准确的方法，在准确的时间内，给准确的患者。

（2）严格检查药物质量，如发现药物有变质、密封瓶有裂痕、瓶盖有松动，或已过期，均不可使用。

（3）易过敏药物，给药前应询问病人有无过敏史，必要时做药物过敏试验。用多种药物时，要注意有无配伍禁忌。

（4）如发现给药错误，应及时报告、处理。

（三）正确实施给药

（1）熟练掌握正确的给药方法与技术。

（2）指导患者合理用药。向患者讲解所用药物的名称、剂量、用法、时间安排等。教会患者自己评价治疗效果，并懂得药物可引起的不良反应以及基本处置方法等。

（四）密切观察

注意观察患者用药后的效果及不良反应（副反应、毒性反应、停药反应、后遗反应及过敏反应等），必要时做好记录。

三、给药途径

给药途径根据药物的性质、剂型、组织对药物的吸收情况及治疗需要而定，分为：舌下含化、吸入、口服、注射（皮内、皮下、肌肉和静脉注射）、直肠给药和外敷等。

四、给药的次数与时间

给药的次数与时间取决于药物的半衰期和人体的生理节奏，以维持血液中有效的血药浓度，发挥最大药效。临床给药的次数、时间和部位常用外文缩写来描述（表 16-1）。

表 16-1　护理常用外文缩写及中文译意

外文缩写	中文译意	外文缩写	中文译意
am	上午	q3 h	每 3 小时一次
pm	下午	q4 h	每 4 小时一次
ac	饭前	q6 h	每 6 小时一次
pc	饭后	q8 h	每 8 小时一次
12n	中午 12 点	prn	必要时（长期）
12 mn	午夜 12 点	sos	需要时（限用一次，12 h 内有效）
hs	临睡前	St	立即
qm	每晨一次	DC	停止
qn	每晚一次	gtt	滴
qd	每日一次	ID	皮内注射
bid	每日两次	H	皮下注射
tid	每日三次	IM 或 im	肌内注射
qid	每日四次	IV 或 iv	静脉注射
qod	隔日一次	iv gtt	静脉滴注
biw	每周两次	MAN（.	生产日期
qh	每小时一次	LOT.	生产批号
q2 h	每 2 小时一次	EXP.	有效期至

五、影响药物疗效的因素

药物疗效的发挥不仅取决于药物本身的理化性质，还受给药方法、个体、饮食营养等因素的影响。

（一）药物因素

1. 药物剂量

药物剂量是指用药量。药物剂量不同，机体的反应也不同，一般而言，在一定范围内，剂量愈大，药物在体内的浓度愈高，作用也就愈强。临床上规定的药物的有效量或治疗量，是指能对机体产生明显效应而不引起毒性反应的剂量，也是适用于大多数人使用的常用量；若用药剂量超过有效量，则易引起毒性反应。

2. 药物剂型

不同剂型的药物由于吸收速度与吸收量不同，从而影响药物作用的快慢和强弱。一般而言，注射药物比口服药物吸收快，因而作用往往较为显著。在注射剂中，溶液比混悬液、油剂吸收快；在口服剂中，溶液比片剂、胶囊容易吸收。

3. 给药途径

不同给药途径药物的吸收速度不同，一般而言，其吸收快慢的顺序为：静脉给药>吸入给药>舌下含化>直肠给药>肌内注射>皮下注射>阴道给药>口服给药>皮肤给药；给药部位血流加速可以增加吸收率，血流减慢则吸收减少。

4. 给药时间

给药的间隔时间应该以药物的半衰期作为参考依据，尤其是抗生素类药物更应该注意维持药物在血中的有效浓度。若肝、肾功能不良者可以适当调整给药间隔时间，给药间隔时间短易导致蓄积中毒，给药间隔时间长则血药浓度波动增大。

5. 联合用药

联合用药指为了达到治疗目的而采取的两种或两种以上药物先后或同时应用。联合用药往往会发生体内或体外药物之间的相互影响，若联合用药后使原有的效应增强，称为协同作用；若联合用药后使原有的效应减弱，称为拮抗作用。临床上联合用药的目的是发挥药物的协同作用，增强治疗效果，减轻和避免药物不良反应。

（二）个体因素对药物疗效的影响

1. 生理因素

（1）年龄与体重：一般药物用量与体重成正比，通常所说的药物“常用量”是针对14～60岁的个体而言。由于儿童各个器官和组织正处于生长、发育时期，年龄越小，器官和组织的发育越不完全，药物使用不当可以引起器官和组织发育障碍，甚至发生严重不良反应，造成后遗症。老年人则因肝肾等器官功能的衰退，使药物的代谢和排泄减慢，而对水盐的调节能力差，使用利尿药后容易出现血钠和血钾降低等电解质紊乱。

（2）性别：用药时应该考虑到女性的生理状况，注意月经期、妊娠、哺乳期间用药的特点。在月经期、妊娠期，子宫对泻药、子宫收缩药及刺激性较强的药物较敏感，容易造成月经过多、痛经、流产、早产等。

（3）营养状况：患者的营养状况也能影响药物的作用，营养不良者，对药物作用较敏感，对药物毒性反应的耐受性也较差。

2. 病理状态

在病理因素中，肝肾功能具有特别重要的意义。肝肾功能受损，药物代谢缓慢，易导致中毒。药物还可损伤肝肾功能，常见的引起肝毒性药物有：氯丙嗪、苯妥英钠、水杨酸钠等。常见的引起肾毒性药物有：磺胺类药物、氨基糖苷类抗生素、四环素类抗生素等。

3. 心理因素

其中以病人的情绪、对药物的依赖程度、医护人员的语言和暗示作用等较为重要，这些因素在一定程度上可影响药物的疗效。病人情绪愉快、乐观，则药物易发挥疗效。病人对药物信赖，则可提高药物疗效。

（三）饮食方面

1. 促进药物吸收和增加疗效

如酸性食物可增强铁剂的溶解度，促进铁的吸收；高脂饮食可促进脂溶性维生素的吸收。

2. 干扰药物吸收和降低疗效

如补钙时不宜同吃菠菜，因菠菜中含有大量草酸，易形成草酸钙，影响钙的吸收；服铁剂不能与茶水、高脂饮食同服，茶水中的鞣酸易与铁形成铁盐，脂肪抑制胃酸分泌，也会影响铁的吸收。

3. 改变尿液 pH 从而影响疗效

动物脂肪在体内代谢产生酸性物质，牛奶、豆制品、蔬菜等食品在体内代谢产生碳酸氢钠，影响尿液 pH 值，影响疗效。如氨卡西林、呋喃妥在酸性尿液中作用强，故使用这些药物时多食荤菜；而使用氨基糖苷类、头孢菌素类、磺胺类药物时，宜多食素食，碱化药液从而增强疗效。

第二节　口服给药法

口服给药是临床上最常用、最方便的给药方法。药物经口服后，被胃肠道吸收、利用，起局部作用或全身作用。口服给药因吸收较慢，故不适用于急救，也不适用于意识不清、频繁呕吐、禁食等患者。

16-2　预习指导

1. 目　的

（1）协助患者遵医嘱安全、正确地服药。

（2）预防、诊断和治疗疾病，维持正常生理功能。

2. 准　备

（1）护士准备：衣帽整洁，洗手，戴口罩。

（2）患者准备：了解口服给药的目的及注意事项。

（3）用物准备：发药盘、服药本、小药卡、药杯、量杯、药匙、滴管、研钵、包药纸、湿纱布、治疗巾、饮水管、水壶（内盛温开水）及发药车。

（4）环境准备：光线适宜、整洁、无干扰。

3. 操作方法

口服给药的操作步骤及要点说明见表 16-2。

表 16-2　口服给药法

操作步骤	要点说明
▲备药 核对	◆ 核对服药本和小药卡（七对内容） ◆ 按床号顺序将小药卡和药杯放入发药盘内
正确配药 严格查对	◆ 按床号顺序及小药卡上的药名、剂量、时间配药 ◆ 查“七对”内容，查药物质量 ◆ “三查”：从药柜取药瓶（袋）时；从药瓶（袋）取出药物时；取药后放回原处时
配固体药	◆ 用药匙取药，放在一个药杯内（粉剂和口含药用纸包好）
配水剂药	◆ 同时配几种药液，应分别放置
量杯计量	◆ 左手持量杯，拇指置于所需刻度，并与视线平齐；右手持药瓶，将药液摇匀，标签朝上，倒药液至所需刻度处（图 16-1），倒毕以湿纱布擦净瓶口 ◆ 更换药液品种时，应将量杯洗净后再用 （药液不足 1 mL，用滴管计量）
滴管计量	◆ 滴管尖与药液水平面成 45°，使计量准确（按 1 mL 为 15 滴计算） ◆ 先在药杯内置少量冷开水，再滴入所需药液（使服药量准确） ◆ 不宜稀释的药物，可用固定滴管，直接滴入患者口中
配油剂药	◆ 方法同配水剂药 ◆ 先在药杯中加少量冷开水，以免药液附着杯壁而影响服药剂量
再次查对整理	◆ 配药完毕，须将药物、小药卡与服药本核对一遍，用治疗巾遮盖药盘
▲发药 两人查对	◆ 按规定时间发药 ◆ 发药前须经两人一起按服药本上医嘱认真查对配好的药物，以确保用药安全
备物	◆ 携服药本、发药盘、温开水、吸管等至患者床旁
再次查对	◆ 核对床头卡，称呼患者全名，再查看药名、剂量、时间、给药途径是否正确
核对解释	◆ 解释用药目的及注意事项 ◆ 更换药物或停药时，应告知患者
协助患者服药到口	◆ 协助患者服药，重症患者喂服；鼻饲患者应将药物研碎、溶解后经胃管注入 ◆ 视患者服下后方可离开（特别是麻醉药、催眠药、抗肿瘤药）
清理药杯	◆ 服药后，收回药杯，浸泡消毒后冲洗清洁，消毒后备用 ◆ 一次性药杯集中消毒处理后销毁 ◆ 盛油剂的药杯，先用纸擦净后再消毒
清洁药盘、药车 观察	◆ 观察药物疗效及反应，若有异常，及时报告医生，并酌情处理

注：目前，有的大医院已与国际接轨，护士不参与配药，病区也不设药柜。由药房专人负责配药、核对。由病区护士定时核对、发药。

4. 评　价

病人能积极主动配合。用药安全、有效，不良反应降低到最低程度。护士对操作各环节能做出客观评价，并不断改进。

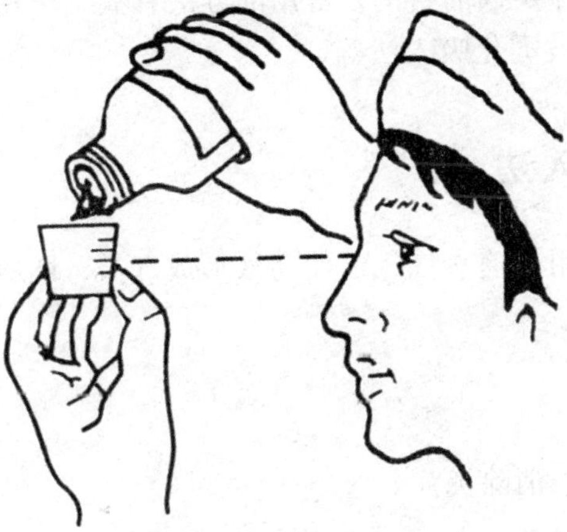

图 16-1　倒药液法

5. 注意事项

（1）当患者对药物提出疑问时应重新核对，无误后方可服用。

（2）若患者不在病室或因故暂不能服药，应将药物取回，适时再发或交班。

（3）根据药物性能合理安排给药时间及次序，并做好健康教育。

① 对牙齿有腐蚀作用或使牙齿染色的药物，服用时应避免与牙齿直接接触，可用饮水管吸入，服后再漱口。

② 增进食欲的健胃药，宜在饭前服（饭前 15 ~ 30 分钟），以利胃液分泌而增进食欲。

③ 助消化药和对胃黏膜有刺激性的药物，宜饭后服，有利于食物消化及减少胃黏膜的刺激。

④ 磺胺类和发汗类药物服后应多饮水。服磺胺类药物等多饮水是防止磺胺类药因尿少析出结晶，堵塞肾小管；服发汗类药物多饮水有利于增强发汗药的药效。

⑤ 止咳糖浆服后不宜立即饮水，若同时服用多种药物，则应最后服用止咳糖浆，以免降低其对呼吸道黏膜的安抚作用。

⑥ 服强心苷类药物前应先测脉率（心率）及其节律，脉率低于 60 次/分钟或节律异常时，则不可服用，并及时报告医生。

⑦ 有配伍禁忌的药物，不宜同时或在短时间内服用，如胃蛋白酶溶液忌与碳酸氢钠、复方氢氧化铝等碱性药物同时服用。

第三节　吸入给药法

吸入给药法是利用雾化装置将药液形成细小雾滴，通过鼻或口腔吸入呼吸道，达到预防和治疗疾病的目的。常用的方法有氧气雾化吸入法、手压式雾化吸入法和超声波雾化吸入法等。

16-3　预习指导

一、氧气雾化吸入法

氧气雾化吸入法是利用高速氧气气流使药液形成气雾，随吸气进入呼吸道而产生疗效的方法。

1. 目　的

（1）治疗呼吸道感染，消除炎症。

（2）稀释痰液以利排出。

（3）解除支气管痉挛，改善通气功能。

2. 准　备

（1）护士准备：衣帽整洁，洗手，戴口罩。

（2）患者准备：了解氧气雾化吸入法的目的，取坐位或半坐卧位，患者清楚配合要点及注意事项。

（3）用物准备：氧气雾化吸入器、氧气装置二套（湿化瓶内不放水）、药液、5 mL 注射器。

雾化吸入器结构及原理：

① 玻璃管式雾化器（图 16-2）：有五个管口，从口含管注入药液，接气口接通氧气。当用手指堵住出气口时，气流即被迫从内管 1 管口冲出，此时，内管 2 管口附近空气压力突然降低，形成负压，药液经内管 2 被吸出，当上升到管口时，又被来自内管 1 管口的急速气流吹散，形成雾状微粒从口含管口喷出。

② 射流式塑料雾化器：射流式塑料雾化器借助高速气流通过毛细管孔（射流孔）并在管口产生负压，将药液由邻近管道吸出，所吸出的液体冲击前方阻挡口被撞击成雾滴。治疗作用及效果同玻璃管式氧气雾化吸入法。操作简单，不需要患者用手指堵、放出气口。

（4）环境准备：治疗室或病室整洁，氧气筒放置安全。

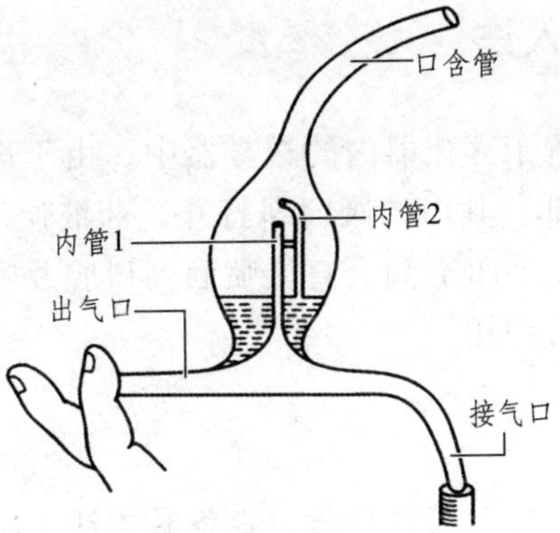

图 16-2 氧气雾化吸入器

3. 操作方法

氧气雾化吸入操作步骤及要点说明见表 16-3。

表 16-3 氧气雾化吸入法

操作步骤	要点说明
准备药液	◆ 护士洗手，戴好口罩 ◆ 核对并配制好药液，将药液稀释至 5 mL，玻璃管式雾化器从口含管注入药液
核对解释	◆ 携用物至病床旁，核对床号、姓名，解释，以取得合作 ◆ 教会患者使用雾化器
安置患者	◆ 协助患者取舒适的体位（坐位或半坐位），并漱口
连接氧气	◆ 雾化器的接气口连接氧气，调节氧流量至 6 ~ 8 L/min
吸入治疗 玻璃管式雾化器	◆ 指导患者手持雾化器，口含管放入口中，紧闭口唇 ◆ 吸气时，以手指按压出气口，同时深吸气 ◆ 呼气时，手指移开（避免药液丢失），反复进行至药液喷完为止
射流式雾化器	◆ 指导患者手持雾化器，把口含嘴放入口中 ◆ 紧闭口唇深吸气，用鼻呼气，反复进行至药液喷完为止
关闭氧气	◆ 吸入毕，取出雾化器，关闭氧气开关
整理消毒	◆ 帮助患者卧于舒适体位，协助漱口 ◆ 清理用物，雾化器浸泡消毒 1 小时，清洗擦干后备用
观察记录	◆ 观察并记录治疗效果与反应

4. 注意事项

（1）正确使用供氧装置，注意用氧安全，操作时严禁接触明火和易燃品，以保证安全。氧气湿化瓶内勿放水，以免液体进入雾化器内使药液稀释。

（2）指导患者深吸气，使药液充分到达支气管和肺内，屏气 1 秒到 2 秒钟，再轻松呼气，治疗效果更佳。

（3）观察及协助排痰，注意观察患者痰液排出情况，如痰液仍未咳出，可予拍背、吸痰等方法协助排痰。

二、手压式雾化吸入法

手压式雾化器是药液预置于雾化器内的送雾器中，由于送雾器内腔为高压，因此将其倒置，用拇指按压雾化器顶部，其内的阀门即打开，药液便从喷嘴喷出平均直径为 2.8 ~ 3.4 μm 雾滴，其喷出速度快，80%雾滴会直接喷洒到口腔及咽部黏膜，药物经黏膜吸收。该操作简单，可教会病人自行使用。

1. 目　的

此给药法主要用于吸入拟肾上腺素类药、氨茶碱或沙丁胺醇等支气管解痉药，改善通气功能。适用于支气管哮喘、喘息性支气管炎的对症治疗。

2. 准　备

（1）护士准备：衣帽整洁，洗手，戴口罩。

（2）患者准备：了解手压式雾化吸入法的目的、使用方法等，取坐位或半坐卧位。

（3）用物准备：按医嘱准备手压式雾化器（内含药物）。

（4）环境准备：环境清洁、安静，光线、温湿度适宜。

3. 操作方法

手压式雾化吸入的操作步骤及要点说明见表 16-4。

表 16-4　手压式雾化吸入法

操作步骤	要点说明
准备药液	◆ 护士洗手，戴好口罩 ◆ 核对并取下雾化器保护盖，充分摇匀药液
核对解释	◆ 携用物至病床旁，核对床号、姓名，解释，以取得合作 ◆ 教会患者手压式雾化器使用方法
安置患者	◆ 协助患者取舒适的体位（坐位或半坐位），并漱口
放入口中	◆ 将雾化器倒置，接口端放入双唇间，平静吸气
按压喷药	◆ 指导患者在吸气开始时，按压气雾瓶顶部，使之喷药，随着深吸气的动作，药物经口吸入
指导吸入	◆ 指导患者尽可能延长屏气（坚持 10 秒钟左右），然后呼气
清洁保存	◆ 其塑料外壳应定期用温水清洁

4. 注意事项

（1）雾化器使用后应放置在阴凉处（30 °C 以下）保存，外壳定期清洁。

（2）使用前检查各部件是否完好，有无松动、脱落等情况。

（3）药液随着深吸气的动作经口腔吸入，尽可能延长屏气时间，最好坚持 10 秒钟左右，然后再呼气。

（4）每次 1 ~ 2 喷，两次使用间隔时间不少于 3 ~ 4 小时。

三、超声波雾化吸入法

超声波雾化吸入法是应用超声波声能，使药液变成细微的气雾，由呼吸道吸入的方法。其特点是雾量大小可以调节；雾滴小而均匀（直径小于 5 μm），药液可随深而慢的吸气到达终末支气管和肺泡，治疗效果好。

（一）目　的

1. 湿化呼吸道

常用于呼吸道湿化不足、呼吸道黏膜干燥者，也是气管切开术后患者常规治疗方法。

2. 稀释和松解黏稠的分泌物液

常用于痰液黏稠、气道不通畅者，通过雾化吸入药物稀释痰液，帮助祛痰。

3. 改善通气功能

解除支气管痉挛，保持气道通畅。常用于支气管哮喘等患者。

4. 减轻呼吸道炎症反应

预防和治疗呼吸道感染，消除炎症，减轻呼吸道黏膜水肿，常用于胸部手术前后的患者。

（二）准　备

1. 护士准备

衣帽整洁，洗手，戴口罩。

2. 患者准备

患者了解超声波雾化吸入法的目的，清楚配合要点及注意事项，取坐位或卧位。

3. 用物准备

（1）超声波雾化器 1 套、水温计、治疗巾、符合国标标准的自来水或饮用水，有的雾化器需冷蒸馏水（按说明书要求）。

超声波雾化器的结构及作用原理：

① 超声波发生器：通电后输出高频电能，其面板上有电源开关、雾量开关、定时器、指示灯及启动键。

② 水槽与晶体换能器：水槽盛冷水，其底部有一晶体换能器，接收发生器输出的高频

电能，将其转化为超声波声能。

③ 雾化罐（杯）：雾化罐（杯）盛药液，其底部为透声膜，超声波声能可透过此膜与罐内药液作用，使药液表面的张力和惯性受到破坏，成为微细雾滴喷出。

④ 螺纹管、口含嘴（或面罩）：传送雾状药液到呼吸道。

注：型号不同其构造及操作要求略有差异，但原理基本相同。

（2）常用药液：

① 控制呼吸道感染，消除炎症：常用抗生素，如庆大霉素、卡那霉素等。

② 解除支气管痉挛：常用氨茶碱、沙丁胺醇（舒喘灵）等。

③ 稀释痰液，帮助祛痰：常用α-糜蛋白酶、乙酰半胱氨酸（易咳净、痰易静）等。

④ 减轻呼吸道黏膜水肿：常用地塞米松等。

4. 环境准备

环境清洁、安静，光线、温湿度适宜。

（三）操作方法

超声波雾化吸入的操作步骤及要点说明见表 16-5。

表 16-5 超声波雾化吸入法

操作步骤	要点说明
护士准备	◆护士洗手，戴好口罩
检查连接	◆ 使用前检查雾化器各部件是否完好，连接雾化器主件与附件，水槽内按要求加入符合国标的自来水（＜40 °C），或冷蒸馏水，至水位线
配制药液	◆ 核对药物并将其稀释至 30 ~ 50 mL，注入雾化罐内，检查无漏水后，放入水槽中，盖紧水槽盖，插上螺纹管与口含嘴（或面罩）
核对解释	◆ 携用物至病床旁，核对床号、姓名，解释，以取得合作
安置患者	◆ 协助患者取舒适的体位（坐位、半坐位或侧卧位），颌下铺治疗巾
调节雾量	◆ 接通电源，打开电源开关，调整定时开关至所需时间（一般 15 ~ 20 min）将雾量开关调至所需量（大档 3 mL/min、中档 2 mL/min、小档 1 mL/min）
吸入药液	◆ 将口含嘴放入患者口中，或将面罩置于患者口鼻部，指导患者闭口做深呼吸
观察处理	◆ 注意观察患者反应及装置情况，使用过程中如发现水槽内水温超过 60 °C，应关机更换冷蒸馏水，如发现雾化罐内液体过少影响正常雾化时，应增加药量
关闭机器	◆ 治疗毕，取下口含嘴（或面罩），先关雾量开关，再关电源开关，拔下插头
安置患者	◆ 擦干患者面部，帮助患者卧于舒适体位，并协助排痰
清理用物	◆ 将水槽中水倒出，用纱布擦净换能器上和水槽中的积水，雾化罐（杯）、口含嘴、面罩及螺纹管浸泡消毒 1 小时，清洗擦干后备用
观察记录	◆ 观察并记录治疗效果与反应

（四）注意事项

（1）正确使用雾化器。熟悉雾化器性能，水槽内保持有足够的水（虽有缺水保护装置，但不可在缺水状态下长时间开机）；水温不宜超过 60 °C。

（2）注意保护换能器及透声膜。因水槽底部的晶体换能器和雾化罐底部的透声膜薄而质脆，易破碎，在操作及清洗过程中，动作要轻，防止损坏。

（3）连续使用雾化器时，中间需间隔 30 分钟。

（4）观察及协助排痰。注意观察患者痰液排出是否困难，有时因干稠的分泌物经湿化而膨胀后，致痰液不宜咳出时，应予拍背，以协助痰液排出，必要时吸痰。

第四节　注射给药法

注射给药法是指将无菌药液或生物制剂注入体内的方法，以达到诊断、预防和治疗疾病的目的。注射给药的优点是药物吸收快，适用于需要药物迅速发挥作用或不宜口服给药的患者；但注射给药对组织有一定程度的损伤。常用注射法包括皮内注射、皮下注射、肌内注射及静脉注射。

16-4　预习指导

一、注射原则

（一）严格遵守无菌操作原则

（1）注射前洗手、戴口罩、剪指甲，保持衣帽整洁。

（2）注射部位按要求消毒并保持无菌。

消毒方法：

① 用棉签蘸取 2%碘酊，以注射点为中心向外螺旋式旋转消毒，直径 5 cm 以上，待碘酊干后，再用 70%乙醇脱碘，范围大于碘酊消毒面积，乙醇挥发后方可注射。

② 也可用 0.5%碘伏或安尔碘以同法涂擦消毒 1 ~ 2 遍，无须脱碘。

（二）严格执行查对制度

（1）作好“三查七对”，确保给药安全无误。

（2）仔细检查药液质量，如发现药液混浊、沉淀、变质、变色、过期或安瓿有裂痕等现象，则不可应用。

（3）如同时注射多种药物，应查对有无配伍禁忌。

（三）严格执行消毒隔离制度

注射时做到一人一针、一人一止血带、一人一棉垫，严格防止交叉感染。所用物品须先消毒，后处理。对一次性物品应按规定分类、消毒后集中处理，不可随意丢弃。

（四）选择合适的注射器和针头

根据药物剂量、黏稠度、刺激性强弱、注射方法以及注射对象等选择注射器和针头（表16-6）。注射器应完整无裂缝，不漏气；针头应锐利、无钩、无弯曲，型号合适；注射器和针头的衔接须紧密。一次性注射器的包装应密封且在有效期内。

表 16-6　各种注射法选用注射器和针头的规格

注射器规格	针头型号	主要用途
1 mL	4～5	皮内注射、注射小剂量药液
1 mL、2 mL	5～6	皮下注射
2 mL、5 mL	6～7	肌肉注射、静脉采血
5、10、20、30、50 mL	6～9	静脉注射

（五）选择合适的注射部位

注射部位应避开血管、神经处。不可在炎症、化脓感染、瘢痕、硬结及患皮肤病处进针。对长期注射的患者，应有计划地更换注射部位。

（六）注射药液现配现用

注射药物应按规定的时间临时抽取，及时注射，防止药物污染或药效降低。

（七）进针前排尽空气

进针前须排尽注射器内空气，以防空气进入血管形成栓塞。排气时应防止药液浪费。

（八）进针后检查回血

进针后、注射药液前应抽动活塞检查有无回血。静脉注射必须见回血方可注入药液；皮下、肌内注射无回血方可注入药液，如有回血，应拔出针头重新进针，不可将药液注入血管内。

（九）掌握无痛注射技术

（1）解除患者思想顾虑，分散注意力；协助病人取合适体位，使肌肉放松，易于进针。

（2）注射时做到“二快一慢”，即进针快、拔针快，推药速度慢且均匀，以减轻对组织的刺激。

（3）注射刺激性强的药物，应选择粗长针头，且需深部注射。同时注射多种药物时，一般先注射刺激性比较弱的药物，再注射刺激性强的药物，推药速度宜更慢，以减轻疼痛，长期注射应更换注射部位。

二、注射用物

1. 注射盘

注射盘内常规准备下列物品。

（1）无菌持物镊：浸泡于消毒液内或盛放于灭菌后的干燥容器内。

（2）皮肤消毒液：2%碘酊，70%乙醇，0.5%碘伏或安尔碘，喷雾式消毒液等。

（3）无菌棉签、砂轮、弯盘、开瓶器，静脉注射时加止血带、小垫枕及治疗巾。

2. 注射器和针头

（1）注射器的构造（图 16-3）：注射器由乳头、空筒、活塞（活塞体、活塞轴、活塞柄）构成。其中乳头部、空筒内壁、活塞体应保持无菌，不得用手接触。注射器的规格有1、2、5、10、20、30、50、100 mL 共 8 种。

（2）针头的构造：针头分针尖、针梗和针栓三部分，除针栓外壁以外，其余部分须保持无菌，不得用手接触。针头的规格有 4、4.5、5、5.5、6、6.5、7、8、9 号等数种。不同规格注射器和针头的用途见表 16-10。

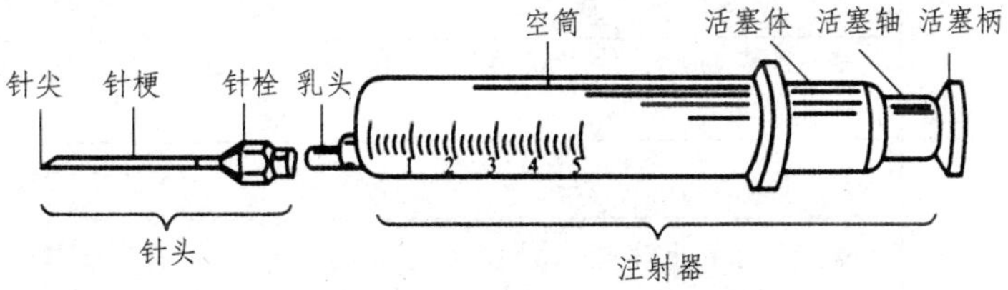

图 16-3　注射器和针头的构造

3. 注射药液

根据医嘱准备，常用有溶液、油剂、混悬液、结晶和粉剂等。

三、药液抽吸技术

1. 目　的

应用无菌技术，使用注射器从安瓿或密封瓶内准确抽取适量药液，为注射做准备。

2. 准　备

（1）护士准备：衣帽整洁，洗手，戴口罩。

（2）物品准备：注射盘一套（消毒液、砂轮、启瓶器、无菌棉签、弯盘），注射卡、药物（按医嘱）、不同规格的注射器数个。

（3）环境准备：按无菌操作要求进行。

3. 操作方法

药液抽吸技术的操作步骤及要点说明见表 16-7。

表 16-7　药液抽吸技术

操作步骤	要　点　说　明
查对药物	◆ 护士洗手，戴好口罩 ◆ 在注射盘内铺无菌治疗巾，仔细查对药液的名称、浓度、剂量、失效期及质量
自安瓿内吸取药液	
消毒折断	◆ 将安瓿尖端的药液弹至体部，用砂轮在安瓿颈部凹陷处划一痕迹，用70%乙醇棉签消毒后，用无菌棉球或纱布按住颈部，折断安瓿 ◆ 若安瓿颈部有蓝点标记，则为易折安瓿，无须划痕。消毒颈部后，用无菌棉球或纱布按住颈部，折断安瓿
抽吸药液	◆ 一手持注射器，将针尖斜面向下置于安瓿内液面下，另一手持活塞柄，抽动活塞，吸取药液
自密封瓶吸取药液	
消毒瓶塞	◆ 除去铝盖中心部分，常规消毒瓶塞，待干
注入空气	◆ 注射器内吸入与所需药液等量的空气，示指固定针栓将针头插入瓶内以增加瓶内压力，便于抽吸
抽吸药液	◆ 倒转药瓶，使针尖在液面下，吸取药液至所需量，示指固定针栓，拔出针头
以下剂型需注意	
结晶或粉剂	◆ 用无菌生理盐水或注射用水或专用溶媒充分溶解后吸取
黏稠油剂	◆ 选用稍粗的针头，药物稍加温（易被热破坏的药物除外）后吸取
混悬剂	◆ 摇匀后立即吸取（针头稍粗）
排尽空气	◆ 将针头垂直向上（示指固定针栓），轻拉活塞，将针头中药液回抽至注射器内，并使气泡聚集在乳头根部，排出气体 ◆ 如注射器乳头偏向一侧，排气时使注射器乳头向上倾斜，使气泡聚集在乳头根部，轻推活塞，排出气体（勿浪费药液）
保持无菌	◆ 将空药瓶或空安瓿套在针头上（避免针栓进入安瓿内）；或套针头套，安瓿或药瓶放其旁边，以便查对 ◆ 再次查对后放于无菌巾中准备注射

四、常用的注射法

（一）皮内注射法（ID）

皮内注射法是将小量药液或生物制剂注射于表皮和真皮之间的方法。

1. 目　的

（1）进行药物过敏实验，以观察有无过敏史。

（2）预防接种。

（3）局部麻醉的先驱步骤。

2. 操作程序

1）评　估

（1）患者病情、治疗情况、药物过敏史等。

（2）患者注射部位皮肤情况。

（3）患者的心理状态、合作程度。

2）计　划

（1）护士准备：衣帽整洁，洗手，戴口罩。

（2）病人准备：病人了解皮内注射的目的、方法、注意事项及配合要点，取舒适体位并暴露注射部位。

（3）物品准备：注射盘一套（消毒液、砂轮、启瓶器、无菌棉签、弯盘），注射卡、药物（按医嘱）、1 mL 注射器，做药物过敏实验时备 0.1%盐酸肾上腺素。

（4）环境准备：清洁、安静，光线适宜或有足够的照明。

3）实　施

皮内注射的操作步骤及要点说明见表 16-8。

表 16-8　皮内注射

操作步骤	要点说明
核对解释	◆ 备齐用物携至床旁，核对床号、姓名 ◆ 如为药物过敏试验应详细询问过敏史、用药史、家族史 ◆ 向病人解释注射方法及注意事项，以取得合作
选择部位	◆ 药物过敏试验：选用前臂掌侧下端，该处皮肤较薄，肤色较淡，易于注射，且易观察局部反应 ◆ 预防接种：如卡介苗接种，常选用上臂三角肌下缘 ◆ 局部麻醉的起始步骤：选用实施局麻处
消毒皮肤	◆ 用 75%乙醇消毒皮肤，待干
核对排气	◆ 再次核对药物并排尽空气
进针推药	◆ 左手绷紧局部皮肤，右手以平执式持注射器，针尖斜面向上，与皮肤呈 5°进针 ◆ 待针尖斜面完全刺入皮内后，放平注射器，固定针栓，推入药液 0.1 mL，使局部隆起呈半球状皮丘，皮肤变白并显露毛孔
拔针观察	◆ 注射完毕，迅速拔出针头，再次查对 ◆ 嘱病人勿离开病室，20 分钟后观察结果
整理记录	◆ 安置病人舒适卧位，整理用物，观察并作出判断，记录皮试结果

4）评　价

病人了解操作目的，配合注射，有安全感。护患沟通有效。

3. 注意事项

皮肤消毒忌用含碘消毒剂，进针勿过深，拔针不按压，以免影响结果的观察。

（二）皮下注射法（H）

皮下注射法是将小量药液或生物制剂注入皮下组织的方法。

1. 目　的

（1）注入小剂量药物，用于不宜口服，需在一定时间内发生药效时。

（2）预防接种。

2. 操作程序

1）评　估

（1）病人的一般情况：年龄、病情、治疗经过、注射部位局部情况。

（2）病人的认知反应：对注射药物的认知、心理状态、合作程度。

2）计　划

（1）护士准备：衣帽整洁，洗手，戴口罩。

（2）病人准备：病人了解皮下注射的目的、方法、注意事项及配合要点，取舒适体位并暴露注射部位。

（3）物品准备：注射盘一套（消毒液、砂轮、启瓶器、无菌棉签、弯盘），注射卡、药物（按医嘱）、1 ~ 2 mL 注射器，5 ~ 6 号针头。

（4）环境准备：清洁、安静，光线适宜或有足够的照明。

3）实　施

皮下注射的操作步骤及要点说明见表 16-9。

表 16-9　皮下注射

操作步骤	要点说明
核对解释	◆ 备齐用物携至床旁，核对床号、姓名，解释以取得病人合作，若注射胰岛素应告知病人及家属，在餐前半小时注射
选择部位	◆ 常用上臂三角肌、腹壁、后背、大腿前侧和外侧
消毒皮肤	◆ 常规消毒或安尔碘消毒皮肤，待干
核对排气	◆ 再次核对药物并排尽空气
进针推药	◆ 左手绷紧局部皮肤，右手持注射器，针尖斜面向上，与皮肤呈 30° ~ 40°快速刺入针梗的 2/3，一手固定针栓，一手放松皮肤，抽吸无回血，缓慢推药。
拔针按压	◆ 注射毕，用无菌干棉签按压针刺处，快速拔针，按压片刻，并再次核对
整理记录	◆ 安置病人，整理床单位、用物，洗手，记录

4）评　价

病人了解操作目的、配合注射，有安全感。护患沟通有效。

3. 注意事项

（1）对长期注射者，应有计划更换注射部位，以免局部产生硬结，保证药物吸收的最好效果。

（2）刺激性过强的药物不宜做皮下注射。

（3）注射药物不足 1 mL 时，应选择 1 mL 注射器抽吸药液，以保证计量准确。

（4）进针角度不宜超过 45°，过瘦者捏起注射部位并减小进针角度。

（三）肌内注射（IM）

肌内注射法是将一定量药液注入肌肉组织的方法。

1. 目　的

用于不宜或不能口服或静脉注射，且要求比皮下注射更迅速发生疗效。

2. 注射部位

1）臀大肌注射定位法

（1）十字法：从臀裂顶点向左或向右划一水平线，然后从髂嵴最高点做一垂直线，将一侧臀部分为四个象限，其外上象限避开内角（髂后上棘与股骨大转子连线），即为注射区。

（2）连线法：从髂前上棘至尾骨作一连线，其外 1/3 处为注射区。

2）臀中肌、臀小肌注射定位法

（1）以示指尖和中指尖分别置于髂前上棘和髂嵴下缘处，在髂嵴、示指、中指之间构成一个三角区域，其示指与中指构成的内角为注射区。

（2）髂前上棘外侧三横指处（同身寸），为注射区。

3）股外侧肌注射定位法

髋关节下 10 cm 至膝关节上 10 cm、宽 7.5 cm 处。

4）上臂三角肌注射定位法

肩峰下 2 ~ 3 横指处。

3. 操作程序

1）评　估

（1）病人的一般情况：年龄、病情、治疗经过、注射部位局部情况。

（2）病人的认知反应：对注射药物的认知、心理状态、合作程度。

2）计　划

（1）护士准备：衣帽整洁，洗手，戴口罩。

（2）病人准备：病人了解肌内注射的目的、方法、注意事项及配合要点，取舒适体位并暴露注射部位。为了使注射部位肌肉放松，减轻疼痛与不适，肌内注射时病人可采用以下体位。

① 侧卧位：上腿伸直，下腿稍弯曲，使臀部肌肉放松。

② 俯卧位：足尖相对，足跟分开，头偏向一侧。

③ 仰卧位：常用于危重及不能翻身的病人，采用臀中肌、小肌注射较为方便，嘱病人自然平躺，肌肉放松。

④ 坐位：门诊病人接受注射时，采用坐位可选上臂三角肌或臀部肌内注射。

（3）物品准备　注射盘一套（消毒液、砂轮、启瓶器、无菌棉签、弯盘），注射卡、药物（按医嘱）、1 ~ 2 mL 注射器，5 ~ 6 号针头。

（4）环境准备：清洁、安静、光线适宜或有足够的照明。

3）实施

肌内注射的操作步骤及要点说明见表 16-10。

表 16-10　肌内注射

操作步骤	要点说明
核对解释	◆ 备齐用物携至床旁，核对床号、姓名，解释以取得病人合作 ◆ 病区内集体肌内注射铺无菌盘
安置体位	◆ 根据病人情况采取适当卧位
定位消毒	◆ 常规消毒或安尔碘消毒皮肤，待干
核对排气	◆ 再次核对药物并排尽空气
进针推药	左手拇指、示指绷紧局部皮肤，右手以执笔式持注射器，中指固定针栓，用前臂带动腕部的力量，将针头迅速垂直刺入针梗 2.5 ~ 3 cm。松开左手，抽动活塞，如无回血，固定针头，缓慢注入药液
拔针按压	◆ 注射毕，用无菌干棉签轻压进针处，快速拔针
整理记录	◆ 安置病人，整理床单位、用物，洗手，记录

4）评　价

病人了解操作目的、配合注射，有安全感。护患沟通有效。

4. 注意事项

（1）切勿把针梗全部刺入，以防针梗从根部折断。

（2）两种药液同时注射时，要注意配伍禁忌；需长期作肌肉注射者，注射部位应交替更换，避免硬结的发生。

（3）两岁以下婴幼儿不宜选用臀大肌注射，因有损伤坐骨神经的危险，幼儿在未能独自走路前，其臀部肌肉发育不好，应选用臀中肌、臀小肌处注射。

5. 病区内集中进行肌内注射

（1）在同时间内为多数病人作肌内注射时，可将用物、药物注射本放于治疗车上，治疗车下层放一盆消毒液和治疗碗，内衬纱布，以收集用过的注射器及针头，然后推车到病房，按病床顺序边吸药，边注射。

（2）在同一时间内为多数病人作肌内注射时，需准备集体用的治疗盘，内放无菌巾、注射器及针头、药物，治疗碗一只，内放消毒液纱布。

（3）操作方法：

① 治疗盘上铺无菌治疗巾（双层）。

② 核对大、小注射卡，将小卡按床号固定在治疗盘内，准备药物。

③ 吸取药液，套上安瓿，放在无菌治疗盘内，使活塞柄对准小注射卡，最后盖上无菌治疗巾备用。

④ 按床号顺序核对，向病人解释后注射。在另一病人注射前，用消毒液的纱布擦拭双手后，再行注射。

（四）静脉注射（IV）

静脉注射法是将一定量无菌药液自静脉注入体内的方法。药液直接进入血液循环，是发挥药效最快的给药方法。

1. 四肢浅静脉注射

上肢常选用肘部静脉（贵要静脉、正中静脉、头静脉）及腕部、手背静脉；下肢常选用大隐静脉、小隐静脉和足背静脉。

1）目　的

（1）药物不宜口服、皮下或肌内注射，需迅速发生药效时，可采用静脉注射法。

（2）药物因浓度高、刺激性大、量多而不宜采取其他注射方法。

（3）作诊断、试验检查时，由静脉注入药物，如为肝、肾、胆囊等 X 线摄片。

（4）输液和输血。

（5）用于静脉营养治疗。

2）操作程序

（1）评估。① 病人的一般情况：年龄、病情、治疗经过、注射部位局部情况。② 病人的认知反应：对注射药物的认知、心理状态、合作程度。

（2）计划。① 护士准备：衣帽整洁，洗手，戴口罩。② 病人准备：病人了解静脉注射的目的、方法、注意事项及配合要点，取舒适体位并暴露注射部位。③ 物品准备：注射盘一套（消毒液、砂轮、启瓶器、无菌棉签、弯盘），注射卡、药物（按医嘱），另加型号合适注射器（规格视药量而定），6 ~ 9 号针头或头皮针、止血带、小垫枕，按医嘱备药。④ 环境准备：清洁、安静，光线适宜或有足够的照明。

（3）实施：静脉注射的操作步骤及要点说明见表 16-11。

表 16-11 静脉注射

操作步骤	要 点 说 明
核对解释	◆ 备齐用物携至床旁，核对床号、姓名，解释以取得病人合作
选择静脉	◆ 选择粗、直、弹性好、易于固定的静脉，避开关节及静脉瓣 ◆ 对长期静脉用药的病人，为保护血管，要有计划地自远心端到近心端选择血管注射 ◆ 以手指探明静脉方向及深浅，在穿刺部位的肢体下放置小垫枕 ◆ 如采用头皮针，此时应备好胶布
扎止血带	◆ 在穿刺部位上方（近心端）约 6 cm 处扎止血带，末端向上。上肢注射，嘱病人握拳
消毒皮肤	◆ 病人取适当卧位，常规消毒皮肤，待干
核对排气	◆ 再次核对药物并排尽空气
穿刺静脉	◆ 一手绷紧静脉下端皮肤，使其固定；一手持注射器（或头皮针针柄），示指固定针栓，针尖斜面向上，与皮肤呈 15°～30°自静脉上方或侧方刺入皮下，再沿静脉走向潜行刺入静脉，见回血，可再顺静脉进针少许
两松固定	◆ 松开止血带，嘱病人松拳，固定针头（如为头皮针，则用胶布固定）
注药观察	◆ 缓慢注入药液，注药过程中要试抽回血以确定针头是否在静脉内，并随时听取病人主诉，观察局部情况及病情变化
拔针按压	◆ 注射毕，将无菌干棉签放于穿刺点上方，快速拔出针头，按压片刻，或嘱病人屈肘
整理记录	◆ 再次核对，协助病人取舒适卧位，整理床单位，清理用物，洗手，记录

（4）评价：病人了解操作目的、配合注射，有安全感。护患沟通有效。

3）注意事项

（1）注射时应选择粗、直、弹性好、不易滑动的静脉。如需长期静脉给药者，应由远心端到近心端进行注射。

（2）根据病情及药物性质，掌握注入药液的速度，并随时听取病人的主诉，观察体征及其病情变化。

（3）对组织有强烈刺激的药物，注射前应先作穿刺，注入少量等渗盐水，证实针头确在血管内，再推注药物，以防药液外溢于组织内而发生坏死。

（4）静脉注射常见失败的原因：

① 针头斜面一半在血管内，一半在血管外，回血断断续续，注药时溢出至皮下，皮肤隆起，病人局部疼痛。

② 针头刺入较深，斜面一半穿破对侧血管壁，见有回血，但推药不畅，部分药液溢出至深层组织。

③ 针头刺入过深，穿透对侧血管壁，药物注入深部组织，有痛感，没有回血，如只推

注少量药液，局部不一定隆起。

以上三种失败原因中任意一种情况发生，均应立即拔针，以无菌棉签或棉签压迫止血，选择血管重新穿刺。

2. 股静脉注射法

1）目　的

股静脉注射适宜于抢救危重病人时注入药物或置管加压输血输液；股静脉穿刺也适于采集血液标本做化验检查。

2）注射部位

股三角区，在髂前上棘和耻骨结节之间划一连线的中点为股动脉，股动脉内侧 0.5 cm 为股静脉。

3）操作程序

（1）评估。① 病人的一般情况：年龄、病情、治疗经过、注射部位局部情况。② 病人的认知反应：对注射药物的认知、心理状态、合作程度。

（2）计划。① 护士准备：衣帽整洁，洗手，戴口罩。② 病人准备：病人了解股静脉注射的目的、方法、注意事项及配合要点，取舒适体位并暴露注射部位。③ 物品准备：注射盘一套（消毒液、砂轮、启瓶器、无菌棉签、弯盘），注射卡、药物（按医嘱），另加型号合适注射器（规格视药量而定），6～9 号针头，无菌纱布、胶贴、沙袋，按医嘱备药。④ 环境准备：清洁、安静，光线适宜或有足够的照明。

（3）实施：股静脉注射的操作步骤及要点说明见表 16-12。

表 16-12　股静脉注射

操作步骤	要点说明
核对解释	◆ 备齐用物携至床旁，核对床号、姓名，解释以取得病人合作
安置体位	◆ 协助病人取仰卧位，下肢略屈膝，外展外旋，必要时臀下垫小枕，暴露注射部位。如为小儿注射，需用尿布覆盖会阴，以防其排尿打湿穿刺部位
准确定位	◆ 于股三角区扪及股动脉最明显处或以髂前上棘和耻骨结节连线中点作为股动脉的定位，股静脉位于股动脉内侧 0.5 cm 处
消毒皮肤	◆ 常规消毒局部皮肤，待干；同时消毒术者左手示指和中指
核对排气	◆ 再次核对药物并排尽空气
进针推药	◆ 左手示指和中指扪及股动脉最明显处并固定，右手持注射器，针头和皮肤呈 45°或 90°，在股动脉内侧 0.5 cm 处刺入，抽出暗红色血，固定针头，根据需要注入药液或采集血液标本
拔针按压	◆ 操作毕，拔出针头，局部用无菌纱布加压止血 3～5 分钟，确认无出血后，用胶布固定
整理记录	◆ 协助病人取舒适体位并整理床单位，清理用物。再次核对，记录结果

（4）评价：病人了解操作目的、配合注射，有安全感。护患沟通有效。

4）注意事项

（1）严格执行无菌操作规程，防止感染。

（2）如抽出为鲜红色血液，即提示穿入股动脉，应立即拔出针头，紧压穿刺处 5～10 分钟，直至无出血为止。

（3）有出血倾向的病人不宜采用此方法注射。

（五）动脉穿刺注射法

1. 目　的

作血液气体分析；重度休克，须经动脉输入血液以增加有效血容量；施行某些特殊检查（如脑血管造影）；施行某些治疗（注射抗癌药物）。

2. 穿刺部位

采集血液标本常用桡动脉与股动脉。桡动脉穿刺点位于前臂掌侧腕关节上 2 cm、动脉搏动明显处。股动脉穿刺点参见“股静脉注射法”中“注射部位”。

3. 计　划

注射盘内加无菌的 5 mL 或 10 mL 干燥注射器，7 号针头及标本容器，手套。若作治疗、检查，另备药液。

4. 实　施

实施充分暴露穿刺部位，常规消毒，范围要广泛，术者立于穿刺侧，戴手套或用 2%碘酊与 70%乙醇消毒左手示指和中指，此两指固定欲穿刺的动脉，右手持注射器，在两指间垂直或与动脉走向呈 40°刺入动脉，见有鲜红色回血，右手固定穿刺针的方向及深度，左手以最快的速度注射药液或采血。操作完毕，迅速拔出针头，局部加压止血 5～10 分钟。

5. 注意事项

（1）严格执行无菌技术，以防感染。

（2）有出血倾向者，谨慎应用。

第五节　药物过敏试验法

一、药物过敏反应的特点

16-5　预习指导

药物过敏反应属于异常的免疫反应，其基本原因是抗原抗体相互作用的结果，具有以下特点：

（1）仅发生于用药人群中的少数，不具有普遍性。

（2）很小剂量即可发生过敏反应，一旦病人对药物过敏，即使用很小的剂量也足以引起过敏反应。

（3）与正常药理反应或毒性无关。

（4）一般发生于再次用药过程中。

（5）过敏的发生与体质因素有关。

二、常用药物过敏试验技术

（一）青霉素过敏试验

1. 发生机制

青霉素属于半抗原物质，本身不具有抗原性，进入机体后，其降解产物与组织蛋白结合形成全抗原，刺激机体产生特异性抗体 IgE，使机体处于致敏状态。此阶段不发生过敏反应，但有免疫反应，故称为致敏阶段。当机体再次接受青霉素时，抗原和抗体结合，引发过敏反应，从而出现一系列过敏反应的临床症状。

2. 预防措施

（1）使用青霉素前必须做皮肤过敏试验：对青霉素过敏者，任何给药途径，任何计量和任何剂型均可发生过敏反应。试验前应详细询问病人的用药史、过敏史和家族史。对已进行青霉素治疗的病人，但停药 3 天以上、或在用药中更换药物批号，均应重新做过敏试验，结果阴性方可使用。

（2）青霉素皮试液应现配现用，因青霉素皮试液极不稳定，特别是在常温下易产生降解产物，导致过敏反应。

（3）青霉素过敏试验和注射前均应做好急救的准备工作。备好盐酸肾上腺素和注射器等。

（4）护士应严格执行“三查七对”制度。

（5）严密观察病人，首次注射后应观察 30 分钟，以免发生迟缓性过敏反应。

（6）试验结果阳性者禁止使用青霉素，及时报告医生。在体温单、医嘱单、病历、床头卡、门诊病历上醒目地注明，并告知病人及其家属。

3. 青霉素过敏试验的方法

1）皮内试验液（皮试液）的配制（表 16-13）

（1）青霉素皮试液的标准：每毫升含青霉素 G 200 ~ 500 U。

（2）皮试液的具体配制方法：以一瓶 80 万 U 青霉素为例，加入 0.9%氯化钠溶液 4 mL 溶解。

表 16-13　青霉素试验药液配制法（500 U/mL 为例）

青霉素	加生理盐水	青霉素含量	要求
80 万 U	4 mL	20 万 U/ml	溶解
取上液 0.1 mL	0.9 mL	2 万 U/ml	摇匀
取上液 0.1 mL	0.9 mL	2 000 U/ml	摇匀
取上液 0.25 mL	0.75 mL	500 U/ml	摇匀

每次配制时均需将溶液混匀。青霉素试验液不稳定，在室温下可保存 4 小时，在冰箱冰藏可保存 24 小时，过时弃掉。

2）试验方法

皮内注射青霉素试验液 0.1 mL（含青霉素 G 20 U ~ 50 U），20 分钟后观察结果并记录。

3）结果判断

阴性：皮丘无改变，周围无红肿，无自觉症状。

阳性：局部皮丘隆起，出现红晕硬块，直径大于 1 cm，或周围出现伪足、痒感。严重时可有头晕、心慌、恶心，甚至发生过敏性休克。

4. 临床表现

（1）过敏性休克：过敏性休克是最严重的反应。一般在用药后数秒或数分钟内发生，呈闪电般出现，有时也可在用药半小时后发生，极少数病人发生于连续用药的过程中。主要表现为以下症状。

① 呼吸道阻塞症状：由喉头水肿和肺水肿引起，病人表现为呼吸困难、胸闷、气促伴濒死感。

② 循环衰竭症状：由于周围血管扩张，导致循环血量不足，病人表现为面色苍白、出冷汗、发绀、脉细弱、血压下降等。

③ 神经系统症状：因脑组织缺血缺氧所致，表现为头晕眼花、面部及四肢麻木、意识丧失、抽搐、大小便失禁等。

④ 皮肤过敏反应：瘙痒、荨麻疹等。

上述症状中常以呼吸道症状或皮肤瘙痒最早出现，因此需注意倾听病人的主诉。

（2）血清病型反应：一般于用药后 7 ~ 14 天发生，临床表现和血清病相似，有发热、关节肿痛、全身淋巴结肿大、皮肤发痒、荨麻疹、腹痛等。

（3）各器官或组织的过敏反应。

① 皮肤过敏反应：轻者荨麻疹，严重者可发生剥脱性皮炎。

② 呼吸道过敏反应：可引起哮喘或促发原有的哮喘发作或发作加重。

③ 消化系统过敏反应：可引起过敏性紫癜，以腹痛和便血为主要症状。

5. 急救措施

处理原则是迅速及时、分秒必争、就地抢救。

（1）立即停药、平卧、保暖，同时报告医生。

（2）即刻皮下注射 0.5 ~ 1 mL 的 0.1%盐酸肾上腺素，患儿酌减。如症状不缓解，每隔30分钟再行皮下注射或静脉注射，也可气管内滴入，可重复使用，直至病人脱离危险期。此药是抢救过敏性休克的首选药物。

（3）改善缺氧症状：给予氧气吸入，改善病人缺氧。如发生心跳、呼吸停止，立即行心肺复苏。呼吸受抑制时，应立即行口对口人工呼吸并肌内注射尼可刹米或洛贝林等呼吸兴奋剂。喉头水肿影响呼吸时，应立即准备气管插管或配合施行气管切开。

（4）根据医嘱给药：地塞米松 5 ~ 10 mg 静脉推注或氢化可的松 200 mg 加入 5%或 10%葡萄糖液 500 mL 静脉滴注，此药有抗过敏作用，能迅速缓解症状；并根据病情给予升压药多巴胺、间羟胺等；纠正酸中毒和抗组胺类药物等。

（5）密切观察病人生命体征、尿量及神志等变化，并记录。不断评价治疗与护理效果，为进一步处理提供依据。病人未脱离危险期前不宜搬动。

（二）头孢菌素过敏试验

试验方法以先锋霉素为例，皮试液以每毫升含先锋霉素 500 μg 的等渗盐水溶液为标准，皮试注入剂量为 0.1 mL（含先锋霉素 50 μg）。皮试液配制方法见表 16-14。

表 16-14　先锋霉素 V 试验药液配制法（500 μg/ml 为例）

先锋霉素 V	加等渗盐水	先锋霉素含量	要求
0.5g	2 mL	250 mg/mL	溶解
取上液 0.2 mL	0.8 mL	50 mg/mL	摇匀
取上液 0.1 mL	0.9 mL	5 mg/mL	摇匀
取上液 0.1 mL	0.9 mL	50 μg/mL	摇匀

（三）链霉素过敏试验

1. 试验液的配制

以每毫升含链霉素 2 500 U 为标准，用等渗盐水作为稀释液其皮试液的配制方法见表16-15。

表 16-15　链霉素试验药液配制法（2500 U/ml 为例）

链霉素	加等渗盐水	链霉素含量	要求
100 万 U	3.5 mL	25 万 U/ml	溶解
取上液 0.1 mL	0.9 mL	2.5 万 U/ml	摇匀
取上液 0.1 mL	0.9 mL	2 500 U/ml	摇匀

2. 试验方法

皮内注射链霉素试验液 0.1 mL（含 2 500 U），20 分钟后观察结果并记录。判断方法同青霉素。

3. 过敏反应及其处理

链霉素过敏反应的临床表现与青霉素过敏反应大致相同。轻者表现为发热、皮疹、荨麻疹，重者可致过敏性休克。一旦发生过敏性休克，其救治措施与青霉素过敏性休克基本相同。此外，因链霉素可与钙离子结合，而使链霉素的毒性症状减轻或消失，故可同时应用钙剂，以 10%葡萄糖酸钙或稀释一倍的 5%氯化钙溶液静脉推注。

（四）破伤风抗毒素过敏试验及脱敏注射

破伤风抗毒素（TAT）是破伤风抗毒素免疫马血清经物理、化学方法精而成，能中和病人体液中的破伤风毒素。TAT 停药超过 1 周者，如需再用应重做过敏试验。

1. 过敏试验法

（1）试验液配制：试验液以每毫升含破伤风抗毒素 150 IU 的为标准，用等渗盐水作为稀释液。TAT 注射液每支为 1 mL，含破伤风抗毒素 1 500 IU。取 0.1 mL，加等渗盐水至 1 mL，摇匀即得。

（2）试验方法：皮内注射 TAT 试验液 0.1 mL（含 TAT 15 IU），20 分钟后观察结果。

（3）结果判断。

阴性：局部皮丘无变化，全身无反应。

阳性：局部皮丘红肿、硬结，直径大于 1.5 cm，红晕超过 4 cm，有时出现伪足、痒感。全身过敏反应、血清病型反应与青霉素过敏反应相同。

2. 脱敏注射法

对 TAT 过敏试验阳性者，可采用小剂量多次注射。脱敏注射法见表 16-16。

表 16-16　破伤风抗毒素脱敏注射法

次数	TAT（mL）	加等渗盐水（mL）	注射
1	0.1	0.9	IM 或 H
2	0.2	0.8	IM 或 H
3	0.3	0.7	IM 或 H
4	余量	稀释至 1 mL	IM 或 H

每隔 20 分钟注射 1 次，每次注射后均需密切观察，观察结果并记录。如发现病人有气促、发绀、荨麻疹等不适或发生过敏性休克时应立即停止注射，并迅速处理。如反应轻微，待反应消退后酌情增加次数，减少剂量，以达到顺利脱敏的目的。

（五）普鲁卡因过敏试验

普鲁卡因是一种常用局部麻醉药，可作浸润麻醉、传导麻醉、腰椎麻醉及硬膜外麻醉。偶可引起过敏反应。当首次因手术或特殊检查需用普鲁卡因时，须先做皮肤过敏试验，结果阴性才可使用。

取 0.25%普鲁卡因 0.1 mL 做皮肤过敏测试，20 分钟后观察试验结果并记录。结果判断和过敏反应的处理同青霉素过敏试验法。

（六）细胞色素 C 过敏试验

细胞色素 C 是一种细胞呼吸激活剂，常作为组织缺氧治疗的辅助用药。偶见过敏反应发生，用药前须做过敏试验。过敏试验常用方法有两种：

1. 皮内试验

取细胞色素 C 溶液（每支 2 mL，内含细胞色素 C 15 mg）0.1 mL 加等渗盐水至 1 mL（1 mL 内含细胞色素 C 0.75 mg），皮内注射 0.1 mL（含细胞色素 C 0.075 mg）。20 分钟后观察反应。局部发红、直径大于 1 cm，出现丘疹者为阳性。

2. 划痕试验

在前臂下段内侧，用 75%乙醇常规消毒皮肤。取细胞色素 C 原液 1 滴，滴于皮肤上，用无菌针头在表皮上划痕两道，长度约 0.5 cm，深度以使微量渗血为度。20 分钟后观察反应，结果判断同上述皮内试验法。

（七）碘过敏试验

临床上常用碘化物造影剂作肾脏、胆囊、膀胱等造影，此类药物可发生过敏反应，因此，在造影前 1 ~ 2 天需做过敏试验，阴性者方可做碘造影检查。

1. 试验方法

（1）口服 5% ~ 10%碘化钾 5 mL，每日 3 次，共 3 天，观察结果。

（2）皮内注射法：皮内注射碘造影剂（30%泛影葡胺）0.1 mL，20 分钟后观察结果。

（3）静脉注射法：静脉注射碘造影剂 1 mL，5 ~ 10 分钟后观察结果。

在静脉注射造影剂前，必须先做皮内注射，如试验阴性，再行静脉注射，结果仍为阴性者方可进行碘剂造影。

2. 结果判断

（1）口服法：有口麻、头晕、心慌、恶心、呕吐、流涕、流泪、荨麻疹等症状为阳性。

（2）皮内注射法：局部有红肿、硬结，直径超过 1 cm 为阳性。

（3）静脉注射法：有血压、脉搏、呼吸和面色等改变为阳性。

有少数病人试验阴性，但在注射碘造影剂时仍发生过敏反应，故造影检查时需备好急救药品。过敏反应的处理同青霉素过敏试验法。

第十六章　课后巩固

第十七章　静脉输液与输血法

静脉输液和输血是临床病人疾病治疗与抢救常用的重要措施之一。通过静脉输液和输血可以纠正人体因疾病造成的水、电解质及酸碱平衡失调，增加血容量，维持血压；通过静脉输入药物，达到治疗疾病的目的。因此护士应准确运用有关静脉输液与输血的知识，正确实施静脉输液和输血操作技术，正确判断和及时处理输液和输血过程中的反应，保证病人在疾病治疗过程中的安全。

第一节　静脉输液法

静脉输液是利用大气压和液体静压的物理原理，将一定量的无菌溶液或药液直接滴入静脉的方法。

17-1　预习指导

一、静脉输液目的

1. 补充水分及电解质，维持酸碱平衡

常用于各种原因导致的腹泻、剧烈呕吐等引起的脱水，酸碱平衡失调的病人。

2. 补充营养，供给热能，促进组织修复

常用于大手术后、慢性消耗性疾病、昏迷、禁食、口腔疾病等不能经口进食及胃肠道吸收障碍的病人。

3. 输入药物，治疗疾病

常用于中毒、各种感染、脑及组织水肿，以及各种需经静脉输入药物治疗的病人。如输入抗生素控制感染；输入脱水剂降低颅内压；输入解毒药物达到解毒的作用等。

4. 补充血容量，改善微循环，维持血压及微循环灌注量

常用于严重烧伤、大出血、休克等病人。

二、常用溶液种类及作用

（一）晶体溶液

晶体溶液分子量小，在血管内存留时间短，对维持细胞内、外水分的相对平衡有着重要作用，对纠正体内水、电解质失调效果显著。常用的晶体溶液有：

1. 葡萄糖溶液

常用5%葡萄糖溶液、10%葡萄糖溶液。用于补充水分和热量，也可作为静脉给药的载体和稀释剂。

2. 等渗电解质溶液

常用0.9%氯化钠溶液、5%葡萄糖氯化钠溶液、复方氯化钠溶液（即林格氏溶液）等。用于补充水分和电解质，维持体液容量和渗透压平衡。

3. 碱性溶液

常用5%碳酸氢钠溶液、1.4%碳酸氢钠溶液、11.2%乳酸钠溶液、1.84%乳酸钠溶液等。用于纠正酸中毒，调节酸碱平衡。

4. 高渗溶液

常用20%甘露醇、25%山梨醇、25%葡萄糖溶液、50%葡萄糖溶液等。用于利尿脱水，消除水肿，降低颅内压。

（二）胶体溶液

胶体溶液分子量大，在血管内存留时间长，对维持血浆胶体渗透压，增加血容量，改善微循环，提升血压效果显著。常用的胶体溶液有：

1. 右旋糖酐溶液

常用溶液有中分子右旋糖酐和低分子右旋糖酐。中分子右旋糖酐主要作用是提高血浆胶体渗透压，补充血容量；低分子右旋糖酐可降低血液黏稠度，改善微循环，预防血栓形成。

2. 代血浆

常用溶液有羟乙基淀粉（706代血浆）、聚维酮、氧化聚明胶等。输入后能增加循环血量和心输出量，在急性大出血时可与全血共用。

3. 血液制品

常用制品有5%清蛋白和血浆蛋白。输入后可补充蛋白质和抗体，有助于组织修复和增加机体免疫力；提高血浆胶体渗透压，减轻组织水肿。

（三）静脉高营养液

高营养溶液可供给病人热能，补充蛋白质，维持正氮平衡，补充各种维生素和矿物质。其主要成分有氨基酸、脂肪酸、维生素、矿物质、高浓度葡萄糖或右旋糖酐以及水分等。常用溶液有复方氨基酸、脂肪乳等。

静脉输入溶液的种类及量要根据病人体内水、电解质及酸碱平衡紊乱的程度来确定。一般遵循“先晶后胶”“先盐后糖”“先快后慢”“见尿补钾”“宁酸勿碱”的原则。在给病人补钾的过程中，应遵照“四不宜、一禁止”原则，即不宜过浓（浓度不可超过 0.3%）、不宜过快（不超过 20 ~ 40 mmol/h）、不宜过多（成人每日不超过 5 g，小儿 0.1 ~ 0.3 g/kg 体重）、不宜过早（见尿后补钾：一般尿量>40 mL/h 或 500 mL/d 方可补钾），禁止静脉推注。浓度过高对静脉刺激大，刺激血管收缩引起疼痛。浓度过高还可抑制心肌，导致心搏骤停，危及病人的生命安全。

三、常用输液部位

静脉输液时，应根据病人的年龄、神志、体位、病情缓急、病程长短、溶液种类、输液时间、静脉情况、手术部位、合作程度等选择合适穿刺部位。常用的输液部位有：

（一）周围浅静脉

周围浅静脉是指分布于皮下肢体末端的静脉。分为上肢浅静脉和下肢浅静脉。

1. 上肢浅静脉

常用的有肘正中静脉、头静脉、贵要静脉、手背静脉网。成人输液的首选部位是手背静脉网；经外周中心静脉置管（PICC）的穿刺部位首选贵要静脉（贵要静脉是上臂最粗最直的通路），其次为肘正中静脉、头静脉。

2. 下肢浅静脉

常用的有大隐静脉、小隐静脉、足背静脉网。小儿常用足背静脉输液，但成人不主张使用足背静脉，因下肢静脉有静脉瓣，容易形成血栓，有增加静脉栓塞和血栓性静脉炎的危险。

（二）头皮静脉

头皮静脉浅表易见，分支多，不易滑动，便于固定。常用于小儿的静脉输液。常用的头皮静脉有颞浅静脉、额静脉、耳后静脉和枕静脉等。

（三）其他静脉

颈外静脉、锁骨下静脉，常用于中心静脉置管。需长期持续静脉输液或需要静脉高浓度、刺激性强药物等的病人，多选择此部位。将导管从颈外静脉或锁骨下静脉插入，远端留置在右心室上方的上腔静脉。

四、静脉输液技术

按照静脉输入的液体是否与大气相通，可以将静脉输液分为密闭式静脉输液法和开放式静脉输液法；按照静脉输液进入血管通道器材所到达的位置，又可将静脉输液法划分为周围静脉输液法和中心静脉输液法。

临床常用的密闭式静脉输液法有周围静脉输液法、头皮静脉输液法、颈外静脉输液法和经外周中心静脉置管（PICC）输液等。

（一）周围静脉输液法

1. 目　的

同“静脉输液目的”。

2. 操作程序

1）评　估

（1）病人病情、年龄、意识、过敏史、心肺功能及有关需要；向病人解释操作目的、方法及注意事项，以取得病人配合。

（2）穿刺部位皮肤及血管情况。选择静脉，一般选用粗、直、弹性好的四肢浅静脉。

2）计　划

（1）护士准备：衣帽整洁，修剪指甲，洗手，戴口罩。

（2）病人准备：了解输液的目的、方法、注意事项；输液前排空大小便，取舒适卧位。

（3）用物准备。

① 密闭式输液：注射用物 1 套，弯盘、止血带、小垫枕、治疗巾、输液贴、启瓶器、砂轮、输液卡、药液、输液器、输液架、记录单、手消毒液。

② 静脉留置针输液：同密闭式输液的用物。另备静脉留置针一套、透明敷贴、封管液（无菌等渗盐水或稀释肝素溶液）。

（4）环境准备：环境安静、整洁、光线充足。

3）实　施

（1）密闭式静脉输液法：将无菌输液器插入原装密封瓶进行输液的方法，此种方法污染机会少，临床应用广泛。密闭式静脉输液法的操作步骤及操作说明见表 17-1。

表 17-1　密闭式静脉输液法

操作步骤	操作说明
核对检查	◆ 核对药液标签（药名、浓度、剂量）、有效期；检查药液质量
准备药液	◆ 根据医嘱填写输液贴，倒贴在输液瓶上 ◆ 取下瓶口处的拉环，棉签蘸消毒液消毒瓶塞及瓶颈
插输液器	◆ 检查输液器包装、有效期与质量，打开输液器包装，关闭调节器 ◆ 将输液管针头插入瓶塞至针头根部，输液袋挂于输液瓶上
核对解释 初步排气	◆ 备齐用物携至床旁，核对病人床号、姓名、腕带，解释输液目的及备好输液贴 ◆ 再次核对，将输液瓶挂于输液架上，一手将茂菲氏滴管倒置，抬高滴管下端输液管，另一手持头皮针，打开调节器，使液体流入滴管内，当达到 1/2 ~ 2/3 满时迅速转正滴管，使液体缓慢下降，直至液体流入头皮针管内，关闭调节器，将输液管放置妥当（图 17 1）
皮肤消毒	◆ 协助病人取舒适卧位，在穿刺静脉肢体下垫小垫枕、治疗巾及止血带。在穿刺点上方 6 cm 处扎止血带，常规消毒皮肤，消毒直径>5 cm，待干
再次排气	◆ 再次核对床号、姓名、腕带，打开调节器，二次排气至少量药液排出。关闭调节器，检查输液管内里确无气泡，取下护针帽
静脉穿刺	◆ 嘱病人握拳，护士一手绷紧并固定其静脉下端皮肤，一手持针柄，针尖斜面向上与皮肤呈 15° ~ 30°进针，见回血后再将针头沿血管方向进针少许，固定针柄
固定针头	◆ 一手固定针柄，一手松开止血带，嘱病人松拳，打开调节器，待液体滴入通畅后用输液贴分别固定针柄、针梗和头皮针下段输液管（图 17-2），必要时用夹板固定肢体关节
调节滴速	◆ 根据病人年龄、病情、药物性质调节滴速（图 17-3）。一般成人 40 ~ 60 滴/分，儿童 20 ~ 40 滴/分 ◆ 对年老、体弱、婴幼儿、心肺疾患病人及输入高渗盐水、含钾药物、升压药时输液速度宜慢 ◆ 对严重脱水、心肺功能良好者输液速度可适当加快
记录挂卡	◆ 再次查对，洗手，输液卡上记录时间及病人反应，护士签全名，挂于输液架上
整理嘱咐	◆ 整理床单位，协助病人取舒适卧位，告知输液过程中注意事项，将呼叫器置于病人可取处
巡视观察	◆ 输液过程中加强巡视，密切观察病人有无输液反应，及时处理输液故障
更换液体	◆ 需连续输入液体时，核对后常规消毒第二瓶瓶塞，拔出第一瓶的输液管和排气管，迅速插入第二瓶内，并检查输液管内有无气泡
拔针按压	◆ 确认输液完毕，揭去针柄与头皮针管处输液贴，关闭调节器，轻压穿刺点上方，迅速拔针，按压片刻至无出血
整理记录	◆ 协助病人躺卧舒适，整理床单位，清理用物后洗手、记录

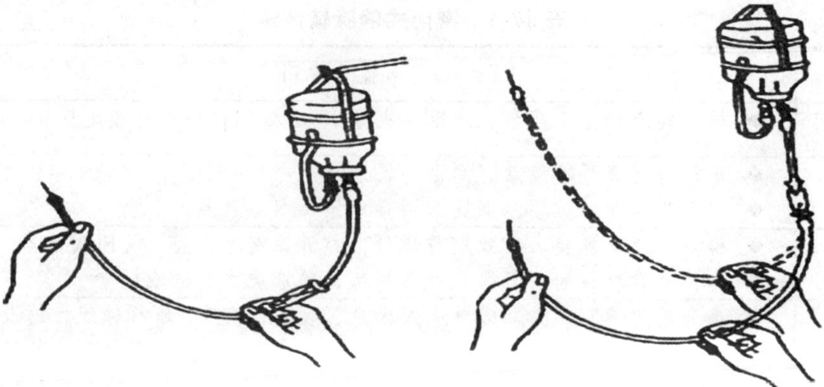

图 17-1 输液管排气法

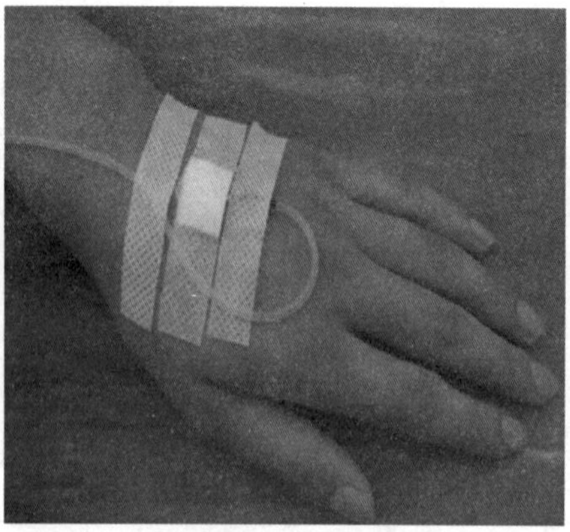

图 17-2 针头固定法

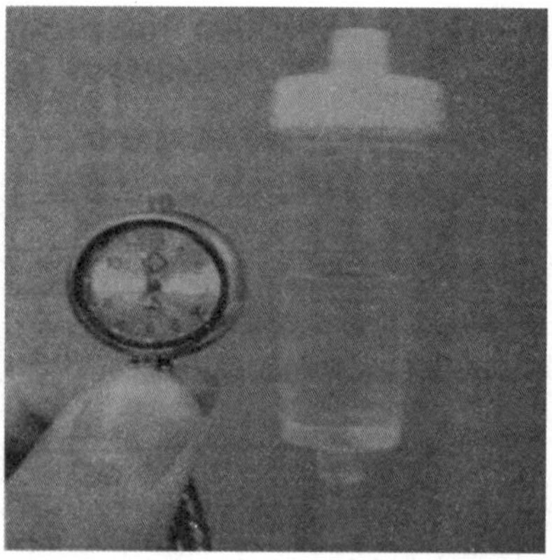

图 17-3 滴速调节法

（2）静脉留置针输液法：静脉留置针（图 17-4）的外套管光滑柔软，对血管壁刺激性小，输液时肢体活动不受影响，留置针一般保留 3～4 天，可有效地减轻病人的痛苦。适用于长期输液，静脉穿刺比较困难的病人。静脉留置针输液法的操作步骤及操作说明见表 17-2。

表 17-2 静脉留置针输液法

操作步骤	操作说明
核对解释	◆ 备齐用物携至床旁，核对病人床号、姓名、腕带，解释输液目的
连接排气	◆ 将输液瓶挂输液架上，排尽空气，检查留置针型号、有效期、包装，取出静脉留置针，将输液器上的针头插入留置针的肝素帽内，打开调节器，将留置针的气体排净，关闭调节器
选择静脉	◆ 选择弹性好、粗直的静脉，在穿刺点上方 8～10 cm 处扎止血带
皮肤消毒 再次核对	◆ 常规消毒穿刺部位皮肤，消毒直径>8 cm，待干 ◆ 备输液贴及透明敷贴，并在透明敷贴上书写日期和时间 ◆ 再次核对床号、姓名、腕带和药物

续表

操作步骤	操作说明
静脉穿刺	◆ 取下针套，旋转松动外套管，调整针头斜面，再次排气 ◆ 嘱病人握拳，绷紧皮肤，固定静脉，一手持针翼，针尖斜面与皮肤呈 15°～30°进针，见回血后放平针翼，压低角度，沿静脉走向再进针 0.2 cm ◆ 左手持 Y 接口，右手后撤针芯 0.5 cm，持针座将外套管与针芯全部送入静脉内，左手固定两翼，右手迅速撤出针芯放于锐器盒中
三松固定	◆ 松开止血带，嘱病人松拳，打开调节器 ◆ 用无菌透明敷贴固定留置针，用透明胶布固定三叉接口，再用输液贴固定头皮针及输液管
调节滴速	◆ 同“密闭式输液法”
再次查对	◆ 再次查对姓名、床号、腕带及药物
整理用物	◆ 协助病人取舒适体位，撤去治疗巾、止血带和小垫枕
巡视观察	◆ 巡视观察输液情况
完毕封管	◆ 输液完毕，关闭调节器，拔出头皮针，常规消毒肝素帽，用注射器向肝素帽内注入封管液，边推药液边退针，正压封管
再次输液	◆ 常规消毒肝素帽，松开夹子，将头皮针插入，调节滴速，再次进行输液
拔留置针	◆ 输液完毕，揭去胶贴和无菌敷贴，关闭调节器，轻压穿刺点上方，迅速拔出留置针

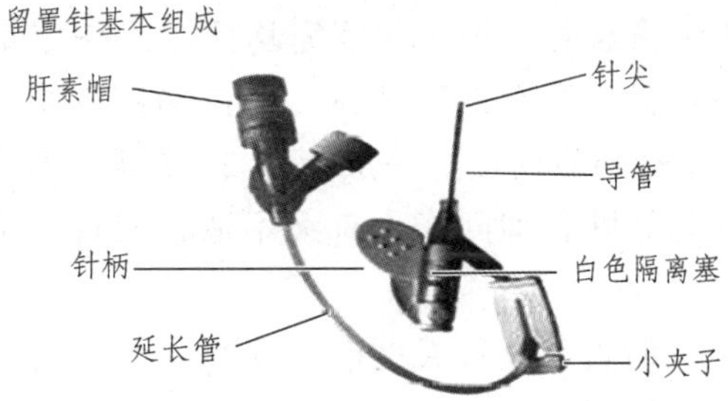

图 17-4　静脉留置针

4）输液速度与输液时间的计算

静脉输液的速度和时间可按下列公式计算。

（1）已知输入液体总量与计划所用输液时间，计算每分钟滴数。

每分钟滴数=液体总量（mL）×点滴系数/输液时间（min）

点滴系数是指每毫升溶液的滴数。目前常用的静脉输液器的点滴系数有 10、15、20 等多种型号。

例如：病人输液 1 600 mL，需用 10 h 输完，所用输液器点滴系数为 15。求每分钟滴数。

每分钟滴数=1 600 mL×15/10（h）/60（min）

（2）已知每分钟滴数与输液总量，计算输液所需用的时间。

输液时间（h）=液体总量（mL）×点滴系数/每分钟滴数×60（min）

例如：病人输液 1 600 mL，每分钟滴数为 40 滴，所用点滴系数为 15，求需用多长时间输完液体？

输液时间（h）=1 600（mL）×15/40 滴/min×60

5）评　价

（1）护患沟通有效，患者能够配合。

（2）护士操作熟练规范，严格执行查对制度，无菌观念强。

（3）护士及时巡视，故障处理正确、有效，病人无不良反应。

3. 注意事项

（1）严格执行无菌技术操作，预防并发症；严格执行查对制度，防止发生差错事故。

（2）对长期输液患者，注意合理使用和保护静脉，一般从远端小静脉开始穿刺。

（3）根据病情、用药原则及药物性质有计划安排输液顺序，如需加入药物，注意药物配伍禁忌，应合理安排。

（4）输液前，应排尽输液管及针头内的空气，药液滴尽前及时更换输液瓶或拔针，严防造成空气栓塞。

（5）输液过程中要加强巡视，耐心听取病人的主诉，严密观察输液部位的皮肤有无肿胀，针头有无脱出、阻塞、移位，输液管有无扭曲、受压及输液速度是否适宜，并及时处理输液故障；严密观察病人有无输液反应，如病人出现心悸、畏寒、持续性咳嗽等情况，应立即减慢或停止输液，并通知医生，及时处理。

（6）采用静脉留置针法输液时，每次输液完均应注入一定量的封管液，防止发生血液凝固，堵塞输液管。注意保护穿刺部位肢体，保持局部皮肤清洁、干燥，不输液时避免肢体下垂姿势。应严格掌握留置时间，一般留置 3～5 天，最长不超过 7 天。输液前后均应检查穿刺部位静脉有无红肿，询问病人有无不适，发现异常及时拔出导管，并对局部进行处理。

（7）连续输液超过 24 小时者，应每天更换输液器。

（8）防止交叉感染，应做到“一人一巾一带”。

（9）严格根据病人病情、年龄及药液的性质调解输液速度。对有心、肺、肾疾患的病人，老年人、婴幼儿，及输入高渗盐水、含钾药物或升压药的病人，要适当减慢输液速度；对严重脱水、血容量不足、心肺功能良好的病人可适当加快输液速度。

（二）头皮静脉输液法

头皮静脉输液多适用于婴幼儿，小儿头皮静脉表浅易见，不易滑动，便于固定且不影响肢体活动。常用的有颞浅静脉、额静脉，耳后静脉及枕静脉（图 17-5）。

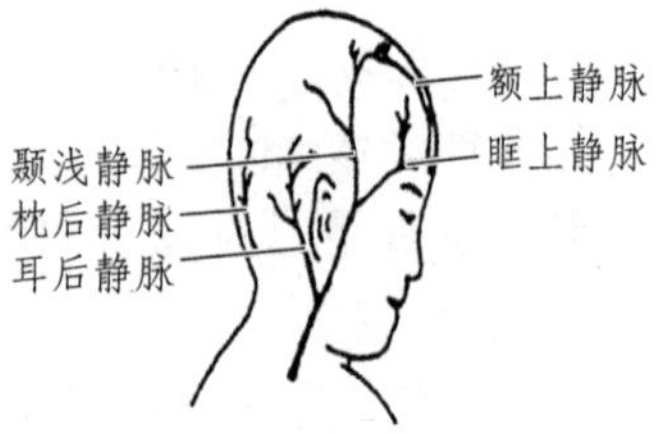

图 17-5　小儿头皮静脉示意图

1. 目　的

同“静脉输液目的”。

2. 操作程序

1）评　估

（1）身体状况：同“密闭式静脉输液”。

（2）穿刺静脉状况：正确选择头皮静脉，注意与头皮动脉的区别。

（3）心理、社会状况：了解患者的心理状态、合作程度。

2）计　划

（1）护士准备：衣帽整洁，修剪指甲，洗手，戴口罩。

（2）病人准备：排空大小便，取舒适卧位，根据需要剃去局部头发。

（3）用物准备：同“周围静脉输液法”，另备 5 mL 注射器、无菌等渗盐水、头皮针。

（4）环境准备：环境安静、整洁、明亮，操作区域宽敞。

3）实　施

头皮静脉输液法的操作步骤及操作说明见表 17-3。

表 17-3　头皮静脉输液法

操作步骤	操作说明
核对解释	◆ 携用物至床旁，核对患者床号、姓名，向患者或家属解释，嘱其排尿
挂液排气	◆ 挂液体瓶于输液架上，备输液贴、排气
选择静脉	◆ 操作者在患者头侧选择静脉，助手固定患者头部及肢体，寻找较粗直的头皮静脉
消毒穿刺	◆ 用 70%的乙醇消毒局部皮肤、待干 ◆ 注射器抽取适量等渗盐水，连接头皮针头，用一手拇指、示指分别固定静脉两端，一手持头皮针沿静脉向心方向平行进针，见回血后，再进针少许，推入少量等渗盐水
固定滴速	◆ 确定针头在血管内后分离注射器，连接输液器，待液滴入通畅后用输液贴固定针头 ◆ 滴速一般不超过 20 滴/分
整理巡视	◆ 整理床单位，清理用物，告知注意事项，加强巡视

4）评　价

（1）护士操作熟练规范，无菌观念强，穿刺成功。

（2）护患沟通有效，患者或家属能够配合。

3. 注意事项

（1）注意静脉与动脉的鉴别，小儿静脉外观呈微蓝色，无搏动，管壁薄，易被压瘪，较易固定，不易滑动，血液呈向心方向流动；动脉外观呈正常皮肤色或浅红色，有波动，管壁厚，不易被压瘪，易滑动，血液多呈离心方向流动。

（2）操作过程中密切观察危重患儿的面色和一般情况，及时发现病情变化。

（3）长期输液的患儿应经常更换体位，以防发生压疮和坠积性肺炎。

（三）颈外静脉穿刺置管输液法

颈外静脉是颈部最大的浅静脉，在下颌角后方垂直下降，超过胸锁乳突肌后缘，于锁骨上方穿过筋膜，最后汇入锁骨下静脉，其位置表浅，易于穿刺固定。临床上，颈外静脉穿刺置管输液法的操作多由医生完成，护士的主要职责是术中配合以及插管后的输液及护理。

1. 适用范围

（1）长期持续输液，而周围静脉穿刺困难的病人。

（2）为周围循环衰竭的危重病人测量中心静脉压。

（3）长期静脉内滴注高浓度或强刺激性药物的病人。

（4）需行静脉内高营养治疗的病人。

2. 穿刺部位

穿刺点为下颌角和锁骨上缘中点连线的上 1/3 处，颈外静脉外侧缘（图 17-6）。

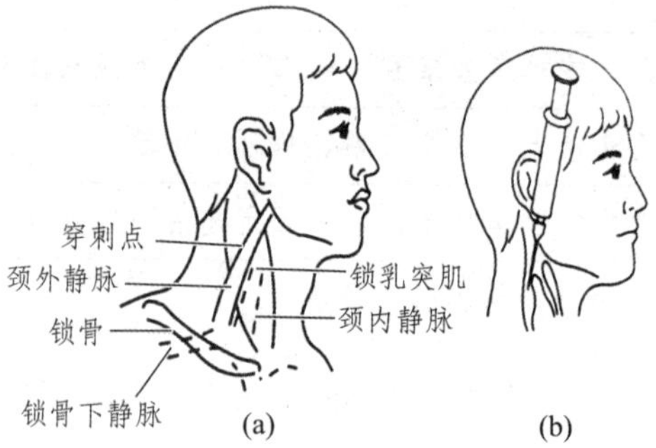

图 17-6　颈外静脉穿刺点

3. 注意事项

（1）严格执行无菌操作和查对制度，预防感染及差错事故的发生。

（2）正确选择穿刺点：穿刺点位置不可过高或过低，过高会因近下颌角妨碍操作，过低则易损伤锁骨下胸膜及肺尖而导致气胸。

（3）输液过程中加强巡视，如发现滴入不畅，应检查硅胶管是否弯曲或滑出血管外；如局部肿胀，可能硅胶管脱出静脉，应立即拔管，剪下一段硅胶管送检并做药敏试验。

（4）暂停输液时用 0.4%枸橼酸钠生理盐水或肝素稀释液 2 mL 注入硅胶管进行封管。若发现硅胶管内有回血，立即用肝素液冲洗；若硅胶管内有凝血，应先用注射器抽出凝血块，再注入药液，如血块抽不出时，应边抽边拔管，切忌将凝血块推入血管造成栓塞。

（5）每日更换敷料，并用碘伏或过氧乙酸消毒穿刺点及周围皮肤，观察局部皮肤有无红、肿、热、痛等炎症表现，并做相应的抗炎处理，若敷料潮湿立即更换。

（6）拔管时动作要轻柔，以免硅胶管折断。

（四）锁骨下静脉穿刺置管输液法

1. 适用范围

（1）长期不能进食或丢失大量体液，需补充大量高热量、高营养及电解质的病人。

（2）各种原因所致的大出血，需迅速输入大量液体的病人。

（3）需长期输入高浓度或强刺激性药物的病人。

（4）需要紧急放置心内起搏导管或测定中心静脉压的病人。

2. 穿刺部位

位于胸锁乳突肌的外侧缘与锁骨上缘所形成的夹角的平分线上，距顶点 0.5 ~ 1 cm 处。

3. 注意事项

（1）操作前要先叩诊病人两侧背部肺下界，听诊两侧呼吸音，以便在术后不适时作对照。

（2）严格执行无菌操作及查对制度，预防感染及差错事故的发生。

（3）准确选择穿刺点，在铺孔巾前将确定好的穿刺点及穿刺方向进行标记，避免因进针方向过度向外偏移而刺破胸膜产生气胸。

（4）射管时，一定要用手压住水枪圆孔处及硅胶管末端，以免硅胶管全部射入体内。另外，射管时推注水枪活塞应迅速， 使水枪内压力猛增而射出硅管。

（5）退针时，切勿来回转动针头，以防针头斜面割断硅胶管；在穿刺针未退出血管时，不可放开按压圆孔处的手指，防止硅胶管吸入。

（6）输液过程中加强巡视，如发现硅胶管内有回血，应及时用 0.4%枸橼酸钠生理盐水冲注，以免血块阻塞硅胶管。

（7）每天输液前要先检查导管是否在静脉内。

（8）暂停输液时，用 0.4%枸橼酸钠生理盐水 1 ~ 2 mL 或肝素稀释液 2 mL 注入硅胶管进行封管。若发现硅胶管内有凝血，应用注射器将凝血块抽出，切忌将凝血块推入血管造成栓塞。

（9）如输注不畅，可用急速负压抽吸。输液不畅可能与下列情况有关：硅胶管弯曲受压或滑出血管外；头部体位不当；固定硅管的线结扎过紧。出现上述情况应及时处理。

（10）穿刺点上的敷料应每日更换，潮湿后要立即更换，并按正确方法进行消毒。更换敷料应注意观察局部的皮肤有无红肿，一旦出现红、肿、热、痛等炎症表现，应做相应的抗炎处理。

（五）经外周中心静脉置管输液法

经外周中心静脉置管（PICC）输液法是由周围静脉穿刺置管（主要经上肢贵要静脉、肘正中静脉、头静脉等），并将导管尖端置于上腔静脉中下 1/3 或锁骨下腔静脉进行输液的方法。临床上 90%的病人采用贵要静脉置管。根据规定，PICC 的操作应由五年及以上临床工作经验并且经过 PICC 专业知识与技能培训、考核合格的专科护士完成。

PICC 导管尖端置于上腔静脉中下 1/3 或锁骨下腔静脉，此处血流量大，当高渗液体及刺激性强的液体输入时有足够的血液稀释，避免药物性静脉炎的发生，适用于中、长期的静脉输液或化疗用药等。

此法具有适应证广、创伤小、操作简单、并发症少、保留时间长（可在血管内保留 7 天 ~ 1 年）等优点。导管总长度通常为 65 cm，导管全长可放射显影，可根据病人个体需要进行修剪。导管使用的硅胶材质柔软、有弹性、易曲、耐用，增加了病人输液时的舒适度、安全性，且导管留置体内，不影响病人日常生活活动。PICC 已被世界卫生组织认为是最安全的穿刺技术，与普通静脉留置针及深静脉置管相比，优越性非常明显，PICC 正以前所未有的速度在临床应用推广。

1. 适用范围

（1）需中长期静脉输液治疗的病人。

（2）需静脉输注高渗性、刺激性药物等的病人。

（3）周围循环衰竭需测量中心静脉压的危重病人。

2. 穿刺部位及测量导管预置长度

穿刺部位主要选择贵要静脉、正中静脉、头静脉，首选右侧。

测量导管预置长度的方法有以下两种。

（1）上腔静脉测量法：从预穿刺点沿着静脉走向量至右胸锁关节在向下至胸骨右缘第 3 肋间隙的长度。

（2）锁骨下静脉测量法：从预穿刺点沿着静脉走向量至右胸骨切迹，再减去 2 cm。

3. 注意事项

（1）穿刺前应仔细评估病人静脉情况，避免在瘢痕及静脉瓣处穿刺。

（2）送管时速度不宜过快，如有阻力，不能强行置入，可将导管退出少许再行置入。

（3）穿刺时应注意避免穿刺过深，而使导管尖端进入右心房或右心室，引起心律失常；如导管质地较硬，还可能造成心肌穿孔，发生心包积液，甚至发生急性心脏压塞。

（4）穿刺后对有出血倾向的病人要进行加压止血，压迫止血时间不少于 20 分钟。

（5）输血或血制品、输脂肪乳等高黏性液体后，应立即用 0.9%氯化钠溶液 20 mL 脉冲式冲管，防止管腔堵塞。禁止使用小于 10 mL 的注射器，以免压强过大导致导管破损。

（6）置管后指导病人：① 进行适当的功能锻炼，如置管侧肢体可做屈伸、握拳等动作，以促进静脉回流，减轻水肿。② 穿刺部位注意防水、防牵拉。③ 置管手臂尽量少做下垂的姿势，不可过度用力或提重物。④ 衣袖不可过紧。⑤ 不可在置管侧肢体测血压和静脉穿刺。

（7）密切观察穿刺局部的皮肤有无异常，如有渗血或穿刺侧肢体肿胀及病人感觉心慌不适，应及时进行处理。

（8）应严格执行无菌技术操作，每周进行 PICC 置管维护 1 次。

（9）疑似导管移位时，应再行 X 线检查，以确定导管尖端所处位置；禁止将导管体外部分移入体内。

五、输液故障排除技术

（一）溶液不滴

1. 针头斜面紧贴血管壁

液体滴入不畅，局部无反应，可调整针头方向或适当变换肢体位置，直到滴入通畅为止。

2. 针头滑出血管外

液体滴入皮下组织，局部肿胀、疼痛。应更换针头，另选血管重新穿刺。

3. 针头阻塞

轻轻挤压输液管有阻力，无回血。应更换针头，另选血管重新穿刺。

4. 压力过低

可因输液瓶位置过低或病人周围循环不良所致，表现为滴速缓慢。适当抬高输液瓶位置和降低肢体位置。

5. 静脉痉挛

由于穿刺肢体在寒冷的环境中暴露时间过长或输入液体温度过低所致。可在肢体穿刺部位上方实施热敷。

6. 输液管扭曲受压

可因病人及肢体活动所致。检查病人肢体位置，排除扭曲、受压因素，保持输液管道通畅。

（二）茂菲滴管内液面过高

可将输液瓶取下，倾斜瓶身。使瓶内的针头露出液面，待溶液缓缓流下，直至滴管露出液面，再将输液瓶挂回输液架上即可。

（三）茂菲滴管内液面过低

夹紧茂菲滴管下端的输液管，用手挤压滴管，使液体下流至滴管内，当液面升至所需高度时，停止挤压，松开滴管下端输液管即可。

（四）茂菲滴管内液面自行下降

若茂菲滴管内液面自行下降，应检查上端输液管与茂菲滴管的衔接是否紧密，有无漏气或裂隙，必要时更换输液管。

六、输液反应及护理

（一）发热反应

1. 原　因

因输入致热物质所引起。多由于药液、输液管和注射器质量不合格，消毒保存不良，输液过程中未能严格执行无菌技术操作等因素引起。

2. 症　状

病人表现为发冷、寒战继而高热。轻者体温在 38 °C 左右，重者体温可达 40 °C 以上，伴有头痛、恶心、呕吐、脉速等症状。

3. 护理措施

（1）减慢输液速度或停止输液，及时通知医生。
（2）遵医嘱给予抗过敏药物和激素治疗。
（3）观察生命体征的变化，病人寒战时给予保暖，高热时采用物理降温。
（4）保留剩余药液和输液器进行检测，查找发热反应的原因。

4. 预　防

输液前应认真检查药液的质量、输液器具的包装与灭菌日期，严格执行无菌技术操作。

（二）急性肺水肿（循环负荷过重）

1. 原　因

由于短时间内输入过多液体，输液速度过快，使循环血容量急剧增加，心脏负荷过重引起。

2. 症　状

病人突然出现急促、咳嗽、呼吸困难、出冷汗、咯粉红色泡沫样痰，严重时痰液自口鼻涌出，两肺听诊布满湿啰音。

3. 护理措施

（1）出现症状时，立即停止输液，通知医生。若病情允许安置病人取端坐位，双腿下垂。
（2）给予高流量氧气吸入，湿化瓶内置 20%～30%乙醇湿化氧气，乙醇可降低肺泡内泡沫表面张力，使泡沫破裂消散，从而改善肺部的气体交换，缓解缺氧症状。
（3）遵医嘱给予镇静剂、强心剂、利尿剂和扩血管药物。
（4）必要时用止血带或血压计袖带轮流适当加压四肢，以阻断静脉血流，减少回心血量，减轻心脏负担，但动脉血仍能通过。每隔 5～10 分钟，轮流放松一侧肢体上的止血带，症状缓解后，逐渐解除止血带。

4. 预　防

严格控制输液速度和输液量，对心肺功能不良者、老年人、儿童输液时更要谨慎。

（三）静脉炎

1. 原　因

长期输入浓度较高、刺激性较强的药物；静脉内放置刺激性较强的输液导管时间过长；输液中未严格执行无菌技术操作等。

2. 症　状

沿静脉走行出现条索状红线，局部组织发红、肿胀、灼热、疼痛，有时伴有畏寒、发热等症状。

3. 护理措施

停止在发生静脉炎的血管处输液，并采取以下措施：

（1）局部用 50%硫酸镁溶液热湿敷，每日 2 次，或用中药如意金黄散加醋调成糊状，局部外敷，每日 2 次。

（2）患肢抬高并制动。

（3）超短波理疗，每日 1 次。

（4）如合并感染，则根据医嘱给予抗生素治疗。

4. 预　防

对刺激性强、浓度高的药物充分稀释后再输入，静脉内置管时间不宜过长，严格执行无菌技术操作，有计划地更换静脉穿刺部位。

（四）空气栓塞

1. 原　因

与输液时导管内空气未排净，液体输完未及时更换药液或拔针，输液管连接不紧，加压输液无人守护等有关。

2. 症　状

病人胸部异常不适，呼吸困难，严重发绀，心前区听诊可闻及响亮的、持续的“水泡音”。

由于气体进入静脉后，随血液循环经右心房到右心室。如空气量少，则被右心室压入肺动脉，并分散到肺小动脉内，最后经毛细血管吸收，因而损害较小；如果空气量大，则在右心室内阻塞肺动脉入口（图 17-7），使血液不能进入肺内，引起机体严重缺氧而危及生命。

3. 护理措施

（1）立即安置病人取左侧头低足高位，使肺动脉的位置低于右心室，使阻塞肺动脉入口的气泡向上漂移，气泡随心脏舒缩形成泡沫，分次小量地进入肺动脉内，弥散至肺泡逐渐被吸收（图 17-8）。

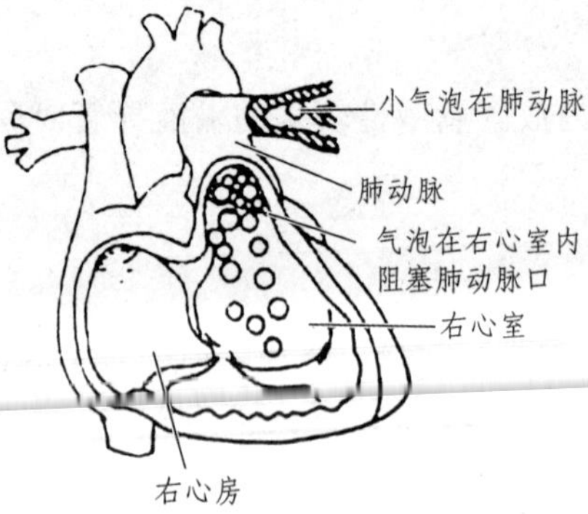

图 17-7　空气阻塞肺动脉入口

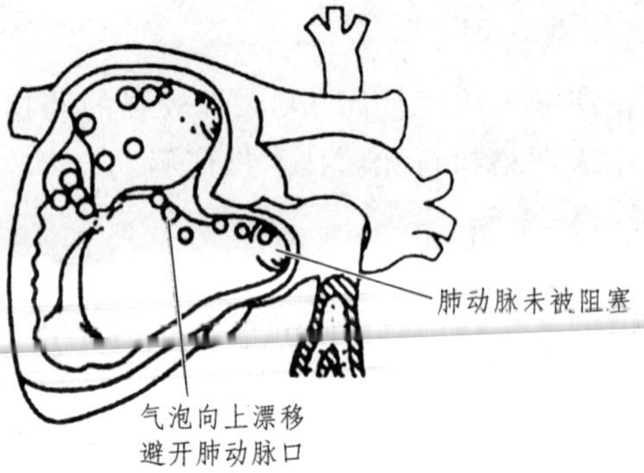

图 17-8　左侧头低足高位，气泡避开肺动脉入口

（2）给予高流量氧气吸入，可提高病人血氧浓度，改善严重的缺氧状态。

（3）有条件者可通过中心静脉导管抽出空气。

（4）密切观察病情变化，做好病情动态记录。

4. 预　防

输液前认真检查输液器的质量，排尽输液导管内的空气；输液中及时更换输液瓶并及时添加药液；输液完毕及时拔针；加压输液时要有专人守护；输液过程中注意加强巡视。

第二节　静脉输血法

一、静脉输血的目的

1. 补充血容量

常用于失血、失液引起的血容量减少和休克的病人，以增加循环血量，提升血压，增加心输出量，促进血液循环。

17–2　预习指导

2. 补充血红蛋白

常用于严重贫血的病人，以促进血液携氧功能，纠正贫血。

3. 补充血小板和凝血因子

常用于凝血功能障碍的病人，以改善凝血功能，有助于止血。

4. 补充血浆蛋白

常用于低蛋白血症的病人，以维持胶体渗透压，减轻组织渗出和水肿。

5. 补充抗体、补体

常用严重感染、免疫力低下的病人，以增强机体的免疫力。

二、血液制品的种类

（一）全　血

全血是指将采集的血液不经任何加工而存入保养液血袋中的血液。全血分为新鲜血和库存血两种。

1. 新鲜血

新鲜血指在 4 °C 的冰箱内保存 1 周内的血。新鲜血保留了血液原有的各种成分，输入新鲜血可补充各种血细胞、凝血因子及血小板。多用于血液病病人。

2. 库存血

库存血指在 4 °C 冰箱内保存 2～3 周的血。库存血含有血液的各种成分，但随着保存时间的延长，血液中的各种有效成分逐渐被破坏，血液中的钾离子含量增多，酸性增高。因此大量输入库存血时，应防止引起高血钾和酸中毒。临床上常用于各种原因引起的大出血和手术病人。

（二）成分血

成分血是指将血液成分进行分离，加工成各种高浓度、高纯度的血液制品，根据病情需要输入相关的成分。成分输血体现了一血多用，既节省的血源，也减少了由于输入全血而引起的不良反应，目前成分血已经在临床上广泛应用。

1. 血　浆

血浆是全血分离后所得的液体部分，主要成分为血浆蛋白，不含血细胞，无凝集原。血浆分以下 3 种。

（1）新鲜血浆：采血后立即分离输入，保存了血液中除红细胞外的各种成分，含所有凝血因子。适用于凝血因子缺乏的病人。

（2）冰冻血浆：在 – 30 °C 低温下保存，有效期为 1 年，使用时须放在 37 °C 的温水中融化，并在 6 小时内输入。

（3）干燥血浆：冰冻血浆在真空装置下加以干燥制成，有效期为 5 年，使用时加适量的等渗盐水溶解。

2. 红细胞制品

红细胞制品是经沉淀、离心、洗涤等方法分离血浆后提取而成，红细胞制品分为以下几类。

（1）浓缩红细胞：新鲜全血经离心或沉淀分离血浆后的余下部分。适用于急性失血、贫血和心肺功能不全的病人。

（2）红细胞悬液：提取血浆后的红细胞加入等量红细胞保养液制成，适用于战地救护和中小手术的病人。

（3）洗涤红细胞：红细胞经等渗盐水洗涤三次后，再加入适量的等渗盐水。适用于免疫性溶血性贫血、一氧化碳中毒及输全血或血浆过敏的病人等。

3. 白细胞浓缩悬液

由新鲜全血经离心后而提取的白细胞，在 4 °C 的温度下保存，有效期为 48 小时。适用于粒细胞缺乏合并严重感染的病人。

4. 血小板浓缩悬液

血小板浓缩悬液由全血离心后所得，在 22 °C 的温度下保存，有效期为 24 小时。适用于功能障碍性出血或血小板减少的病人。

（三）其他血液制品

1. 清蛋白液

从血浆中提纯而得，能提高机体血浆蛋白和胶体渗透压，适用于低蛋白血症的病人。

2. 凝血制剂

如凝血酶原复合物、抗血友病因子、浓缩Ⅷ、Ⅺ因子。用于各种凝血因子缺乏病人。

3. 免疫球蛋白和转移因子

含多种抗体，可增加机体免疫力。

三、静脉输血技术

（一）输血前准备

1. 备　血

根据医嘱抽取病人血标本，与填好的输血申请单一起送往血库，做血型鉴定和交叉配血实验。

2. 取　血

凭提血单到血库取血，与血库人员共同做好“三查八对”工作，“三查”即查血液的有效期、血液质量和输血装置是否完好。“八对”即对床号、姓名、住院号、血袋号、血型、交叉配血试验结果、血液种类和剂量，核对无误后在交叉配血试验单上签名。

3. 取血后

勿剧烈振荡血液，以免红细胞被大量破坏而引起溶血；不能将血液加温，防止血浆蛋白凝固变性而引起反应，取回的库存血可在室温下放置 15 ~ 20 分钟后再输入。

4. 输血前

须经两名护士再次核对，确定无误后方可输入。

（二）静脉输血技术

1. 目　的

同“静脉输血的目的”。

2. 操作程序

1）评　估

（1）身体状况：收集病人病史，评估病人病情、治疗情况，血型、输血史及过敏史，以作为合理输血的依据。

（2）穿刺静脉状况：根据病情、输血量、年龄选择静脉，并避开破损、发红、硬结、皮疹等部位的血管。

（3）心理、社会情况：了解病人的心理状态、合作程度。

2）计　划

（1）护士准备：衣帽整洁，修剪指甲，洗手，戴口罩。

（2）病人准备：了解静脉输血的目的，排空大、小便，躺卧舒适。

（3）用物准备。

① 间接输血法准备：一次性输血器一套（输血器茂菲滴管内有过滤网，可以通过血细胞、血浆、血小板和凝血因子，大的细胞碎屑和纤维蛋白等微粒可被清除，输血器穿刺针头为 9 号针头）。其他同密闭式周围静脉输液法用物。

② 直接输血法准备：无菌注射盘内放 50 mL 注射器数支（根据输血量而定）、9 号穿刺针头、3.8%枸橼酸钠等渗盐水（每 50 mL 注射器内抽取 5 mL 备用），余同静脉注射用物。

（4）环境准备：环境安静、整洁、宽敞、明亮。

3）实　施

目前临床均采用密闭式输血法，密闭式输血法分为间接静脉输血法和直接静脉输血法两种。

（1）间接静脉输血法：将已经备好的血液，按静脉输液法输给病人。间接静脉输血法的操作步骤及操作说明见表 17-4。

表 17-4　间接静脉输血法

操作步骤	操作说明
核对解释	◆ 备齐用物携至床旁，核对病人床号、姓名，询问病人的血型、输血史，向病人解释输血的目的，交代注意事项
输入液体	◆ 按密闭式静脉输液法，穿刺固定后，先输入少量的等渗盐水
再次核对	◆ 两名护士进行“三查八对”
输入血液	◆ 轻轻摇匀血液，打开储血袋封口，常规消毒开口处塑料管，将输血器针从输液瓶上拔下，垂直插入血袋塑料管内，将血袋倒挂于输液架上
调速观察	◆ 输血开始速度宜慢，15 分钟内不超过 20 滴/分钟，若无不良反应，可根据病情调至 40 ~ 60 滴/分钟 ◆ 再次核对血型，观察病情变化，注意有无输血反应
输血完毕	◆ 更换等渗盐水继续输入，将输血器内的血液全部输入体内
输液完毕	◆ 因输血的针头较粗，拔针后应延长按压时间，交代注意事项，整理床单位并致谢
整理记录	◆ 输血器及针头按要求放入医用垃圾袋中统一处理 ◆ 护士洗手后做好输血记录

（2）直接静脉输血法：将供血者血液抽出后，立即输入受血者体内。常用于婴幼儿少量输血或无血库条件而病人急需输血时。直接静脉输血法的操作步骤及操作说明见表 17-5。

表 17-5　直接静脉输血法

操作步骤	操作说明
准备卧位	◆ 请供血者和受血者分别卧位于相邻的两张床上，各暴露一侧手臂
核对解释	◆ 核对供血者和受血者的姓名、血型及交叉配血试验结果并做好解释工作
抽抗凝剂	◆ 用备好的 50 mL 注射器抽取 3.8%枸橼酸钠溶液 5 mL 备用
抽输血液	◆ 将血压计袖带缠于供血者上臂并充气（压力维持在 13.3 kPa） ◆ 选择供血者粗直静脉（常用肘正中静脉），常规消毒皮肤，待干 ◆ 此过程由 3 位护士协同操作，一人抽血，一人传递，一人输血 ◆ 连续输血时，在更换注射器时无须拔出针头，仅用手指压迫穿刺部位前端静脉，以减少出血
输血完毕	◆ 输血结束，拔出针头，用无菌纱布按压穿刺点止血

4）评　价

（1）病人能够积极配合，达到治疗抢救的目的。

（2）护士操作熟练规范，无菌观念强，查对准确，穿刺成功。

（3）护患沟通有效，爱伤观念强。

3. 注意事项

（1）严格执行查对制度，输血前须经两人核对无误后方可输血。

（2）采集血标本应根据输血申请单，每次只为一位病人采集，禁止同时采集两位病人的血标本，以免差错。

（3）认真检查库存血质量，正常血液分为两层，上层血浆呈淡黄色，下层血细胞呈暗红色，两者之间界限清楚，无凝块。如上层血浆变红，下层血细胞呈暗紫色，两者界限不清楚，提示可能溶血，不能使用。

（4）输血前、后及输入两袋血液之间均须输入少量等渗盐水。

（5）输入的血液内不可随意加入其他药品，如钙剂、酸性或碱性药物、高渗或低渗溶液，以防止血液变质。

（6）输血过程中应加强巡视，认真听取病人主诉，密切观察有无输血反应，如发生严重的反应，立即停止输血，通知医生，采取相应的护理措施，并保留余血以供检查分析原因。

四、输血反应与护理

（一）发热反应

1. 原　因

血液、保养液、贮血器或输血器被致热源污染；违反无菌技术操作原则，造成血液污染；多次输血后，受血者血液中产生抗体所致的免疫反应。

2. 症　状

一般发生在输血后的 1 ~ 2 小时内，病人表现为畏寒或寒战，继而高热，体温可达 38 ~ 41 °C，伴有皮肤潮红、头痛、恶心、呕吐和肌肉酸痛等全身症状。

3. 护理措施

（1）反应轻者减慢输血滴速，反应严重者，立即停止输血，给予等渗盐水静脉滴入，以维持静脉通路。

（2）对症处理，发冷者给予保暖，高热时给予物理降温，并密切观察生命体征的变化。

（3）遵医嘱给予退热药、抗过敏药或肾上腺皮质激素。

（4）将输血器、贮血袋及剩余血液一同送血库进行检验。

4. 预　防

严格管理血液保养液和输血用具，有效去除致热原，输血过程中严格执行无菌操作，防止污染。

（二）过敏反应

1. 原　因

病人为过敏体质，对某些物质易引起过敏反应；输入血液中含有使病人致敏的蛋白质或药物；多次输血，病人体内产生了过敏性抗体；供血者的变态反应性抗体传给受血者所致。

2. 症　状

病人过敏表现轻重不一，轻者出现皮肤瘙痒、局部或全身出现荨麻疹、轻度血管神经性水肿（眼睑、口唇水肿明显）；重者因喉头水肿出现呼吸困难，两肺可闻及哮鸣音，甚至发生过敏性休克。

3. 护理措施

（1）轻者减慢输血速度，给予抗过敏药，密切观察病情变化。

（2）重者立即停止输血，遵医嘱皮下注射 0.1%肾上腺素 0.5 ~ 1 mL 或静脉注射地塞米松等抗过敏药物。

（3）呼吸困难者给予氧气吸入，严重喉头水肿者行气管切开；循环衰竭者给予抗休克治疗，如发生过敏性休克，立即配合抢救。

4. 预　防

勿选用有过敏史的献血者的血液；献血者在采血前 4 小时内不宜吃高蛋白和高脂肪食物，宜用清淡饮食或饮糖水；对有过敏史的病人，在输血前给予抗过敏的药物。

（三）溶血反应

溶血反应是受血者或供血者的红细胞发生异常破坏或溶解，而引起的一系列临床症状。溶血反应是输血反应中最严重的反应。

1. 原　因

（1）输入异型血：由于 ABO 血型不相容引起，供血者与受血者血型不符而造成，反应发生快，后果严重。

（2）输入变质血：输血前红细胞已经变质溶解，如血液储存过久、保存温度过高或过低、血液受细菌污染、输血前血液加温或剧烈震荡、血液内加入高渗、低渗溶液或加入能影响血液 pH 的药物等，致使红细胞大量破坏所致。

（3）输入 Rh 因子不同的血：人类红细胞除含有 A、B 凝集原外，还有另一种凝集原，即 Rh 因子。我国人口 99%为 Rh 阳性，1%为 Rh 阴性。Rh 阴性者首次输入 Rh 阳性血液后，不发生溶血反应，但血清中产生抗 Rh 阳性的抗体，当再次接受 Rh 阳性血液时，即可发生溶血反应。Rh 因子不合所引起的反应，可在输血后几小时至几天后发生，反应发生较慢。

2. 症　状

典型症状是在输血 10 ~ 15 mL 后发生，随着输入血量的增加而症状加重，临床表现可分为三个阶段。

（1）第一阶段：病人表现为头胀痛、四肢麻木、腰背部剧烈疼痛、胸闷、恶心、呕吐等。由于红细胞凝集成团，阻塞部分小血管所引起。

（2）第二阶段：病人表现为黄疸和血红蛋白尿，同时伴有寒战、高热、呼吸困难、血压下降等症状。由于凝集的血红细胞发生溶解，大量血红蛋白释放到血浆中所引起。

（3）第三阶段：病人表现为少尿或无尿，尿内出现蛋白和管型，尿素氮滞留，高钾血症和酸中毒，严重者可导致死亡。由于大量血红蛋白进入肾小管，遇酸性物质变成结晶，导致肾小管阻塞；另外，由于抗原、抗体的相互作用，引起肾小管内皮缺血、缺氧而坏死脱落，也可导致肾小管阻塞而造成急性肾衰。

3. 护理措施

（1）立即停止输血，维持静脉输液通道，通知医生给予紧急处理。

（2）保护肾脏，双侧腰部封闭，并热疗水袋敷双侧肾区，以解除肾小管痉挛。

（3）遵医嘱用药，静脉滴注5%碳酸氢钠溶液，以碱化尿液，防止血红蛋白结晶阻塞肾小管。

（4）密切观察生命体征和尿量，做好病情动态记录。

（5）若出现休克症状，立即配合抢救。对少尿、无尿者按急性肾衰竭处理，控制入水量，纠止水、电解质紊乱，必要时行透析疗法。

（6）保留余血和血标本送血库重新鉴定。

4. 预　防

认真做好血型鉴定和交叉配血试验；输血前认真查对，杜绝差错；严格执行血液保存制度，不使用变质血液。

（四）大量输血后反应

大量输血是指在24小时内紧急输血，输血量大于或等于病人总血容量。常见的反应有急性肺水肿、出血倾向、枸橼酸钠中毒等。

1. 急性肺水肿

原因、症状，护理措施及预防同静脉输液反应。

2. 出血倾向

（1）原因：长期反复输血或短时间内输入较多库存血，由于库存血中的血小板已基本破坏，使凝血因子减少而引起出血。

（2）症状：病人皮肤、黏膜瘀点或瘀斑，穿刺部位可见大块瘀血或手术伤口渗血。

（3）护理措施：在短时间内大量输入库存血时，应密切观察病人意识、血压、脉搏等变化，注意皮肤、黏膜或手术伤口有无出血倾向。

（4）预防：遵医嘱输入新鲜血或血小板悬液，以补充足够的血小板和凝血因子。

3. 枸橼酸钠中毒

（1）原因：由于大量输血随之输入大量枸橼酸钠，如肝功能不全，枸橼酸钠尚未氧化即和血中游离钙结合而使血钙下降，导致凝血功能障碍、毛细血管张力减低、血管收缩不良和心肌收缩无力等。

（2）症状：病人手足抽搐、出血倾向、血压下降、心率缓慢、心室纤维颤动、甚至出现心跳骤停。

（3）护理措施：严密观察病人反应，出现症状及时通知医生紧急处理，根据医嘱给药，配合医生采取治疗。

（4）预防：输库存血 1 000 mL 以上时，遵医嘱静脉注射 10%葡萄糖酸钙或氯化钙 10 mL，以补充钙离子，防止发生低血钙。

（五）其他反应

输血不当，还可以引起空气栓塞、细菌污染反应以及因输血传播的疾病（如病毒性肝炎、艾滋病、疟疾、梅毒等）。应严格筛选供血者，严格管理血液及血液制品，严格把握采血、贮血和输血操作的各个环节，以保证病人输血安全。

第十七章　课后巩固

第十八章　标本采集

第一节　标本采集的意义和原则

一、标本采集的意义

18-1　预习指导

标本检验是诊断疾病的重要方法之一，检验结果的正确与否直接影响到疾病的诊断、治疗及抢救。临床上经常送检的标本有排泄物（尿液、粪便）、分泌物（痰、鼻咽分泌物）、呕吐物、血液、体液（胸腔积液、腹水）、脱落细胞（食管、阴道）等。标本的检验结果可反映机体的正常生理功能和病理变化，与其他临床检查相配合，对观察病情、确定诊断、制定防治措施等起着重要作用。因此，护理人员应该正确掌握标本采集的基本知识和技能，确保标本采集的质量，以保证检验结果的正确性。

二、标本采集的原则

（一）遵照医嘱

各种标本的采集均应按医嘱执行。医生填写检验申请单，字迹清楚，目的明确、并签全名。

（二）充分准备

采集标本前应明确检验目的，认真评估病人的病情、心理反应和合作程度。耐心向病人解释留取标本的目的和要求，消除病人顾虑，取得信任和合作。根据检验目的选择适当的容器，容器外按要求贴上标签。

（三）严格查对

严格执行查对制度，以确保标本采集准确无误。采集前认真核对医嘱、申请项目、申请时间，患者床号、姓名、性别、住院号，采集容器及方法等。采集完毕及送检前应再次进行查对。

（四）正确采集

1. 确保标本质量

为了保证送检标本的质量，护士必须掌握正确的标本采集技术，如采集时间、选择采集容器及采集量。如作妊娠试验要留晨尿，因为晨尿内绒毛膜促性腺激素的含量高，容易获得阳性检验结果。

2. 培养标本的采集

采集细菌培养标本应在病人使用抗生素之前，如已经用药，应在血药浓度最低时采集，并在检验单上注明。采集时严格执行无菌操作，标本应放入无菌容器内，且容器无裂缝、瓶塞干燥，不可混入防腐剂、消毒剂和药物，培养液应足量，无混浊、变质，以免影响检验结果的准确。

（五）及时送检

标本应及时留取，及时送检，不可放置过久，以免污染或变质而影响检验结果，某些特殊标本应注明采集时间。

第二节　各种标本采集技术

一、痰标本采集法

临床上痰标本采集包括常规标本、培养标本、24 小时标本。

18-2　预习指导

1. 目　的

（1）常规标本：检查痰液的一般性状，涂片检查痰内细胞、细菌、虫卵等。

（2）培养标本：检查痰液中的致病菌或用于药物敏感试验。

（3）24 小时标本：检查 24 小时痰液的量及性状。

2. 准　备

（1）护士准备：衣帽整洁，洗手，戴口罩。

（2）病人准备：病人需清楚采集痰标本的目的和配合要点。

（3）用物准备：检验单、常规标本备集痰盒，培养标本备无菌集痰器盒、漱口液，24

小时标本备广口集痰器。对于无力咳嗽或不合作患者，需备吸痰用物（吸引器、吸痰管）、集痰器和一次性手套等。

（4）环境准备：病室安静、整洁、通风。

3. 操作步骤

痰标本采集法的操作步骤及操作说明见表 18-1。

表 18-1 痰标本采集法

操作步骤	操作说明
准备容器	◆ 核对检验单，选择适合的容器，按要求在容器外贴好标签，24 小时标本的容器内应先加少量水，并注明留取痰液的起止时间
核对解释	◆ 备齐用物携至床旁，核对病人床号、姓名，向病人和家属解释留取痰标本的目的、方法及配合注意事项，以取得合作
采集标本	▲常规标本 ◆ 对能自行排痰的病人，嘱其晨起后漱口，以去除口腔中杂质，深呼吸数次后用力咳出气管深处的痰液（晨起后第一口痰液），盛于集痰盒内 ◆ 对无法咳痰或不合作的病人，应协助病人取适当的体位，自下而上叩击病人背部数次，将集痰器分别连接吸引器和吸痰管，按吸痰法将痰液吸入集痰器内关加盖 ▲培养标本 ◆ 对能自行排痰的病人，嘱其晨起后先用漱口液漱口，再用清水漱口，深呼吸数次后用力咳出气管深处的痰液，将痰液吐入无菌集痰盒内 ◆对无法咳痰或不合作的病人，同常规标本收集 ▲24 小时痰标本 ◆ 嘱病人从晨起漱口后（7am）第一口痰开始留取，至次日晨起漱口（7am）后第一口痰作为结束，将 24 小时的全部痰液收集在痰盒内
整理记录	◆ 按需要协助病人漱口或口腔护理 洗手、记录痰液的外观和性状，24 小时痰标本应记录总量
送检标本	◆ 及时送检

【注意事项】

（1）收集痰液的时间宜选择在清晨。

（2）收集各种痰标本时，不可将唾液、鼻涕、漱口水等混入痰液中。

（3）收集痰培养标本，应严格执行无菌操作原则。

（4）如患者因伤口疼痛而无法咳嗽，可指导患者用手掌或软枕按压伤口，以减轻伤口张力，从而减轻咳嗽引起的疼痛。

（5）痰标本如用于检查癌细胞，应用 10%甲醛溶液或 95%乙醇溶液固定痰液后立即送检。

（6）作 24 小时痰量或分层检查时，应嘱患者将痰吐在无色广口瓶内，需要时可加少许石炭酸防腐。

二、咽拭子标本采集法

1. 目　的

从咽部及扁桃体部采取分泌物作细菌培养或病毒分离。

2. 准　备

（1）护士准备：衣帽整洁，洗手，戴口罩。
（2）病人准备：病人需清楚采集咽拭子标本的目的和配合要点。
（3）用物准备：检验单、无菌咽拭子培养管、酒精灯、火柴、压舌板、无菌等渗盐水等。
（4）环境准备：病室安静、整洁、通风。

3. 操作步骤

咽拭子标本采集法的操作步骤及操作说明见表 18-2。

表 18-2　咽拭子标本采集法

操作步骤	操作说明
准备容器	◆核对检验单，按要求在咽拭子培养管外贴好标签
核对解释	◆备齐用物携至床旁，核对病人床号、姓名，向病人和家属解释留取咽拭子培养标本的目的、方法及配合注意事项，以取得合作
采集标本	◆点燃酒精灯，嘱病人张口发“啊”音，暴露咽喉（必要时可用压舌板将舌压下），用培养管内的长棉签蘸无菌等渗盐水后，轻柔而快速地擦拭两侧腭弓、咽、扁桃体上的分泌物 ◆在酒精灯火焰上消毒试管口 ◆将棉签插入试管，塞紧棉塞
整理记录	◆协助患者漱口，取舒适卧位，整理床单位，清理用物 ◆洗手，记录
送检标本	◆及时送检

4. 注意事项

（1）标本用于真菌培养时，应在口腔溃疡面上采集分泌物。
（2）采集标本时，棉签不要触及其他部位，防止污染标本，影响检验结果。
（3）避免在病人进食 2 小时内采集标本，以防呕吐。

三、呕吐物标本采集法

留取呕吐物标本可用于观察呕吐物的性质、颜色、气味、次数及数量，以协助诊断，也可用于明确中毒病人毒物的性质和种类。可在病人呕吐时（或中毒病人洗胃时），用弯盘或痰杯接取呕吐物后，在容器外贴好标签，立即送检。

四、血标本采集法

临床上血标本采集包括静脉血标本采集、动脉血标本采集和毛细血管标本采集。

(一)静脉血标本采集法

静脉血标本包括全血标本、血清标本和血培养标本。

1. 目　的

(1)全血标本用于测定血液中某些物质的含量，如血糖、尿素氮、血氨、肌酐等。

(2)血清标本用于测定血清酶、脂类、电解质和肝功能等。

(3)血培养标本用于查找血液中的病原菌。

2. 准　备

(1)护士准备：衣帽整洁，洗手，戴口罩，必要时戴手套。

(2)病人准备：病人需清楚采集静脉血标本的目的和配合要点。做生化检验时病人应空腹。

(3)用物准备：检验单、注射盘内备消毒剂、棉签、止血带、小垫枕、真空采血针、真空采血管(图 18-1，按检验项目选用)。或备 5 mL 或 10 mL 一次性注射器(按采血量选用)，干燥试管、抗凝试管、血培养瓶，按需要备酒精灯、火柴。

(4)环境准备：病室安静、整洁、通风。

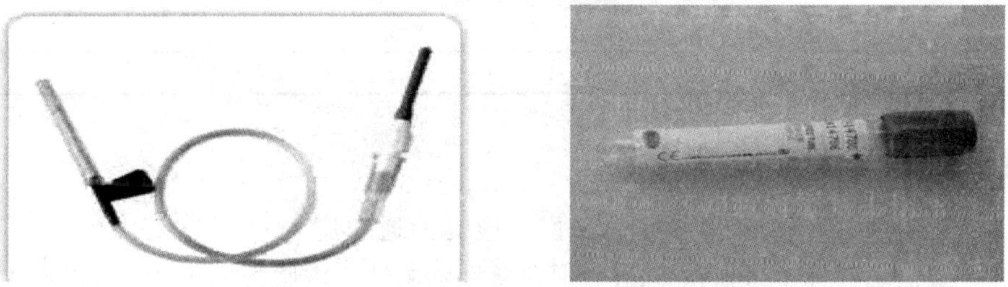

图 18-1　真空采血针、真空采血管

3. 操作步骤

静脉血标本采集法的操作步骤及操作说明见表 18-3。

表 18-3　静脉血标本采集法

操作步骤	操作说明
准备容器	◆核对检验单，根据采血项目选择合适的真空采血管，按要求在试管外贴好标签
核对解释	◆备齐用物携至床旁，核对病人床号、姓名，向病人或家属解释留取静脉血标本的目的、方法及配合注意事项，以取得合作
选择静脉	◆选择合适的静脉，按静脉注射法扎紧止血带，消毒皮肤，嘱病人握拳，使静脉充盈

续表

操作步骤	操作说明
采集标本	▲真空采血器采血 ◆手持真空采血针，按静脉注射法行静脉穿刺，见回血后，将真空采血针另一端针头刺入真空采血管，血液即迅速流入真空采血管内，自动留取至所需血量，取下真空采血管，如需继续采集，置换另一真空采血管 ◆当最后一只采血管即将完毕时（血流变慢），松开止血带，嘱病人松拳，以干棉签按压穿刺点，迅速拔出针头，使采血针内血液被采血管剩余负压吸入管内，嘱病人屈肘按压穿刺点片刻 ▲注射器采血 手持一次性注射器，按静脉注射法行静脉穿刺，见回血后，抽取所需血量，松开止血带，嘱病人松拳，用干棉签按压穿刺点，迅速拔出针头，嘱病人屈肘按压穿刺点片刻。取下针头，将血液注入标本瓶内，同时抽取几个项目的标本时，注入血液顺序如下： ① 血培养标本：注入密封瓶时，先除去铝盖中心部分，消毒瓶盖，更换针头后将血液注入瓶内，轻轻摇匀；注入三角烧瓶时，先点燃酒精灯，将三角烧瓶口的纱布松开，取出塞子，迅速在酒精灯火焰上消毒瓶口，将血液注入瓶内，轻轻摇匀，将塞子经火焰消毒后塞好，扎紧封瓶纱布 ② 全血标本：将血液顺管壁缓缓注入盛有抗凝剂的试管内，立即轻轻转动试管，使血液和抗凝剂混匀，以防血液凝固 ③ 血清标本：将血液顺管壁缓缓注入干燥试管内，勿注入泡沫，不可摇动，以防红细胞破裂造成溶血
整理记录	◆协助病人取舒适卧位，整理床单位和用物 ◆洗手，记录
送检标本	◆及时送检

4. 注意事项

（1）作生化检验时，宜清晨空腹采血，应提前通知病人。

（2）一般血培养标本采血量 5 mL，但亚急性细菌性心内膜炎的患者，应采血 10～15 mL，以提高细菌培养阳性率。

（3）严禁在输液及输血的针头处抽取血标本，以免影响检验结果。应在对侧肢体采集。

（4）如同时抽取几个种类的血标本，应注意注入的顺序是：先注入血培养瓶，再注入抗凝管，最后注入干燥管。

（5）采集血培养标本，应严格执行无菌操作原则，防止污染。

（6）真空试管采血时，不可先将真空试管与采血针头相连，以免试管内负压消失而影响采血。

（二）动脉血标本采集法

1. 目　的

常用于作血液气体分析，以判断患者血氧情况。

2. 准　备

（1）护士准备：衣帽整洁，洗手，戴口罩，必要时戴手套。

（2）病人准备：病人需清楚采集动脉血标本的目的和配合要点。

（3）用物准备：检验单、注射盘内备消毒剂、棉签、小沙袋，动脉血气针（图 18-2）、无菌纱布、无菌软塞、无菌手套、或备 2 mL 或 5 mL 一次性注射器、肝素。

（4）环境准备：病室安静、整洁、通风。

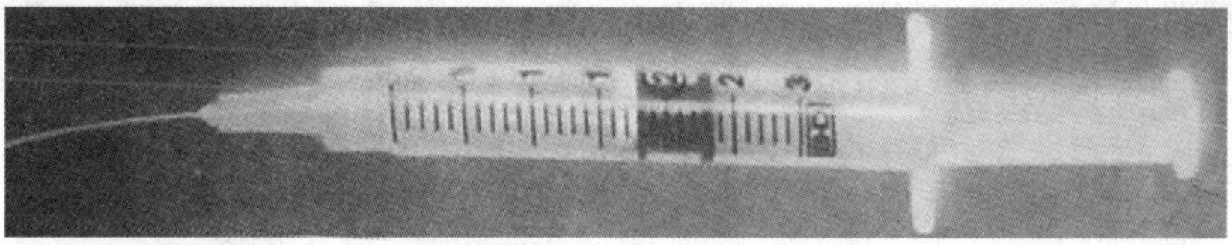

图 18-2　动脉血气针

3. 操作步骤

动脉血标本采集法的操作步骤及说明见表 18-4。

表 18-4　动脉血标本采集法

操作步骤	操作说明
准备容器	◆核对检验单，按要求在动脉血气针外贴好标签
核对解释	◆备齐用物携至床旁，核对病人床号、姓名，向病人或家属解释留取动脉血标本的目的、方法及配合注意事项，以取得合作
选择动脉	◆选择合适的动脉，一般选用股动脉或桡动脉，以动脉搏动最明显处作为穿刺点（桡动脉穿刺点位于前臂掌侧腕关节上 2 cm，股动脉穿刺点位于髂前上棘与耻骨结节连线中点）。如选用股动脉，协助病人仰卧，下肢稍屈膝外展，可垫沙袋于腹股沟下，以充分暴露穿刺部位 ◆常规消毒局部皮肤，戴无菌手套
采集标本	▲动脉血气针采血 ◆取出并检查动脉血气针，将血气针活塞拉至所需的血量刻度，血气针筒自动形成吸引等量液体的负压。用左手示指和中指在已消毒范围内摸到动脉搏动最明显处，固定于两指间，右手持血气针，在两指间垂直刺入或与动脉走向呈 40°刺入动脉，见有鲜红色回血时，固定血气针，血气针会自动抽取所需血量 ▲普通注射器采血 ◆取出一次性注射器并检查，抽取肝素 0.5 mL 湿润注射器内壁后，弃去余液，以防血液凝固。用左手示指和中指在已消毒范围内摸到动脉搏动最明显处，固定于两指间，右手持注射器，在两指间垂直插入或与动脉走向呈 40°刺入动脉，见有鲜红色血涌入注射器时，一手固定注射器，另一手抽取所需血量
拔针处理	◆采血毕，迅速拔出针头，用无菌纱布按压穿刺点 5 ~ 10 min，必要时用沙袋压迫止血 ◆拔出针头后立即刺入软塞以隔绝空气，用手搓动注射器以使血液与抗凝剂混匀，避免凝血
整理记录	◆协助病人取舒适卧位，整理床单位和用物，洗手，记录
送检标本	◆及时送检

4. 注意事项

（1）严格执行查对制度和无菌操作原则，以防感染。

（2）桡动脉穿刺点为前臂掌侧腕关节上 2 cm，动脉搏动明显处；股动脉穿刺点为腹股沟股动脉搏动明显处。新生儿宜选用桡动脉穿刺，因股动脉穿刺垂直进针时易伤及髋关节。

（3）拔针后局部用无菌纱布或沙袋加压止血，以免出血或形成血肿。

（4）血气分析标本应与空气隔绝，采集后立即送检。

（5）注射器与针头连接应紧密，注射器内不可留有空气，防止气体混入标本，影响检验结果。

（6）有出血倾向的病人，谨慎使用动脉穿刺法采集血标本。

（三）毛细血管标本采集法

用于血常规检查，目前此标本采集技术均由医学检验人员完成。

五、尿标本采集法

临床上尿标本包括：常规标本、培养标本、12 小时或 24 小时标本。

1. 目　的

（1）尿常规标本用于检查尿液的颜色、透明度、有无细胞和管型，测定尿比重，作尿蛋白及尿糖定性检测等。

（2）尿培养标本是采集未被污染的尿液作细菌学检查。

（3）12 小时或 24 小时尿标本用作尿的各种定量检查，如钠、钾、氯、17-羟类固醇、17-酮类固醇、肌酐、肌酸及尿糖定量或尿浓缩查结核杆菌等。

2. 准　备

（1）护士准备：衣帽整洁，洗手，戴口罩。

（2）病人准备：病人需清楚采集标本的目的和配合要点。

（3）用物准备：检验单、常规标本备容量为 100 mL 的集尿器，培养标本备消毒外阴部用物、无菌试管及试管夹或备导尿术用物，12 小时或 24 小时标本备容量为 3 000 ~ 5 000 mL 的清洁广口集尿器、防腐剂（按检验项目选用，表 18-5）。

（4）环境准备：病室安静、整洁、通风，酌情关闭门窗和遮挡病人。

表 18-5　常用防腐剂的作用及用法

名　称	作　用	用　法	举　例
甲醛	固定尿中有机成分、防腐	每 30 mL 尿液加 40%甲醛 1 滴	爱迪计数
浓盐酸	使尿液保持在酸性环境中，防止尿中激素被氧化	24 小时尿液中加 5 ~ 10 mL	17-酮类固醇 17-羟类固醇
甲苯	可形成一薄膜覆盖于尿液表面，防止细菌污染，以保持尿液中化学成分不变	应在第一次尿液倒入后再加，每 100 mL 尿液中加 0.5% ~ 1%甲苯 2 mL	尿蛋白定量，尿糖定量，钠、钾、氯、肌酐的定量检查

3. 操作步骤

尿液标本采集的操作步骤及操作说明见表18-6。

表18-6 尿液标本采集法

操作步骤	操作说明
准备容器	◆核对检验单，选择合适的容器，按要求在容器外贴好标签，12小时或24小时标本应按检查项目选用合适的防腐剂，加入容器内避免尿液久放变质，并注明留取尿液的起止时间
核对解释	◆备齐用物携至床旁，核对病人床号、姓名，向病人和家属解释留取尿液标本的目的、方法及配合注意事项，以取得合作
采集标本	▲常规标本 ◆能自理者，给予标本容器，嘱其将晨起第一次尿留于容器内，除测定尿比重需要留尿100 mL外，其余检验留尿30～50 mL即可 ◆不能自理者，协助其在床上使用便器或尿壶，收集尿液于标本容器内 ◆留置导尿者，从集尿袋下方引流孔处打开橡胶塞收集尿液 ▲培养标本 ◆可通过中段尿留取法或导尿术法采集未被污染的尿液标本 ◆中段尿留取法：按导尿术清洁和消毒外阴部（不铺洞巾），嘱病人持续不停顿自行排尿至便盆，弃去前段尿，以试管夹夹住无菌试管，留取中段尿5～10 mL，盖紧塞子 ◆导尿术法：按导尿术插入导尿管，引出尿液，留取5～10 mL ▲12小时或24小时尿标本 ◆12小时尿标本（7：00 pm→7：00 am）：晚7时排空膀胱后开始留取尿液至次晨7时留取最后一次尿于容器内作为结束，将12小时全部尿液置于容器中 ◆24小时尿标本（7：00 am→7：00 am）：晨7时排空膀胱后开始留取尿液至次晨7时留取最后一次尿于容器内作为结束，将24小时全部尿液置于容器中
整理记录	◆撤便盆、协助病人穿裤、给病人安置舒适卧位，整理病床单位及用物，洗手，记录
送检标本	◆及时送检

4. 注意事项

（1）女性患者在月经期不宜留取尿标本，以免影响检验结果。

（2）若会阴部分泌物较多，应先清洁或冲洗会阴部，再收集尿标本。

（3）留取尿标本时，应严格执行无菌操作原则，不可将粪便混于尿液中。

（4）昏迷或尿潴留患者可通过导尿留取尿标本。

（5）采集12小时或24小时尿标本时，应妥善放置容器，做好交接班，以督促检查病人正确留取尿标本，如选用防腐剂甲苯，应在第一次尿液倒入之后再加入，使之形成薄膜覆盖于尿液表面。

六、粪便标本采集法

临床上粪便标本包括常规标本、培养标本、隐血标本、寄生虫及虫卵标本。

1. 目　的

（1）常规标本用于检查粪便的性状、颜色、混合物及寄生虫等。

（2）培养标本用于检查粪便中的致病菌。

（3）隐血标本用于检查粪便中肉眼不可见的微量血液。

（4）寄生虫及虫卵标本用于检查寄生虫的成虫、幼虫及虫卵计数。

2. 准　备

（1）护士准备：衣帽整洁，洗手，戴口罩。

（2）病人准备：病人需清楚采集粪便标本的目的和配合要点，排空膀胱。

（3）用物准备：检验单、手套。根据检验目的的不同，另备适合容器。

① 常规标本：检便盆（内附棉签或检便匙），清洁便器。

② 隐血标本：检便盆（内附棉签或检便匙），清洁便器。

③ 寄生虫及虫卵标本：检便盆（内附棉签或检便匙），透明胶带及载玻片（查找蛲虫），清洁便器。

④ 培养标本：无菌培养瓶、无菌棉签、消毒便器。

（4）环境准备：病室安静、整洁、通风，酌情关闭门窗或者遮挡病人。

3. 操作步骤

粪便标本采集法的操作步骤及说明见表 18-7

表 18-7　粪便标本采集法

操作步骤	操作说明
准备容器	◆核对检验单，选择合适的容器，按要求在容器外贴好标签
核对解释	◆备齐用物携至床旁，核对病人床号、姓名，向病人和家属解释留取粪便标本的目的、方法及配合注意事项，以取得合作
采集标本	▲常规标本 ◆嘱病人排便于清洁便器内，用检便匙取中央部分或黏液脓血部分约 5 g，置于检便盆内送检 ▲培养标本 ◆嘱病人排便于消毒便器内，用无菌长棉签或竹签取中央部分粪便或黏液脓血部分 2 ~ 5 g 置于无菌培养管，盖紧瓶塞送检 ▲隐血标本 ◆按隐血试验饮食要求病人，采取方法同常规标本 ▲寄生虫及虫卵标本 ◆病人排便于清洁便器内 ◆用于寄生虫卵检查时，应在不同部位取带血及黏液的粪便 5 ~ 10 g 送检 ◆查蛲虫时，嘱病人在晚间睡觉或清晨未起床前，将透明胶带黏贴在肛门周围（蛲虫常在午夜或清晨时爬到肛门处产卵），取下已黏有虫卵的透明胶带，黏贴在玻璃片上或将透明胶带对合，立即送检验室作显微镜检查 ◆查阿米巴原虫时，应在采集前将容器热疗水加温，留取粪便标本后连同容器立即送检，因阿米巴原虫在低温下可失去活力而难以检测到
整理记录	◆撤便器，给病人安置舒适卧位，整理病床单位及用物，洗手，记录
送检标本	◆及时送检

4. 注意事项

（1）采集培养标本时，如患者无便意，可用无菌长棉签蘸无菌生理盐水，由肛门插入6 ~ 7 cm，沿一个方向轻轻旋转后退出，立即将棉签置于无菌培养瓶内，盖紧瓶盖送检。

（2）采集隐血标本时，嘱患者检查前三天禁食肉类、动物肝、血及含铁丰富的食物、药物等，三天后采集标本，以免造成假阳性。

（3）采集寄生虫标本时，如患者服用驱虫药或作血吸虫孵化检查，应留取全部粪便。

（4）检查阿米巴原虫，在采集标本的前几天不应给患者服用钡剂、油质或含金属的泻剂，以免影响阿米巴虫卵或胞囊的显露。

（5）患者腹泻时，水样便应盛于容器内送检。

第十八章　课后巩固

第十九章　危重病人的护理及抢救技术

危重病人是指病情危重，随时可发生生命危险的病人。在危重病人的抢救过程中，护士必须及时准确地观察病人的病情变化，熟练掌握抢救技术；熟悉抢救室工作的组织管理和抢救流程，与医生密切配合，保证抢救工作的顺利进行，争分夺秒挽救病人的生命。

第一节　危重病人的支持性护理

一、危重病人的病情评估

（一）一般情况

1. 表情与面容

高热、急性感染性疾病或传染病病人常表现为面颊潮红、兴奋不安、表情痛苦、呼吸急促、口唇干裂等急性病容；恶性肿瘤、肝硬化、严重结核等疾病常表现为面色苍白、灰暗、目光暗淡、憔悴、精神萎靡等慢性病容。

19-1　预习指导

2. 饮食与营养

危重病人机体分解代谢增强，能量消耗大，应注意观察病人的食欲是否降低、进食量是否能满足机体需要，以及饮食习惯、进食后反应等；并通过皮肤、毛发、皮下脂肪和肌肉发育情况来综合判断其营养状况。

3. 姿势与体位

病人的姿势和体位常与疾病有密切关系，多数病人可采取主动体位；极度衰弱或昏迷的病人呈被动体位；急性腹痛病人常双腿蜷曲，以减轻腹部疼痛，呈被迫体位等。

4. 皮肤与黏膜

应观察病人皮肤的颜色、弹性、温度、完整性、有无淤点、瘀斑、皮疹、水肿、黄疸和发绀；黏膜颜色、有无溃疡、出血点等情况。如严重缺氧病人口唇发绀；贫血病人面色、甲床及黏膜呈苍白等。

5. 休息与睡眠

观察病人休息方式、睡眠习惯，有无睡眠型态、时间的变化，是否有难以入睡、易醒、失眠、嗜睡等现象。

6. 呕吐与排泄

注意观察病人呕吐物、排泄物（引流物）的性状、颜色、气味、量、次数、呕吐和排泄方式等。如喷射状呕吐常见于颅内压增高的病人；柏油样便常见于上消化道出血的病人。

（二）生命体征

1. 体　温

体温低于 35 °C，多见于休克及衰竭的病人；体温突然升高，多见于急性感染的病人；体温持续不升、持续高热、超高热均提示病情严重。

2. 脉　搏

应观察病人脉搏频率、节律、强弱的变化。脉率<60 次/分钟或>140 次/分钟、出现间歇脉、脉搏短绌均说明病情有变化，如严重的心脏疾患、电解质紊乱、药物中毒等。

3. 呼　吸

应观察病人呼吸的频率、节律、深浅度、呼吸音等变化。呼吸困难或伴随气味、呼吸频率>40 次/分钟或<8 次/分钟，都是病情危重的征象。

4. 血　压

血压的观察对危重病人的病情观察具有重要意义，如血压过高、过低或不稳定均为病情严重的表现。收缩压、舒张压持续升高，应警惕发生高血压危象。

（三）意识状态

意识是大脑功能活动的综合表现。意识障碍是指个体对内外环境刺激缺乏正常反应的一种精神状态。按其程度可分为嗜睡、意识模糊、昏睡和昏迷。

1. 嗜　睡

嗜睡是最轻的意识障碍。病人处于持续的睡眠状态，能被语言或轻度刺激所唤醒，醒后能正确、简单而缓慢地回答问题，但反应迟钝，刺激去除后又很快入睡。

2. 意识模糊

其程度较嗜睡重，表现为思维、语言不连贯，对时间、地点、人物的定向力全部或部分障碍，可有错觉、幻觉、谵妄或精神错乱。

3. 昏　睡

昏睡病人处于熟睡状态，不易被唤醒，给予强烈刺激可唤醒，但醒后答非所问，停止刺激后又进入熟睡状态。

4. 昏　迷

昏迷是最严重的意识障碍。按其程度又可分为浅昏迷和深昏迷。

（1）浅昏迷：意识大部分丧失，无自主运动，对声、光刺激无反应，对疼痛刺激可有痛苦表情及躲避反应；瞳孔对光反射、角膜反射、吞咽反射、咳嗽反射存在；生命体征无明显改变，可有大小便失禁或潴留。

（2）深昏迷：意识完全丧失，对各种刺激均无反应；全身肌肉松弛，四肢瘫软，深浅反射均消失，偶有深反射亢进和病理反射出现，机体仅能维持呼吸、循环，但生命体征不稳定，大小便失禁或潴留。

（四）瞳　孔

瞳孔的大小、形态变化及对光反应是许多疾病病情变化的一个重要指标。

1. 形状、大小和对称性

正常人瞳孔双侧等大，呈圆形居中，边缘整齐，在自然光线下直径为 2 ~ 5 mm。瞳孔散大（直径>5 mm），常见于颠茄类药物中毒、颅内压增高及濒死期病人；瞳孔缩小（直径<2 mm），常见于有机磷农药、巴比妥及吗啡类药物中毒等；一侧瞳孔散大，常见于脑疝、脑肿瘤、脑出血压迫一侧动眼神经等。

2. 对光反应

正常人瞳孔对光反应灵敏，若瞳孔大小不随光线刺激而变化，称为瞳孔对光反应消失，常见于深度昏迷或濒死期病人。

（五）心理反应

危重病人由于病情危重，采取多种急救措施等，常会产生多种心理反应。护士可通过病人的语言表达、面部表情、情绪状态、饮食及睡眠等方面的变化，了解病人的心理活动。危重病人常见的心理活动包括紧张、恐惧、焦虑、绝望、抑郁、猜疑等心理反应。

二、危重病人的支持性护理

（一）密切观察生命体征

及时观察、准确判断危重病人的病情变化，是抢救危重病人的重要环节。要注意病人病情及生命体征的动态变化，准确及时做好各项护理记录。如病人出现呼吸、心脏骤停等危急情况，要立即报告医生，并做好应急处理。

（二）保持呼吸道通畅

将昏迷病人头偏向一侧，及时清理呼吸道分泌物，防止误吸；舌后坠者，用舌钳拉出，保持功能位；人工气道应及时雾化、吸痰；如病情允许，及时为病人翻身、叩背，促进病人咳嗽、排痰，改善通气功能，预防继发感染。

（三）确保病人安全

对意识丧失、谵妄或昏迷的病人要保证其安全，必要时可使用保护具。对牙关紧闭、抽搐的病人，可用压舌板裹上数层纱布，放于上下臼齿之间，以免咬伤舌。室内光线宜柔和，工作人员动作要轻稳，避免因外界刺激而引起病人抽搐。及时、准确执行医嘱，确保医疗安全。

（四）加强临床护理

1. 注意眼、口、鼻及皮肤的护理

危重病人眼、口、鼻常出现分泌物，应及时用湿棉球或纱布擦拭。眼睑不能自行闭合者易出现角膜干燥，导致结膜炎或并发角膜溃疡，可涂抗生素眼膏、覆盖凡士林纱布保护。做好口腔护理，每日 2 ~ 3 次。注意保持床褥和内衣整洁、舒适，防止压疮的发生。

2. 补充营养及水分

应设法增进病人的食欲，帮助自理缺陷的病人进食。对不能进食者，给予鼻饲或胃肠外营养。对液体不足的病人，应补充足够的水分。

3. 维持排泄功能

保持病人大小便通畅。对尿潴留或尿失禁者，可采取相应措施，必要时实施留置导尿。对便秘者可酌情给予缓泻药物或灌肠；对大便失禁者要保持床褥整洁，做好皮肤护理。

4. 保持各种导管通畅

危重病人身上常安置多种导管，如输液管、输血管、吸氧管、导尿管、术后引流管等，要妥善固定，安全放置，防止导管扭曲、受压、堵塞、脱落，确保通畅。

5. 维持肢体功能

要保持关节功能位。对于病情允许者，可协助病人做肢体被动活动、按摩，每日 2 ~ 3 次，以促进血液循环，增加肌肉张力，预防肌肉萎缩或静脉血栓形成。

（五）提供心理护理

注意观察清醒病人的心理变化，及时满足病人的需求，尊重病人的权利，保护病人的

自尊。及时鼓励、安慰、疏导病人，解释说明各种抢救措施的目的，关心理解病人，缓解病人的心理压力。

第二节　危重病人的抢救技术

一、抢救工作管理

（一）抢救工作的组织管理

抢救工作的组织管理是抢救工作及时、准确、有效进行的基本保证。遇有紧急情况，病区应立即组织抢救：

19-2　预习指导

（1）指定抢救负责人，组织抢救小组。

（2）立即制定抢救护理方案。

（3）配合医生抢救并做好查对和记录。

（4）安排专人参与会诊、病例讨论分析。

（5）抢救小组人员要分工明确、听从指挥。

（6）抢救时，人员及器械位置要合理。

（7）抢救结束后要及时整理、核对抢救记录及医嘱，补足物品、药品。

（二）抢救室管理

急诊室、病区应设抢救室。抢救室宜设在靠近医护办公室的单独房间内，环境要宽敞、安静、光线适宜，设专人管理，有严格的管理制度。一切抢救物品应做到“五定”，即定数量品种、定点安置、定人保管、定期消毒灭菌、定期检查维修。未经批准，一律不能外借。护士要熟悉抢救器械的性能和使用方法，能处理一般故障，保证完好率100%，做好交接班。

1. 抢救床

以能升降的活动床为宜，另备胸外心脏按压板一块。

2. 抢救车

抢救车内需备急救药品、无菌物品和其他药品。

（1）急救药品：见表19-1。

（2）一般用物：血压计、听诊器、开口器、手电筒、压舌板、舌钳、止血带、多相电源插座等。

（3）各种无菌物品及无菌包：各种规格的注射器、输液器、输血器、静脉切开包、气管切开包、导尿包、开胸包、穿刺包、无菌导管、无菌手套、无菌敷料等。

表 19-1　常用急救药品

类　别	药　物
中枢兴奋药	尼可刹米、洛贝林等
升压药	间羟胺、多巴胺等
降压药	利血平等
强心剂	去乙酰毛花苷丙、毒毛花苷 K 等
抗心律失常药	利多卡因、普鲁卡因胺等
血管扩张药	硝酸甘油、硝普钠等
止血药	卡巴克络、酚磺乙胺、维生素 K_1、氨甲苯酸、垂体后叶素等
止痛镇静药	哌替啶、苯巴比妥、氯丙嗪、吗啡等
解毒药	阿托品、解磷定、氯磷定、亚甲蓝、二巯丙醇、硫代硫酸钠等
抗过敏药	异丙嗪、苯海拉明、氯苯那敏等
抗惊厥药	地西泮、苯妥英钠、硫酸镁等
脱水利尿药	20%甘露醇、呋塞米等
碱性药	5%碳酸氢钠、11.2%乳酸钠等
其他	地塞米松、氢化可的松、等渗盐水、各种浓度的葡萄糖溶液、氯化钾、10%的葡萄糖酸钙、氯化钙、代血浆等

3. 急救器械

包括供氧装置、吸引器、心电图机、心脏除颤起搏器、心电监测仪、简易呼吸器、人工呼吸机及电动洗胃机等。

二、常用抢救技术

（一）心肺复苏基本生命支持术

心肺复苏基本生命支持术，又称为现场急救，是心肺复苏术的初始急救技术，是指专业或非专业人员进行现场徒手抢救，包括开放气道、人工呼吸、胸外心脏按压，即 ABC 三个步骤。心肺复苏基本生命支持术是脑复苏的前提条件，对呼吸停止和心搏骤停病人的抢救应在 4 分钟内进行基本生命支持，开始时间越早，成活率越高。护士应熟练掌握这项技术，遇有紧急情况立即采取措施，为挽救病人生命赢得时机。《2010 年美国心脏协会心肺复苏和心血管急救指南》中指出基本生命支持包括三个步骤：胸外心脏按压（C）、开放气道（A）、人工呼吸（B）。

1. 目　的

（1）恢复猝死病人的呼吸、循环功能。

（2）用人工的方法保证重要器官的血氧供应。

2. 准　备

（1）护士准备：衣帽整洁、洗手、戴口罩。

（2）病人准备：因意识不清，无需特殊准备。

（3）用物准备：有条件时可备治疗盘，盘内放血压计、听诊器、手电筒、简易呼吸器、纱布数块。必要时准备胸外按压木板、脚踏凳、屏风等。

（4）环境准备：就地抢救，不宜搬动。尽力创设宽敞、安静、光线适宜的环境条件。注意遮挡，尊重病人，避免影响其他病人。

3. 操作步骤

心肺复苏基本生命支持术操作步骤操作及说明见表 19-2。

表 19-2　心肺复苏基本生命支持术

操作步骤	操作说明
判断病情	◆迅速判断<10 秒钟 ◆突然意识丧失：轻摇、轻拍、呼喊病人无反应 ◆颈动脉搏动消失（触摸喉结旁开 1～2 cm，胸锁乳突肌前缘凹陷处）
求助呼救	◆急呼他人协助抢救
安置体位	◆迅速去枕平卧于硬板床或地面。若病人卧于软床上，肩背下垫胸外心脏按压木板，头后仰，头颈躯干平直，无扭曲，双手放于躯干两侧，松解衣领、腰带，暴露操作部位
心脏按压（C）	◆确定部位：抢救者站或跪于病人一侧，成人按压部位：胸骨中下 1/3 交界处（剑突以上 2 横指）（图 19-3），即两乳头连线中点，儿童用单手掌跟按压胸骨中段，婴儿用两拇指按压胸骨中点 ◆成人按压手法：一手掌根部放于按压部位，另一手掌平行重叠在其手背上，双手手指交叉并拢翘起（图 19-4a），肘关节伸直，用身体的力量垂直下压（图 19-4b），然后迅速松开，使胸廓充分回弹 ◆按压幅度：成人胸骨下陷至少 5 cm，儿童约 5 cm，婴儿约 4 cm ◆按压和放松时间比：1:1 ◆按压频率：成人至少 100 次/分 ◆人工呼吸与胸外心脏按压比例为 2:30(成人不论两人操作还是单人操作均是 2:30)儿童和婴儿单人操作 30:2，两人操作 15:2
清理气道	清除口鼻分泌物、呕吐物、异物，取下活动的假牙
开放气道（A）	◆仰头抬颏法：一手置于病人前额，手掌用力向后推压使其头后仰，另一手的手指放在下颌骨下方，将颏部向上抬起（图 19-1）。此法安全、易行 ◆仰头抬颈法：一手抬起病人颈部，另一手以小鱼肌侧下按病人前额，使其头后仰，颈部抬起，头颈部损伤病人禁用 ◆托颌法：将肘部放在病人头部两侧，用双手同时将左右下颌角托起，使头后仰，同时将下颌骨上移，适用于疑有颈部损伤的病人
人工呼吸（B）	◆口对口人工呼吸：用纱布或手帕覆盖病人口唇，用保持病人头后仰的手的拇指、食指捏住病人鼻孔，正常吸气，用自己的口唇紧密包住病人的口唇吹气，见胸廓抬起即可，吹气毕，松开口鼻，头稍抬起,侧转换气，观察病人胸廓复原情况，口鼻有无气流溢出，再重复吹气一次，共吹气二次（图 19-2），是现场抢救的首选方法 ◆口对鼻人工呼吸：用仰头抬颏法保持气道通畅，一手将病人口唇闭紧，正常吸气后，双唇包住病人鼻部同上法吹气，吹气时间要长，用劲要大。用于口部严重损伤或牙关紧闭的病人 ◆口对口鼻人工呼吸：抢救者双唇包住病人口鼻吹气，吹气时间要短，用劲要小。适用于婴幼儿 ◆每分钟均匀地吹气 8～10 次(每 6～8 秒吹气一次)，每次吹气应持续 1 秒以上 ◆连续操作五个循环迅速观察判断一次，直至复苏为止
效果判断	◆出现自主呼吸、可扪及大动脉搏动，收缩压在 60 mmHg 以上，皮肤、黏膜色泽转为红润，散大的瞳孔缩小，昏迷变浅，神经反射出现 ◆复苏成功后撤去按压木板，头下垫枕
整理记录	◆观察病情，实施进一步生命支持，用简易呼吸器或人工呼吸机维持呼吸，加强护理，做好记录 ◆抢救者刷牙洗手、洗脸，做好个人防护

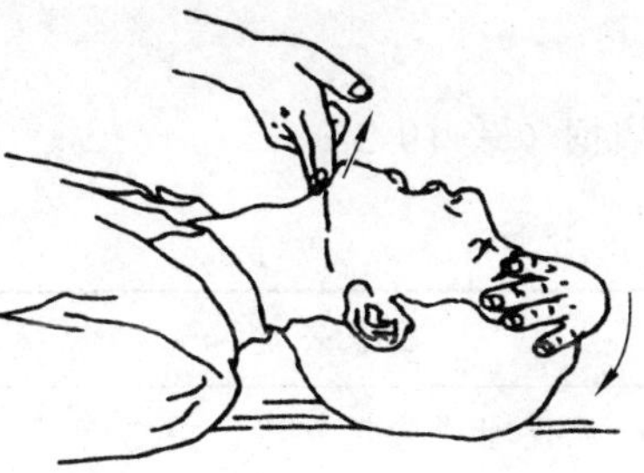

图 19-1 仰面抬颏法

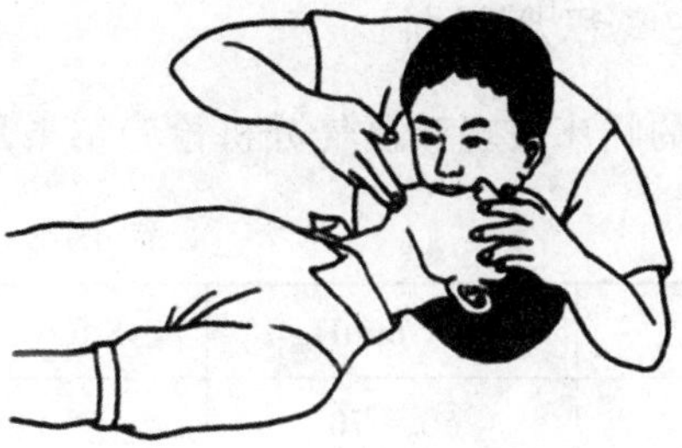

图 19-2 口对口人工呼吸

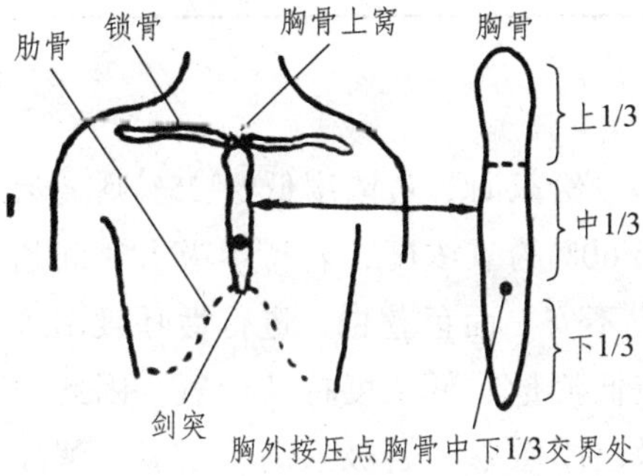

图 19-3 胸外心脏按压部位

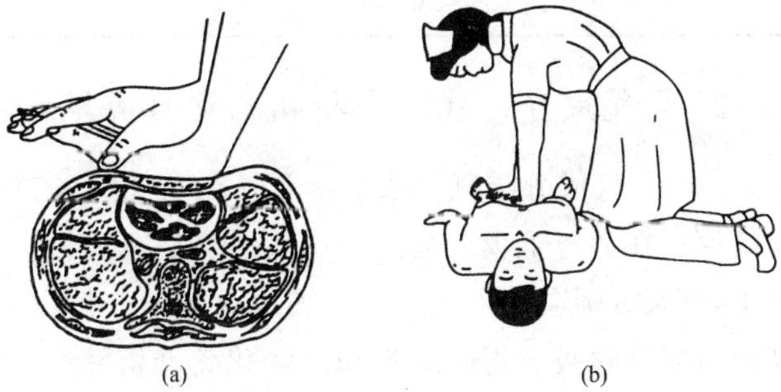

图 19-4 胸外心脏按压方法

4. 注意事项

（1）遇有头颈、脊椎外伤者不宜抬颈或搬动，以免脊髓损伤。

（2）人工呼吸时要确保呼吸道通畅，吹气后，迅速将头转向病人胸的方向，避免吸入病人呼出的高浓度二氧化碳并观察病人呼吸情况。

（3）胸外心脏按压时力度要适宜，位置、手法要正确，两手手指不能触及病人胸壁，按压至最深处要稍做停顿，抬手时不可离开胸壁，以免移位。

（4）操作中途换人，不得使抢救中断时间超过 5～7 秒，应在心脏按压、吹气间隙进行，人工呼吸与胸外心脏按压同时进行时，吹气应在放松按压的间歇进行，二人操作要配合默契。在未恢复自主心律前不能中断按压。

（5）实施复苏中要准确评估病人情况，如意识状态、自主呼吸、皮肤黏膜温度及颜色变化、大动脉搏动、瞳孔变化等。

（6）遇有肋骨骨折、血气胸、心脏填塞、心脏外伤等，应立即配合医生进行胸内心脏按压术。

（二）氧气吸入法

氧气吸入法是常用的抢救措施之一，是指通过给氧以提高病人的动脉血氧分压（PaO_2）和动脉血氧饱和度（SaO_2），预防和纠正各种原因引起的缺氧状态。如心肺功能不全引起的呼吸困难、中毒、昏迷、大出血、休克及分娩时产程过长或胎儿心音不良等。

1. 缺氧程度判断

病人的临床表现和血气分析检验结果是用氧的重要依据（表 19-3）。

表 19-3 缺氧程度判断

缺氧程度	PaO_2（mmHg）	SaO_2（%）	临床表现
轻度	50 ~ 70	>80	无发绀或轻度发绀，神志清
中度	30 ~ 50	60 ~ 80	有发绀、呼吸困难、神志清醒或烦躁
重度	<30	<60	明显发绀、三凹征明显、嗜睡或昏迷

2. 氧气成分、氧浓度和氧流量的换算方法

（1）氧气成分与氧气浓度：氧气在空气中占 20.93%。给氧时，若浓度低于 25%则无治疗价值；在常压下吸入 40% ~ 60%的氧是安全的；高于 60%的氧浓度，若持续吸入时间超过 1 ~ 2 天，则会发生氧中毒，表现为眩晕、恶心、烦躁不安、面色苍白、进行性呼吸困难等。对慢性呼吸衰竭，缺氧和二氧化碳潴留并存者，应低流量、低浓度持续给氧。因此类病人呼吸中枢兴奋性主要靠缺氧维持，对二氧化碳刺激已不敏感，若吸入高浓度氧，解除缺氧对呼吸中枢的刺激作用，可使呼吸中枢兴奋性降低，甚至呼吸停止。

（2）氧浓度和氧流量的换算公式：

$$\text{吸氧浓度（\%）}=21+4\times\text{氧流量（L/min）}$$

氧浓度与氧流量的关系可参考表 19-4。

表 19-4 氧浓度与氧流量对照表

氧流量（L/min）	1	2	3	4	5	6	7	8	9
氧浓度（%）	25	29	33	37	41	45	49	53	57

3. 氧气筒内氧气可供时数的计算公式

$$\text{氧气供应时间}=\frac{\text{氧气筒容积（L）}\times[\text{压力表压力（kg/cm}^2\text{)}-5(\text{kg/cm}^2)]}{\text{氧流量（L/min）}\times 60\ \text{min}\times 1(\text{kg/cm}^2)}$$

例：已知氧气筒容积为 40 L，压力表所指压力为 95 kg/cm²，应保留氧气压力为 5 kg/cm²，若病人用氧量为 3 L/min，请问氧气筒内氧气可用多少时间？

$$\frac{40\times(95-5)}{3\times 60\times 1}=\frac{40\times 90}{180}=20\text{（小时）}$$

答：氧气筒内氧气可供 20 小时。

4. 供氧装置

常用的有中心管道供氧装置，氧气筒和氧气表装置，氧气枕供氧装置等。

（1）中心管道供氧装置：由医院中心供氧站通过管道把氧气输送到各病区、门诊、急诊室的各病室（图 19-5）。各用氧单位配有流量表和湿化瓶。

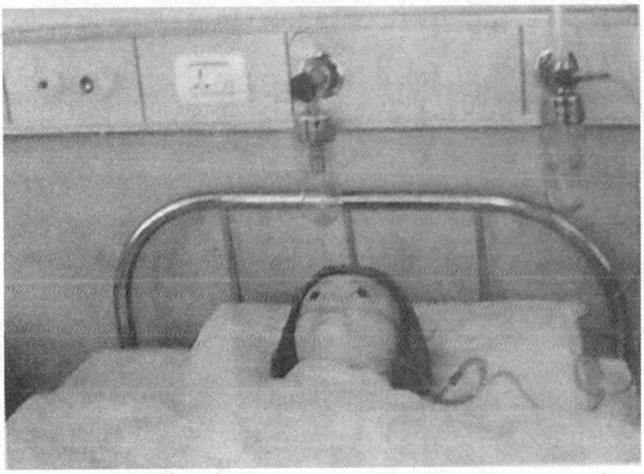

图 19-5 中心管道供氧装置

（2）氧气筒和氧气表装置（图 19-6）。

① 氧气筒：为圆柱形无缝钢管筒，筒内高压达 150 kg/cm^2，容纳氧气约 6 000 L。在筒的顶部有一总开关，可控制氧气的流出。顶部的侧面有一气门，可与氧气表相连，是氧气自筒中输出的途径。

② 氧气表：由压力表、减压器、流量表、湿化瓶、安全阀组成。压力表可测知氧气筒内的压力，以 kg/cm^2 表示。减压器可将来自氧气筒内压力减低至 2 ~ 3 kg/cm^2（0.2 ~ 0.3 MPa），使流量平稳，保证安全。流量表测量氧气每分钟的流出量，用 L/min 表示，以浮标上端平面所指刻度读数为标准。湿化瓶内盛蒸馏水或冷开水（1/3 ~ 1/2），用来湿化氧气，以免呼吸道黏膜受到干燥气体的刺激。安全阀的作用是当氧气流量过大、压力过高时，内部活塞自动上推，使过多的氧气由四周的小孔流出，以保证用氧安全。

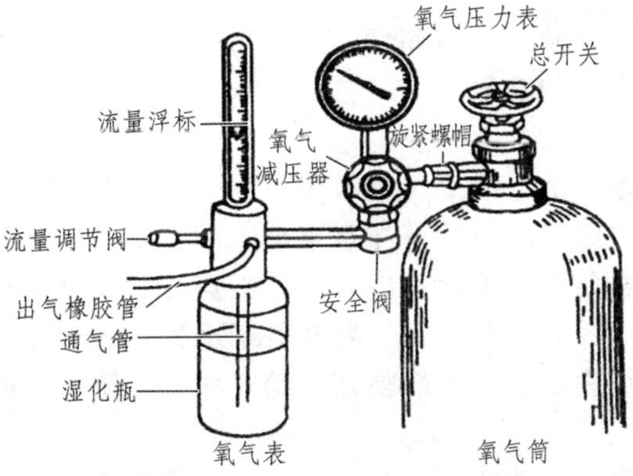

图 19-6 氧气筒与氧气表装置

③ 装表法：将氧气表装在氧气筒上，以备急用。先将氧气筒安置在氧气支架上，打开总开关放出少量氧气吹去气门处灰尘，将氧气表连接在氧气筒的气门上，略向后倾斜，用手初步旋紧螺帽，再用扳手旋紧，使氧气表垂直于地面，直立于氧气筒旁。连接湿化瓶，关闭流量表开关，打开总开关，再开流量表，检查氧气是否流出通畅，有无漏气，关闭总开关及流量表，备用。

④ 卸表法：氧气筒内氧气用完后（应剩余 5 kg/cm^2），需将氧气表卸下。卸表时，先关闭总开关，再放出流量表内余气，关闭流量表，用左手托稳氧气表，右手持扳手松氧气表螺帽，再用手旋开，将氧气表卸下。卸表后，氧气筒标明“空”的标志，存放于指定地点。

（3）氧气枕供氧装置：氧气枕为一长方形橡胶枕，一角有导管与枕内相通，导管上有调节器可调节流量（图 19-7）。

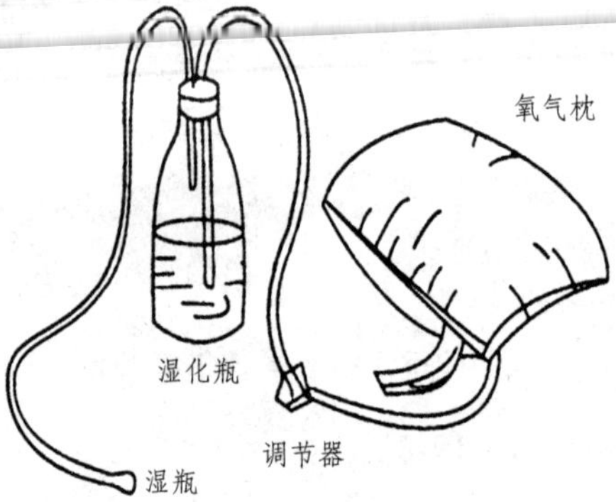

图 19-7　氧气枕

使用方法是将氧气枕充满氧气，连接湿化瓶后，检查并清洁病人的鼻腔，连接鼻导管，打开调节器，检查是否通畅，轻轻插入鼻腔，固定。病人头部枕于氧气枕上，借重力使氧气流出。适用于急救和转运病人。

使用过程中，湿化瓶要垂直放稳。新的氧气枕内有滑石粉，用前须反复冲洗，直至洗净为止，否则会引起吸入性肺炎，甚至窒息。

5. 吸氧法

1）目　的

（1）提高血氧含量及动脉血氧饱和度。

（2）纠正各种原因引起的缺氧。

2）准　备

（1）护士准备：衣帽整洁，洗手，戴口罩。

（2）病人准备：了解吸氧的目的、注意事项、配合要点。

（3）用物准备：供氧装置、治疗盘内放棉签、鼻导管、玻璃接管、安全别针、蒸馏水或冷开水、橡胶管、弯盘、小药瓶或治疗碗内盛冷开水、用氧记录单、笔，必要时备胶布。

（4）环境准备：温湿度适宜、安静整洁、禁止明火、避开热源。

3）操作步骤

（1）双侧鼻导管吸氧法：此法刺激性小，长期使用病人无不适，且使用方便，目前广泛用于临床。

双侧鼻导管吸氧法的操作步骤及操作说明见表19-5。

表19-5　双侧鼻导管吸氧法

操作步骤	操作说明
核对解释	◆携用物至患者床旁，核对床号、姓名，说明目的，取得合作
装表连接	◆将流量表插入床头中心管道供氧装置插孔内 ◆湿化瓶盛蒸馏水或冷开水1/3～1/2满，连接好湿化瓶
清洁鼻腔	◆检查鼻腔黏膜及通气情况 ◆棉签蘸水清洁鼻腔 ◆连接鼻导管
调节流量	◆打开流量表，根据需要调节好流量
插管固定	◆鼻导管蘸水湿润并检查鼻导管通畅 ◆将鼻导管（图19-8）轻轻插入双侧鼻腔约1 cm，再将导管绕过耳后，固定于下颌处（图19-9），松紧适宜，用安全别针固定于枕旁 ◆向病人及家属说明用氧期间不可自行调节流量
整理记录	◆整理用物归位 ◆洗手，记录用氧时间及氧流量，签名
停用氧气	◆先拔出鼻导管，再关闭流量表 ◆帮助病人清洁鼻腔，安置合适体位 ◆取下氧气表，整理用物归位，记录停用氧气时间

（2）单侧鼻导管吸氧法：此法节省氧气，但刺激鼻腔黏膜。持续使用单侧鼻导管吸氧者，每日更换鼻导管2次以上，两侧鼻孔交替插管，并及时清除鼻腔内分泌物，防止鼻导管阻塞。

单侧鼻导管吸氧法的操作步骤及说明见表19-6。

表19-6　单侧鼻导管吸氧法

操作步骤	操作说明
核对解释	◆携用物至患者床旁，核对床号、姓名，说明目的，取得合作
清洁鼻腔	◆选择通畅的一侧鼻腔，棉签蘸水清洁鼻腔
连管调节	◆连接橡胶管和鼻导管，打开流量表，根据需要调节流量
插管固定	◆鼻导管蘸水湿润并检查是否通畅 ◆测量插管长度，长度为鼻尖至耳垂的2/3，轻轻插入鼻腔，无呛咳，用胶布分别固定于鼻翼和面颊部，用安全别针固定胶管 ◆向病人及家属说明用氧期间不可自行调节流量
整理记录	◆整理用物归位 ◆洗手，记录用氧时间及氧流量，签名
停用氧气	◆先拔出鼻导管，再关闭流量表，再关总开关，重开流量表，放出表内余气，再关闭流量表 ◆帮助病人清洁鼻腔，协助病人取舒适体位 ◆整理用物归位，记录停用氧气时间

（3）鼻塞法：将鼻塞连接在供氧装置胶管上，检查是否通畅，调节好氧气流量，轻轻插入鼻腔固定。鼻塞大小以塞住鼻孔为宜。

（4）面罩法：将面罩连接在供氧装置上，氧气流量调节至 6～8 L/min，接好氧气，将面罩置于病人口鼻部，固定。

（5）头罩法：将氧气接于头罩氧气进孔处，将病人头置于头罩内，适用于新生儿、婴幼儿供氧。头罩与病人颈部之间要保持适当距离，防止呼出的二氧化碳再次吸入。头罩法长期给氧不会产生氧中毒。

（6）氧气帐法：将氧气接于氧气进孔处，将病人头胸部置于氧气帐内给氧。因设备复杂，造价高，仅用于烧伤和新生儿抢救。

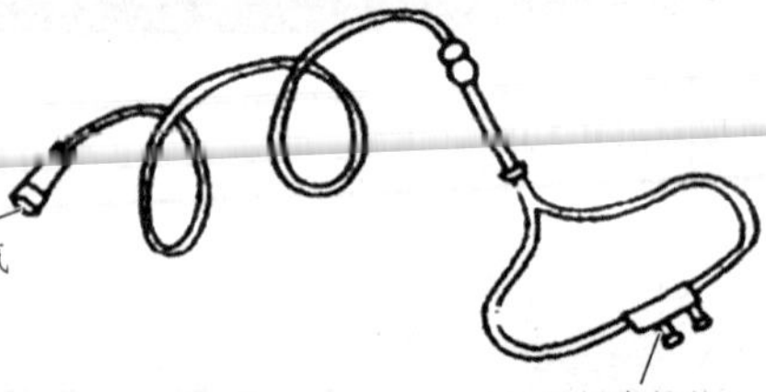

图 19-8　双侧鼻导管

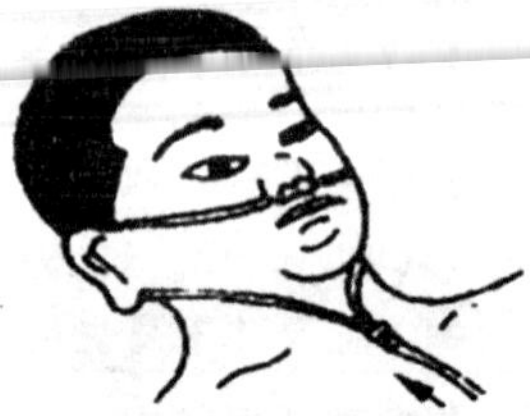
图 19-9　双侧鼻导管吸氧法

4）注意事项

（1）严格遵守操作规程，注意用氧安全，切实做好“四防”，即①防震：搬运时应避免倾倒、撞击、防止爆炸。② 防火：周围严禁烟火和易燃品，至少距火源 5 米。③ 防热：氧气筒应放于阴凉处，距离暖气 1 米以上。④ 防油：氧气表及螺旋口上勿涂油，避免引起燃烧。

（2）为保证用氧安全，使用氧气时，应先调节流量而后应用。停用氧气时应先拔出鼻导管，再关闭氧气开关。中途改变流量时，先将氧气和鼻导管分离，调节好氧流量后再连接上，以免大量氧气突然冲入呼吸道，损伤肺组织。用氧过程中注意观察病人的缺氧改善情况及用氧装置是否完好。

（3）氧气筒内氧气不可用尽，压力表指针降至 5 kg/cm^2，即不可再用，以防灰尘、杂质进入氧气筒内，再次充气时引起爆炸。未用或已用空的氧气筒，应分别悬挂“满”或“空”的标志，并分开存放，以便及时调换，并避免急用时搬错而影响抢救速度。

（三）吸痰法

吸痰法是利用负压吸引的原理，经口、鼻或人工气道吸出分泌物，保持呼吸道通畅的一种方法。适用于无力咳嗽、排痰的病人，如新生儿、危重、昏迷、麻醉未清醒、气管切开的病人。临床上常用中心负压吸引装置和电动吸引器作为动力源。

1. 目　的

（1）清除病人呼吸道分泌物，保持呼吸道通畅。

（2）防止窒息和吸入性肺炎等并发症。

（3）改善肺通气，促进呼吸功能。

2. 准　备

（1）护士准备：衣帽整洁，洗手，戴口罩。

（2）病人准备：病人了解吸痰目的、方法、注意事项及配合要点，体位舒适。

（3）用物准备。

① 电动吸引器：主要由发动机、偏心轮、气体滤过器、压力表、安全瓶、贮液瓶、连接管等组成；多相电源插座。

② 治疗盘内放：无菌持物钳 2 把，有盖无菌容器 3 个（1 个放 12 ~ 14 号无菌吸痰管数根、另 2 个盛无菌等渗盐水）、弯盘、无菌纱布、玻璃接管，必要时备压舌板、开口器、舌钳、标本容器。盛有消毒液的浸泡筒、注射器等。

（4）环境准备：光线充足，空气流通，温湿度适宜。

3. 操作步骤

（1）电动吸引器吸痰法：操作步骤及操作说明见表 19-7。

表 19-7　电动吸引器吸痰法

操作步骤	操作说明
核对解释	◆携用物至患者床旁，核对床号、姓名，说明目的，取得合作
检查调压	◆检查吸引器电压与电源电压是否相符，连接电源，打开开关 ◆调节负压，成人为 300 ~ 400 mmHg，小儿<300 mmHg
安置体位	◆将病人的头偏向操作者一侧，嘱病人张口，昏迷病人用开口器打开口腔，取下活动义齿。舌后坠者，用舌钳将舌拉出 ◆评估口鼻腔黏膜及人工气道情况，痰液深度、性质和量
试吸检畅	◆连接吸痰管，吸等渗盐水试通畅
抽吸痰液	◆一手将吸痰管末端折叠，以免负压损伤黏膜。另一手用无菌持物钳夹持吸痰管插入口咽部，放松折叠处，吸净口咽部分泌物 ◆更换吸痰管，在病人吸气时顺势将吸痰管插至气管约 15 cm，吸出气管内分泌物 ◆抽吸时动作要轻柔、敏捷，从深部向上提拉，左右旋转，由浅入深，依次吸净分泌物。如有咳嗽反射，应轻轻拉出吸痰管 ◆口腔吸痰有困难时，可由鼻腔吸引
冲管消毒	◆每次吸痰管退出后，应立即抽吸等渗盐水冲洗吸痰管及导管，避免堵塞 ◆吸痰结束，关闭吸引器开关及电源开关，取下吸痰管放入盛有消毒液的筒中
观察记录	◆用纱布擦净病人口鼻及面部，必要时做口腔护理，安置舒适体位，整理床单位。清醒病人要给予安抚，整理用物归位 ◆洗手，记录吸痰时间、痰液性状、量、病人呼吸情况

（2）中心负压吸引装置吸痰法：将贮液瓶装置插入墙壁中心负压吸引装置插孔内，连接导管，打开开关，调节负压，检查吸引性能，管道有无漏气，是否通畅。具体吸痰的方法和要求同电动吸引器吸痰法。

（3）注射器吸痰法：用 50 ~ 100 mL 注射器连接吸痰管抽吸痰液。适用于家庭或无吸引装置、吸引器的紧急情况。

4. 注意事项

（1）严格执行无菌操作，治疗盘内吸痰用物每天更换 1 ~ 2 次，吸痰管每日更换，勤做口腔护理。贮液瓶、安全瓶内的液体应及时倾倒，做好消毒处理。

（2）注意观察病情，保持呼吸道通畅，听到病人喉头有痰鸣音或排痰不畅应及时抽吸。痰液黏稠可配合扣背、雾化吸入，气管插管或气管切开者也可向气管内滴入少量等渗盐水或化痰药物，使痰液稀释，便于吸出。

（3）吸痰时，每次插入吸引时间不超过 15 秒，人工气道者连续吸痰不可超过 3 次，以免引起缺氧。使用呼吸机或缺氧严重者，吸痰前后可根据病情增加氧流量。

（4）为婴幼儿吸痰时，吸痰管要细，动作要轻，负压要小，以免损伤黏膜。

（四）洗胃法

洗胃法是让病人口服引吐或将洗胃管由口腔或鼻腔插入胃内灌入洗胃溶液反复冲洗并排除胃内容物的方法。

1. 目　的

（1）解毒：清除胃内有毒物质或刺激物，减少毒物吸收。

（2）减轻胃黏膜水肿：消除幽门梗阻病人胃内滞留食物，减轻胃黏膜充血水肿。

（3）为手术或某些检查做准备：如食管下段、胃部、十二指肠手术前准备。

2. 准　备

（1）护士准备：衣帽整洁、洗手、戴口罩。

（2）病人准备：病人了解洗胃目的、方法、注意事项及配合要点，取合适体位，围好围裙。

（3）用物准备。

① 口服催吐法：治疗盘内放量杯、饮水杯、压舌板、毛巾、围裙、水温计、弯盘。治疗车下放治疗碗，以及水桶 2 只（一只盛 25 ~ 38 °C 洗胃液 10 000 ~ 20 000 mL，另一只用于盛放污水）。

② 自动洗胃机洗胃法：洗胃机及装置、多相电源插座，治疗盘内放胃管、水温计、量杯、润滑油、开口器、牙垫、压舌板、舌钳、棉签、胶布。治疗车下放治疗碗，以及水桶 2 只（一只盛 25 ~ 38 °C 洗胃液 10 000 ~ 20 000 mL，另一只用于盛放污水）。

③ 电动吸引器洗胃法：电动吸引器、输液架、输液瓶、输液器、止血钳、Y 型三通管，其余同自动洗胃机洗胃法。

④ 环境准备：整洁、安静、温湿度适宜，必要时屏风遮挡。

3. 操作步骤

洗胃法的操作步骤及操作说明见表 19-8。

表 19-8 洗胃法

操作步骤	操 作 说 明
核对解释	◆嘱医嘱配置灌洗液（表 19-9），携用物至床旁，解释核对，取得合作
▲口服催吐法 安置体位	适用于清醒合作的病人 ◆病人取坐位，戴围裙，污水桶放于病人座位前
口服催吐	◆嘱病人自饮大量灌洗液后引吐，不易吐出时，用压舌板压其舌根引吐。如此反复进行，直至吐出的灌洗液澄清无味
整理记录	◆协助病人漱口，整理用物 ◆记录洗胃时间，洗胃液的名称及液量，呕吐物的性质、颜色、气味、量及病人的一般情况等，必要时留取标本送检
▲ 自动洗胃机洗胃法 检查连管	利用电磁泵为动力源，通过自控电路控制，使电磁闸自动转换动作，完成洗胃 ◆接通电源，打开开关，检查机械功能 ◆连接导管，将三根橡胶管分别与机器的药管（进液管）、胃管、污水管（排液口）相连 ◆将药管和污水管分别置于备好的洗胃液桶和污水桶内
安置体位	◆病人取坐位或半坐位，中毒较重者取左侧卧位 ◆取下活动义齿，弯盘置于口角旁 ◆嘱病人张口，昏迷或不合作者用张口器放在上下臼齿之间打开口腔，放牙垫，用胶带固定
插管洗胃	◆润滑胃管前端约 1/3，由口腔插入约 55 ~ 60 cm（自前额发际至剑突），证实胃管确在胃内后，胶布固定胃管，将机器胃管的一端与插入病人体内的胃管连接 ◆依次按键，先吸出胃内容物，再对胃进行冲洗，每次洗胃液入量 300 ~ 500 mL，待反复冲洗干净后，按“停机”键，停止工作
拔管整理	◆洗胃完毕，反折胃管末端，迅速拔出，协助病人漱口、洗脸，采取舒适卧位，并嘱病人休息 ◆将洗胃机的胃管、药管、污水管同时放在清水中，按“清洗”键清洗干净后取出，排尽机器内的水，关闭。整理用物归位
观察记录	◆洗手，记录洗胃时间，灌洗液的名称及液量，吸出液（呕吐物）的量、性状、颜色、气味、病人情况等
▲电动吸引器洗胃法 检查准备	利用负压吸引原理进行洗胃的方法 ◆接通电源后，检查吸引器功能 ◆夹闭导管，输液瓶内倒入灌洗液，将瓶挂于输液架上
插管洗胃	◆病人准备，插入胃管（同自动洗胃机洗胃法） ◆将输液管与病人胃管连接，打开吸引器，吸出胃内容物，打开输液导管，使液体流入胃内 300 ~ 500 mL，夹闭导管，打开吸引器（负压保持在 100 mmHg 左右），吸出灌洗液，如此反复进行至洗出液澄清无味为止（图 19-10）
拔管整理	◆同自动洗胃机洗胃法
▲漏斗胃管洗胃法 插入胃管	利用虹吸原理，将胃液灌入胃内后再引出的方法 ◆病人准备，插胃管（同自动洗胃机洗胃法）（图 19-11） ◆将漏斗放置低于胃部水平的位置，挤压橡胶球，抽尽胃内容物
灌液洗胃	◆举漏斗高过头部（坐位时）约 30 ~ 50 cm，将灌洗液缓慢倒入漏斗 300 ~ 500 mL，当漏斗内尚余少量液体时，迅速将漏斗降至低于胃部的位置，倒置于污水桶内，利用虹吸作用引出胃内灌洗液，如此反复灌洗直至洗出液澄清无味为止
整理用物	◆整理用物，记录灌洗液的名称及液量，吸出物（呕吐物）的量、性状、颜色、气味、病人情况等

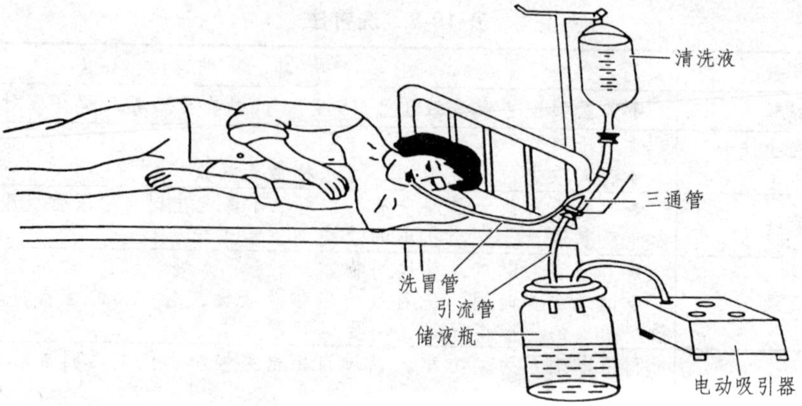

图 19-10　电动吸引器洗胃法

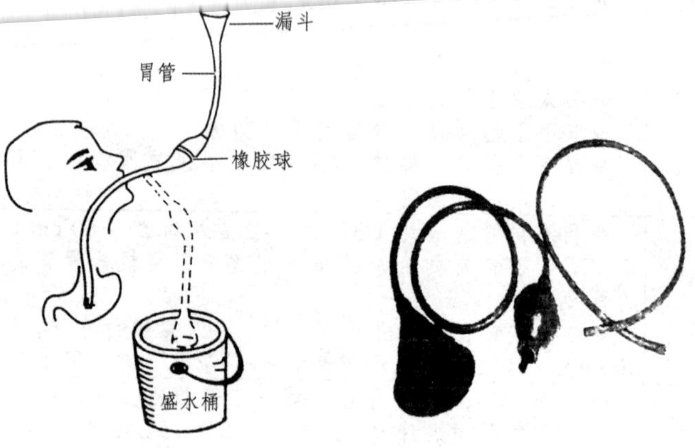

图 19-11　漏斗胃管及使用方法

4. 注意事项

（1）急性中毒病人应立即采取口服催吐法进行洗胃。如病人不合作或合作有困难者，应迅速插管洗胃，以减少毒物的吸收，插管动作要轻柔、迅速，切勿损伤食管黏膜或误入气管。

（2）中毒物质不明时应抽取少量胃内容物（洗胃前）送检。洗胃溶液可选用温开水或等渗盐水，待毒物性质明确后，再选用拮抗剂进行洗胃（常见灌洗液和禁忌药物见表 19-9）。

（3）洗胃过程中注意观察病人的呼吸、脉搏、神志变化、倾听病人主诉，每次灌入量以 300 ~ 500 mL 为宜，灌入量与引出量需平衡。如病人感到腹痛，引出液体呈血性或出现休克，应立即停止洗胃。

（4）幽门梗阻病人洗胃宜在饭后 4 ~ 6 小时或空腹时进行。洗胃时，需记录胃内潴留量，以了解梗阻情况。

（5）吞服强酸或强碱等腐蚀性物质、消化道溃疡、食管狭窄、食管静脉曲张、胃癌等病人禁忌洗胃。昏迷病人洗胃应谨慎。

表 19-9　常见药物中毒的灌洗液和禁忌药物

毒物种类	洗胃溶液	禁忌药物
酸性物	镁乳、蛋清水、牛奶	强酸药物
碱性物	5%醋酸、白醋、蛋清水、牛奶	强碱药物
敌敌畏	2%～4%碳酸氢钠、1%盐水、1：15 000～1：20 000 的高锰酸钾溶液	
1605、1059、4049（乐果）	2%～4%碳酸氢钠	高锰酸钾
敌百虫	1%盐水或清水、1：15 000～1：20 000 的高锰酸钾	碱性药物
DDT、666	温开水或等渗盐水、50%硫酸镁导泻	油性泻药
巴比妥类（安眠药）	1：15 000～1：20 000 的高锰酸钾、硫酸钠导泻	硫酸镁
灭鼠药（磷化锌）	1：15 000～1：20 000 的高锰酸钾、0.5%硫酸铜洗胃 0.5%～1%硫酸铜溶液每次 10 mL，每 5~10 分钟口服一次，配合用压舌板刺激舌根引吐	油类、脂肪类食物
氰化物	口服 3%过氧化氢溶液后引吐，1：15 000～1：20 000 的高锰酸钾溶液洗胃	

注：① 蛋清水黏附于黏膜或创面上，从而对胃黏膜起到保护作用，并可使病人减轻疼痛。② 磷化锌中毒时，口服硫酸铜可使其成为无毒的磷化铜沉淀，阻止吸收，并促进其排出体外。磷化锌易溶于脂类物质，忌用油性食物，以免促使其溶解吸收。③ 1605、1059、4049（乐果）等禁用高锰酸钾洗胃，否则氧化成毒性更强的物质。④ 敌百虫遇碱性药物可分解出毒性更强的敌敌畏，其分解随碱性的增强和温度的升高而加速。⑤ 硫酸钠对心血管和神经系统没有抑制作用，不会加重巴比妥类药物的中毒。

（五）人工呼吸器使用法

使用人工呼吸器进行人工呼吸是抢救各种原因引起的呼吸停止和呼吸衰竭病人的最有效方法之一。常用的人工呼吸器有简易呼吸器和人工呼吸机。

1. 目　的

（1）维持和增加机体通气、换气功能。

（2）纠正低氧血症。

（3）手术病人麻醉期间的呼吸管理。

2. 准　备

（1）护士准备：衣帽整洁，洗手，戴口罩。

（2）病人准备：通畅呼吸道。

（3）用物准备：

① 简易呼吸器。

② 人工呼吸机。必要时准备气管切开或气管插管用物。氧气装置、蒸馏水、吸痰用物、电源。

（4）环境准备：整洁、安静、空气流通、温湿度适宜。

3. 操作步骤

（1）简易呼吸器使用方法：简易呼吸器的操作步骤及操作说明见表 19-10。

表 19-10　简易呼吸器使用方法

操作步骤	操作说明
核对解释	◆携用物至床旁，核对病人信息，说明目的，取得合作
安置体位	◆病人平卧，项下垫枕
通畅气道	◆清除上呼吸道分泌物或呕吐物，松解衣领、腰带
扣紧面罩	◆将病人头后仰并托起下颌，扣紧面罩，不漏气
挤压气囊	◆一次挤压可有 500 ~ 1 000 mL 空气进入肺内。婴幼儿以胸廓隆起为宜。频率保持在 16 ~ 20 次/分钟，反复而有规律地进行

（2）人工呼吸机使用方法：人工呼吸机的操作步骤及操作说明见表 19-11。

表 19-11　人工呼吸机使用方法

操作步骤	操作说明
连机准备	◆准备氧气装置与呼吸机相连
开机检查	◆接通电源，连接导管，打开开关，检查机器运转及有无漏气 ◆连接氧气
调节参数	◆根据病人情况调节呼吸参数（表 19-12）
连接病人气道	◆使呼吸机与病人气道连接
上机护理	◆观察病人及呼吸机运转情况 ◆预防控制感染 ◆及时清理呼吸道，定时翻身、叩背、吸痰、湿化吸入气体，促进痰液排除，保持呼吸道通畅，防止呼吸道干燥、堵塞而引起呼吸道感染
观察记录	◆记录呼吸机使用参数、时间、病人情况
撤机护理	◆停机前要做好心理护理，适当减少呼吸机通气量，使自主呼吸发挥作用，减少病人对呼吸机的依赖，循序渐进地撤机 ◆嘱医嘱执行，分离面罩或导管，拔管，吸氧 ◆关闭呼吸机、电源、氧气开关
整理记录	◆整理用物，做好消毒处理及呼吸机保养，做好记录

表 19-12　人工呼吸通气参数

项　目	数　值
呼吸频率（R）	10 ~ 16 次/分钟
每分钟通气量（VE）	8 ~ 10 L/min
潮气量（Vr）	10 ~ 15 mL/kg（范围在 600 ~ 800 mL）
吸/呼比值（I/E）	1：1.5 ~ 2.0
呼气压力（EPAP）	0.147 ~ 1.96 kPa（一般应<2.94 kPa）
呼气末压力（PEEP）	0.49 ~ 0.98 kPa（渐增）
供氧浓度（FiO_2）	30% ~ 40%（一般<60%）

4. 注意事项

（1）呼吸机使用时应保持呼吸道通畅，密切观察病人自主呼吸、生命体征、神志变化，注意血气分析结果，及时发现呼吸机治疗并发症。

（2）注意呼吸机参数、吸氧浓度、通气量是否合适，呼吸机工作是否正常，有无漏气，管路连接处有无脱落。及时、准确做好记录和交接班。

（3）简易呼吸器使用时应注意呼吸活瓣有无漏气、病人出现自主呼吸应同步挤压呼吸囊。

（4）预防医源性感染，呼吸机及简易呼吸器、病室空气、设备定期消毒，定期检查、保养、维修。

第十九章　课后巩固

第二十章 临终护理

第一节 临终关怀

一、临终关怀的概念

临终关怀是指由社会各层次人员（医生、护士、社会工作者、志愿者以及政府、慈善团体人士等）组成的团队向临终病人及其家属提供包括生理、心理和社会等方面的全面性支持和照料，又称善终服务、安息护理等。

20-1 预习指导

临终关怀的对象是那些濒临死亡，目前医学救治无望的病人。临终关怀的目的既不是治疗疾病也不是延长生命，其主要护理目标是维护病人的尊严，为临终病人及家属提供全方位的身心、社会等方面的支持和照料，使临终病人的生存质量得以提高，能够安详、舒适、有尊严地告别人世，并使其家属的身心健康得到维护，平稳顺利地度过哀伤期。

目前我国临终关怀组织有三种：一是专门的临终关怀医院；二是在医疗机构内设临终关怀病房或病区（这是目前最主要的形式）；三是家庭病房，提供居家镇痛治疗、心理辅导和护理指导。

二、临终关怀的内容

临终关怀不仅是一种服务，也是一门探讨临终病人生理、心理特征和为临终病人及其家属提供全面照料的新兴学科。主要内容包括有以下几个方面。

1. 临终病人

了解临终病人生理、心理、精神等方面的需求并尽最大可能满足其医疗护理需求。如控制疼痛和不适，提供医疗护理、生活护理、心理护理等。

2. 临终病人家属

对临终病人家属进行心理疏导和提供情感支持，为临终病人提供优质护理照护，减少家属的疑虑。

3. 死亡教育

目的是帮助临终病人树立正确的生死观，正确对待和接受死亡，消除对死亡的恐惧心理。

4. 其　他

包括临终关怀机构所采用的医疗体系；临终关怀护理原则；临终关怀工作人员的构成和培训；临终关怀与社会发展的关系等。

三、临终关怀的基本原则

（一）以护理照顾为主的原则

以减轻临终病人身心痛苦为宗旨，对临终病人采取控制疼痛和不适，姑息性治疗护理等措施。护理目标从治疗疾病为主转为对症处理和护理照顾，提高病人舒适度。

（二）尊重生命的原则

强调护理人员应维护并尊重病人的权利与尊严，尊重他们的信仰和习俗。

（三）提高生存质量的原则

临终也是生活，是一种特殊类型的生活，所以正确认识和尊重病人最后生活的价值，提高其生活质量是对临终病人最有效的服务。

（四）注重心理支持的原则

临终是人生旅途的最后阶段，此时病人的心理十分复杂，护理人员应与临终病人和家属进行有效沟通，进行心理疏导；同时应和临终病人一起共同面对死亡，将他们的经历视为自己的体验，要有恰当的移情，站在他们的角度去想和处理一些事情。

第二节　临终病人的身心护理

一、临终护理概述

20-2　预习指导

临终护理是对那些已失去治愈希望的濒死期病人实施积极的整体护理。其目的是尽可能减轻临终病人的痛苦、恐惧与不安，维护其尊严，使其安详地告别人世。

临终护理是临终关怀不可缺少的一项服务内容，临终护理的质量决定了临终关怀的质量，临终护理不仅对临终病人，而且对其家属也有着不可忽略的重要作用。临终护理以姑息治疗护理为主要内容，还包括对临终病人家属的心理支持与照护，并可促进家属和病人的情绪稳定，提供全面的、积极的综合护理。

二、临终病人的生理变化及护理

（一）循环与呼吸系统变化及护理

病人表现为脉搏减弱或逐渐消失，皮肤苍白、四肢发绀，呼吸频率由快变慢，呼吸深度由深变浅，出现鼻翼呼吸、潮式呼吸、张口呼吸等循环及功能衰退的征象。护士应密切观察病人的生命体征，保持呼吸道通畅，必要时给予吸氧和吸痰。

（二）消化与泌尿系统变化及护理

病人表现为食欲减退、腹胀、恶心、呕吐、尿潴留、便秘、大小便失禁等。护士应调剂好饮食，补充营养，注意口腔护理；做好排泄护理，尊重和满足病人需求。

（三）感知觉与意识的变化及护理

病人表现为周身疼痛不适，视觉逐渐减退、以至视力消失。意识改变可表现为嗜睡、意识模糊、昏睡、昏迷等。护士应注意观察病人的意识状态，疼痛的性质、部位和持续时间，协助病人选择有效的减轻疼痛的方法。环境要安静、空气清新。听力常为最后消失的感觉，护理中应避免在病人周围窃窃私语。

（四）瞳孔与肌张力的变化及护理

病人表现为瞳孔散大，对光反射迟钝或消失，肌张力丧失，吞咽困难，无法维持良好舒适的功能体位，肢体软弱无力，不能进行自主躯体活动，希氏面容。护士应注意观察瞳孔与肌张力等改变，协助病人维持良好、舒适的体位。

（五）皮肤与黏膜的变化及护理

病人表现为循环衰竭，皮肤黏膜可表现为苍白、湿冷、发绀；病人不能自己改变体位，容易发生压疮。护士应密切观察病人皮肤、黏膜情况，注意保暖，保持床褥舒适、整洁，勤翻身，预防压疮的发生。

三、临终病人的心理变化及护理

美国医学博士伊丽莎白-库乐-罗斯认为临终病人的心理活动有五个发展阶段，即否认期、愤怒期、协议期、忧郁期及接受期。根据不同阶段的心理变化给予相应的心理护理是临终病人护理的重点。

（一）否认期心理变化及护理

当病人得知自己病重即将面临死亡时，其心理反应为“不，不可能，不会是我，一定是搞错了！这不是真的”，以此来极力否认，拒绝接受事实。对此期病人，不可将病情全部揭穿。与病人交谈时，要认真倾听，表示热心、支持和理解，经常出现在病人的身边，让他感到没有被抛弃，而时刻受到人们的关怀。

（二）愤怒期心理变化及护理

当否认无法持续，病人通常会生气、愤怒、怨恨、嫉妒，产生“这不公平，为什么是我？”的心理反应，常常迁怒于周围的人，向医护人员、家属、朋友等发泄愤怒。对临终病人的这种“愤怒”，应该看成是正常的适应性反应，是一种求生无望的表现。作为医护人员要谅解、宽容、安抚、疏导病人，让其倾诉内心的忧虑和恐惧，这样对病人有益的，切不可以“愤怒”回击“愤怒”。

（三）协议期心理变化及护理

病人开始承认和接受临终的事实。此期病人变得非常和善、宽容，对病情抱有一线希望，能积极配合治疗。护士应看到这种情绪对病人是有益的，病人能提供合作，延缓死亡的日期。因此，要尽可能地满足病人的需要，即使难以实现，也要做出积极努力的姿态。

（四）忧郁期心理变化及护理

随着病情的恶化，病人意识到无法阻止死亡的来临，治疗已无望时，往往会产生强烈的失落感，表现为情绪低落、消沉、退缩、悲伤、沉默、哭泣等，甚至有轻生的念头。对这期病人，允许其哀伤、痛苦和诉说他的哀情，并耐心倾听。同时还应鼓励与支持病人增加和疾病作斗争的信心和勇气。

（五）接受期心理变化及护理

病人变得平静、安详。病人常常处于嗜睡状态，静等死亡的来临。护士应尊重病人的信仰，延长护理时间，让病人在平和、安逸的心境中走完人生之旅。

临终病人心理活动的五个发展阶段，并非前后相随，而是时而重合、时而提前或推后。因此，在护理工作中应掌握病人千变万化的心理活动，从而进行有效的护理。

四、临终病人家属的安抚及护理

临终病人的家属面临着多方面的心理压力，医护人员在做好临终病人护理的同时，也要做好临终病人家属的关怀照顾工作。

1. 满足家属照顾病人的需要

让家属陪伴在病人身旁，护理人员为其提供必要的信息和指导。

2. 鼓励家属表达感情

鼓励家属表达内心的感受和遇到的困难，容忍和谅解家属的过激言行。

3. 指导家属对病人的生活照料

鼓励家属参与护理计划的制定和对病人的照料，使家属在此过程中获得心理慰藉，让病人感到亲情温暖。

4. 协助维持家庭的完整性

协助家属在医院环境中，营造家庭生活氛围，如共同进餐等，维持家庭完整性。

5. 满足家属生理、心理和社会方面的需求

护理人员要关心和理解家属，帮助其解决实际困难，合理安排陪伴期间的生活。

第三节　死亡后的护理

一、濒死和死亡的概念

20-3 预习指导

濒死即临终，是生命的最后阶段，指病人在接受治疗或姑息性治疗后，病情仍加剧恶化，各种迹象显示生命即将结束。

死亡是指个体生命活动的永久终止。呼吸停止、心跳停止是传统判断死亡的标准。现代医学表明，只要大脑功能保持完整性，生命活动就有可能再恢复。因此，目前医学界逐步开始主张将脑死亡作为判断的标准，认为脑死亡后，生命活动将无法逆转。

二、死亡的标准

随着现代医学的发展和进步，复苏术和器官移植的广泛应用，心跳、呼吸停止而大脑功能尚保持完整的病人仍可靠机器来维持生命，甚至痊愈。而一旦脑死亡，即使呼吸、心跳依赖机器维持，也只保留了植物生命，失去了人的本质特征。因此，传统的死亡标准受到强烈冲击。目前医学界基本沿用了 1968 年世界第 22 次医学大会上美国哈佛大学提出的脑死亡诊断标准：① 不可逆的深度昏迷。② 自发呼吸停止。③ 脑干反射消失。④ 脑电波平直。凡符合以上标准，并在 24 小时内反复测定结果无变化（每次检测不少于 10 分钟），并排除体温过低以及服用大量中枢抑制药物的影响，即可判定为脑死亡。

三、死亡过程的分期

1. 濒死期

濒死期又称临终状态，是生命活动的最后阶段。此期如得到及时有效的抢救，生命仍可复苏。

2. 临床死亡期

此期病人临床表现为心跳、呼吸停止，各种反射消失，瞳孔散大，但各种组织细胞仍有短暂而微弱的代谢活动。

3. 生物学死亡期

此期是死亡过程的最后阶段。此期整个机体不可能复活。

（1）早期尸体现象：尸冷、尸斑（死后 2 ~ 4 小时）、尸僵（死后 1 ~ 3 小时）。

（2）晚期尸体现象：尸体腐败（一般死后 24 小时出现）。

四、尸体护理

尸体护理是临终关怀的重要内容，也是对临终病人实施整体护理的最后步骤。尸体护理应在确认病人已经死亡，医生开具死亡诊断书后尽快进行，护士要做到以唯物主义死亡观和严肃认真的态度，尽心尽职进行尸体护理工作。

（一）目　的

（1）尸体整洁，位置良好，易于辨认。

（2）安慰家属，以减轻哀痛。

（3）尊重死者。

（二）操作程序

1. 评　估

（1）病人的诊断、治疗抢救过程、死亡原因及时间。

（2）病人的遗愿、民族及宗教信仰。

（3）尸体清洁程度、有无伤口、引流管等。

（4）死者家属对死亡的态度及合作程度。

2. 计　划

（1）护士准备：着装整洁，洗手，戴口罩。

（2）用物准备。

① 治疗车上层：治疗盘内备尸单（或尸袋）、衣裤、尸体识别卡 3 张（表 20-1）、血管钳、不脱脂棉花、绷带、剪刀、梳子、松节油。治疗盘外备擦洗用物，手消毒液，有伤口者需备换药敷料、胶布，必要时备隔离衣和手套。

② 治疗车下层：生活垃圾桶、医用垃圾桶。

（3）环境准备：安静、肃穆，安排单独房间或屏风遮挡。

3. 实　施

尸体护理的操作步骤及操作说明见表 20-2。

表 20-1 尸体识别卡

姓名________住院号________年龄________性别________ 病室________床号________籍贯________诊断________ 住址____ 死亡时间_____年_____月_____日_____时_____分 护士签名 医院

表 20-2 尸体护理

操作流程	操作步骤	要点说明
备物填卡	◆填写尸体识别卡，携带至床旁，屏风遮挡	◆物品要齐全，注意维护死者隐私
劝慰家属	◆劝慰家属节哀，请其暂时离开病房	◆若家属不在，应尽快通知家属来院料理后事
停止治疗	◆撤去一切治疗用物（如输液管、氧气管、导尿管、气管套管或插管等）	◆便于尸体护理，防止尸体受压、皮肤损伤
安置体位	◆将床放平使尸体仰卧，头下置一枕头，脱去衣裤，双臂放于身体两侧，将棉絮从被套中取出，用被套遮盖尸体	◆防止面部淤血，维护死者隐私
处理伤口	◆有伤口者更换敷料	◆有引流管应拔出后缝合创口，或用蝶形胶布封闭，再用纱布盖上包扎好
清洁尸体	◆洗脸，如有义齿者代为装上，助闭上口、眼，擦净全身，更衣梳发，用松节油擦净胶布痕迹	◆装上义齿可避免脸型改变，使脸部稍显丰满 ◆口、眼闭合维持尸体外观，符合习俗 ◆保持身体清洁，无渗液，维持尸体良好外观
填塞孔道	◆用血管钳将棉花塞于口、鼻、耳、肛门、阴道等孔道	◆防止体液外溢，注意棉花不要外露
包裹尸体	◆穿上尸体衣裤，将一张尸体识别卡系在尸体右手腕部，撤去被套，用尸单包裹尸体，用绷带在胸部、腰部、踝部固定，将第二张尸体识别卡缚在尸体腰前的尸单（或尸袋）上	◆便于尸体的运送与识别
运送尸体	◆移尸体于平车上，盖上大单，送往太平间，置于停尸屉内，将第三张尸体识别卡系于尸屉外面，带回大单，放入污衣袋内	◆便于尸体认领
处理文件	◆洗手，整理病例，完成各项记录，按出院手续办理结账	◆体温单上记录死亡时间，注销各种执行单 ◆完整的出院护理记录，具有法律证明的作用
移交遗物	◆整理病人遗物交给家属	◆若家属不在，应由两人点清后，将贵重物品列清单，交护士长保管
处理用物	◆清洁、消毒死者用过的一切物品	◆非传染病人按一般出院病人方法处理，传染病病人按传染病病人终末消毒方法处理

4. 评　价

（1）尸体清洁，外观良好。

（2）护士操作正确、规范。

（3）护士与家属沟通有效，家属对尸体护理表示满意。

（三）注意事项

（1）病人死亡后，应由医生开具死亡诊断书，护士尽快进行尸体护理，以防僵硬。

（2）尸体识别卡应正确放置，以便于识别尸体。

（3）如为传染病病人，应用消毒液清洁尸体，孔道应用浸有 1%氯铵溶液的棉球进行填塞，包裹尸体应用一次性的尸单或尸袍，并装入不透水的袋子中，外面作传染标志。

（4）护士做尸体护理时，态度应严肃、认真，满足家属的合理要求，使其满意。

五、丧亲者的护理

1. 做好尸体护理

体现对死者的尊重，对家属心灵上的安慰。

2. 鼓励家属宣泄情感

对亲属来说是悲哀的延续，护士应理解和同情他们，尽量给予方便和帮助。对家属的大声哭喊不要训斥，护士应认真倾听其诉说，针对不同心理反应制定不同的护理措施。

3. 心理疏导，精神支持

提供有关知识，安慰家属面对现实，使其意识到安排好未来的工作和生活是对亲人最好的悼念。

4. 丧亲者随访

目前在国外，临终关怀机构常通过信件、电话、访视，对死者家属进行追踪随访。

第二十章　课后巩固

第二十一章　护理相关文件记录

第一节　病案管理

一、记录的意义

1. 提供病人的信息资料

医疗和护理文件，是关于病人病情变化、诊疗护理以及疾病转归全过程的客观、全面、及时、动态的记录，是医护人员进行正确诊疗、护理的依据，同时也是各级医护人员之间交流和合作的纽带。

21-1　预习指导

2. 提供教学和科研资料

完整的医疗和护理资料体现了理论在实践中的应用，是医学教学的最好教材；特殊病例还为个案教学提供依据，也是开展科研工作的重要资料来源，特别是在回顾性研究、流行病学调查方面有重要的参考价值。

3. 提供法律依据

各种医疗与护理文件属法律相关性文件，具有重要的法律意义，在法庭上可作为判定医疗纠纷、保险索赔、犯罪刑案及遗嘱查验等的依据。

4. 提供评价依据

医疗与护理文件反映了医院的医疗护理质量、管理水平和医护人员的业务素质，是评价医院工作和管理水平的重要指标之一。

二、记录的原则

1. 及　时

医疗和护理记录必须及时，勿提早或拖延，不能漏记，以保证记录的时效性。若因抢救急、危重症病人不能及时记录时，相关医护人员应在抢救结束后 6 小时内据实补记，并注明抢救完成时间及补记时间。

2. 准确、真实

医疗和护理记录的内容必须准确、真实，描述应详细、客观。

3. 完　整

医疗和护理文件的眉栏、页码、各项记录必须逐项填写完整，避免遗漏，记录者应签上全名，以明确职责。医疗和护理文件不得随意拆散、损坏或外借，以免丢失。

4. 简明扼要

医疗和护理记录的内容应尽量简明扼要，语句通顺，重点突出，使用医学术语应确切，并使用公认的缩写。

5. 清晰书写

除特殊规定外，需根据规范要求分别使用红、蓝笔书写各种记录。一般白班用蓝笔书写，夜班用红笔书写。

三、管理要求

（1）医疗护理文件应按规定放置，记录或使用后必须放回原处。

（2）注意保持医疗护理文件的清洁、整齐、完整，防止破损、污染、拆散、丢失，收到化验单等检验报告单应及时进行黏贴。

（3）按规定，病人及家属有权复印体温单、医嘱单、护理记录单。

（4）医疗护理文件应妥善保存。病人住院期间医疗护理文件由病房负责保管，病人出院或死亡后，将其整理好交病案室，并按卫生行政所规定的保存期限保管。

四、病历排列顺序

为便于病例管理，方便医护人员查阅，要将病人的病历按规定的顺序排列（表 21-1）。

表 21-1　病历排列顺序

住院病历	出院（转院、死亡）病历
1. 体温单（按日期先后倒排）	1. 住院病历首页
2. 医嘱单（按日期先后倒排）	2. 入院证（死亡病人增加死亡报告单）
3. 入院记录	3. 出院记录或死亡记录
4. 病史及体格检查	4. 入院记录
5. 病程记录（查房记录、病程记录、手术、分娩记录等）	5. 病史及体格检查
6. 会诊记录	6. 病程记录

续表

住院病历	出院（转院、死亡）病历
7. 各项检验及检验报告单	7. 会诊记录
8. 知情同意书	8. 各项检验及检查报告单
9. 特别护理记录单	9. 知情同意书
10. 住院病历首页	10. 特别护理记录单
11. 入院证	11. 医嘱单（按时间先后顺序排）
12. 门诊病历	12. 体温单（按时间先后顺序排）
	13. 门诊病历交还病人或家属自行保管

第二节　护理相关文件的书写

一、体温单

（一）体温单的内容

体温单的内容主要包括：体温、脉搏、呼吸、血压；出入院、手术、分娩、转科、死亡的时间；大小便、出入量、体重、特殊治疗、药物过敏等（表 21-2）。

21-2　预习指导

（二）体温单的填写方法

1. 眉　栏

用蓝墨水或碳素墨水笔填写。

（1）一般情况。

（2）日期栏：每页体温单的第一日应填写年、月、日，其余六天只写日，如中间换年或月份，应填写年、月、日或月、日。

（3）住院日数：自入院后当日开始计数直至出院。

（4）手术日数：自手术或分娩后次日为术后第一日，连续写 14 天，如 14 天内进行第二次手术，则第一次手术天数作分母，第二次手术天数作分子填写。

2. 在 40 ~ 42 °C 横线之间

用红色笔在 40 ~ 42 °C 横线之间相应时间栏内，纵行填写入院、手术、分娩、转入、转科、出院、死亡。除手术不写具体时间外，所填时间均按 24 小时制记录，且一律用中文书写 X 时 X 分。

3. 体温曲线的绘制

绘制体温曲线用蓝色笔。

（1）体温符号：口腔温度以蓝色“●”表示，腋下温度以蓝色“X”表示，直肠温度以蓝色“○”表示。

（2）在 35 ~ 42 °C 之间，按实际测量数值，绘制体温符号，相邻体温符号之间以蓝线相连。要求符号大小一致，连线平直。

（3）物理降温或药物降温后 30 分钟所测的体温，绘制在降温前体温的相应纵格内，以红色“○”表示，并用红色虚线与降温前的体温相连。下一次体温应与降温前体温相连。

（4）当体温不升时，可将“不升”二字写在 35 °C 线以下。

（5）遇拒试、外出时，前后两次体温曲线应断开不连。

（6）如体温与前次数值差异较大或与病情不符，应重新测量，无误后在原体温符号上方写蓝“V”，以示审核过。

4. 脉搏曲线的绘制

绘制脉搏曲线用红色笔。

（1）符号：脉搏以红色“●”表示，心率以红色“○”表示，相邻符号用红线相连。要求符号大小一致，连线平直。

（2）当体温与脉搏重叠时，先绘制体温符号，再用红笔在体温外面画红圈表示脉搏。

（3）若有脉搏短绌，需同时绘制心率和脉率，并与心率与脉率曲线之间以红笔画直线涂满。

5. 呼吸记录

（1）用红色笔以阿拉伯数字表述每分钟呼吸次数。

（2）如每日记录呼吸 2 次以上，应当在相应的栏目内上下交错记录，第 1 次呼吸应当记录在上方。

（3）使用呼吸机患者的呼吸以®表示，在体温单相应时间内呼吸 30 次横线下顶格用黑笔画®。

6. 底栏填写

用蓝色笔以阿拉伯数字记录，免写计量单位（体温单前早已注明）。

（1）大便次数：每 24 小时填写前一日的大便次数。① 如未解大便记“0”；②灌肠后的大便次数用“E”符号，以分数表示，如灌肠后大便 3 次记为 3/E，两次灌肠后大便 3 次用 3/2E 表示，$1\frac{2}{E}$表示自行排便一次，灌肠后排便两次，0/E 表示灌肠后无大便；③ 大便失禁记为“*”；④“☆”表示人工肛门。

（2）出入液量：单位为“mL”，在相应栏内记录前一日 24 小时的统计数字。

（3）尿量：单位为“mL”，记录前一日 24 小时的总尿量。导尿后的尿量以“C”表示。

（4）血压：单位为“mmHg”，以分数表示。次数按护理常规或医嘱进行，新入院病人应测量血压并记录，住院期间每周至少记录一次。

（5）体重：单位为“Kg”，新入院病人应测量体重并记录，住院期间每周至少记录一次。如因病情不能测量体重，可记为“卧床”。

（6）空格：作为机动用，根据病情需要可记录痰量、抽出液、特殊用药、腹围、药物过敏等。

（7）页码：用蓝墨水或碳素墨水笔逐页填写。

表 21-2　体温单

日　期	2011-8-14	15	16	17	18	19	20
住院天数	1	2	3	4	5	6	7
手术后天数		1	2	1/3	2/4	3/5	4/6
时　间	4 8 12 16 20 24	4 8 12 16 20 24	4 8 12 16 20 24	4 8 12 16 20 24	4 8 12 16 20 24	4 8 12 16 20 24	4 8 12 16 20 24

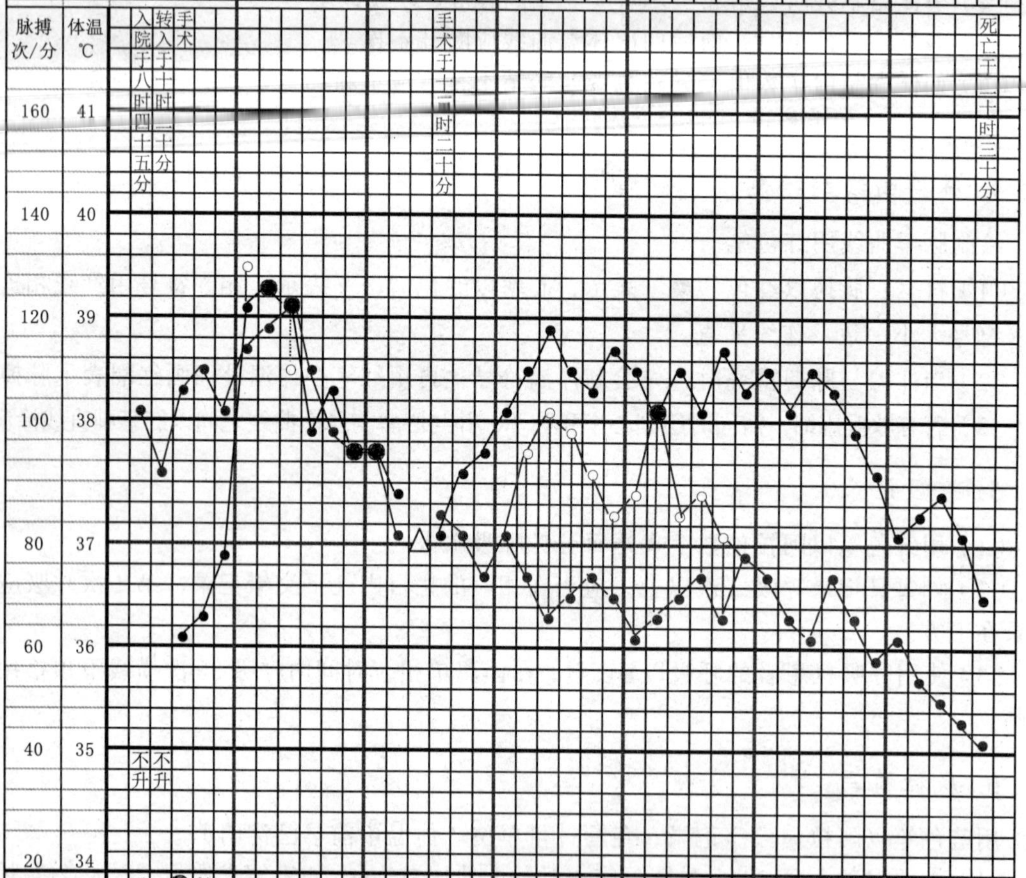

	2011-8-14	15	16	17	18	19	20
呼吸(次/分)	25 24 Ⓡ 24 25	28 29 26 27 24 25	27 23 25 24 26	24 25 28 26 24 25	23 24 25 22 24 22	20 21 22 22 20 20	18 18 16 14 10
血压(mmHg)	50/30						
尿(ml次/日)		2580/C⁺/23	2720/C⁺	2300/C⁺	2440/C⁺	2400/C⁺	2280/C⁺
大便(次/日)		1	0	0	0	1	0
总入量(ml)		3000/23	2850	2550	2600	2700	2500
总出量(ml)		2850/23	2800	2400	2500	2600	2300
体重(kg)	卧床						
身高(cm)	卧床						
引流量(ml)		120/23	80	100	60	40	20

二、医嘱单

（一）医嘱的内容

医嘱的内容包括：日期、时间、床号、姓名、护理常规、隔离种类、护理级别、饮食、体位、药物（名称、剂量、浓度、方法等）、各种检查、治疗、术前准备、医生和护士签名等。

（二）医嘱的种类

1. 长期医嘱

长期医嘱有效时间在 24 小时以上，当医生注明停止时间后即失效。如一级护理、流质饮食、10%葡萄糖+氨苄西林 3.0 g iv gtt qd 等（表 21-3）。

2. 临时医嘱

临时医嘱有效时间在 24 小时以内，应在短时间内执行，一般只执行一次。有的医嘱需立即执行，如阿托品 0.5 mg H st；有的需要在限定时间内执行，如手术、会诊、X 线摄片及各项特殊检查等。此外，出院、转科、死亡等也列入临时医嘱（表 21-4）。

3. 备用医嘱

备用医嘱分长期备用医嘱和临时备用医嘱两种。

（1）长期备用医嘱（prn）：有效时间在 24 小时以上，必要时使用，两次执行之间有时间间隔，须由医生注明停止时间方可失效。如哌替啶 50 mg im q6h prn。

（2）临时备用医嘱（sos）：仅在 12 小时内有效，必要时使用，只执行一次，过期尚未执行则自动失效。如地西泮 5 mg po sos。

表 21-3 长期医嘱单

姓名：王芳　　性别：女　　科别：内科　　床号：6　　住院号：231235　　第 1 页

开始					停止			
日期	时间	医嘱	签名		日期	时间	签名	
			医生	护士			医生	护士
2016-3-2	8：00	冠心病护理常规	李明	张虹				
3-2	8：00	二级护理	李明	张虹				
3-2	8：00	低盐流质饮食	李明	张虹				
3-2	8：00	持续心电监测	李明	张虹	3-6	8:00	李明	刘云
3-2	8：00	吸氧	李明	张虹				
3-2	8：00	地高辛 0.25 mg qd	李明	张虹				

表 21-4　临时医嘱单

姓名：王芳　性别：女　科别：内科　床号：6　住院号：231235　第 1 页

日期	时间	医嘱	医生签名	执行时间	执行者签名
2016-3-2	8：00	心电图	李明	8:00	李敏
3-2	8：00	X 胸片	李明	8:00	李敏
3-2	8：00	血常规	李明	8:00	李敏
3-2	8：00	青霉素皮试	李明	9:00	刘云
3-2	10：00	哌替啶 50 mg im st	李明	10:00	李敏

（三）医嘱的处理

1. 医嘱的处理原则

先急后缓，先临时后长期，先执行后抄写。即先执行临时医嘱，再执行长期医嘱，最后转抄到医嘱单上，执行者签全名。

2. 医嘱的处理方法

（1）临时医嘱：医生直接写在临时医嘱单上。护士先将其转抄至各种临时治疗单或治疗卡上，需立即执行的临时医嘱应安排护士马上执行，注明执行时间并签全名。

（2）长期医嘱：医生直接写在长期医嘱单上。护士先将其分别抄至各种长期治疗单或治疗卡上，核对后签全名。

（3）长期备用医嘱：医生直接写在长期医嘱单上。需要时，护士每次执行后在临时医嘱单上记录，注明执行时间并签全名。

（4）临时备用医嘱：医生直接写在临时医嘱单上，12 小时内有效。执行后注明执行时间并签全名，过期未执行自动失效，由护士在该医嘱后用红笔注明“未用”两字。

（5）停止医嘱：医生直接在长期医嘱单相应医嘱的停止栏内注明日期、时间、签名。护士在各种有关治疗单或治疗卡上注销该医嘱，写明停止日期、时间并签全名。

（6）重整医嘱：长期医嘱调整项目较多，病人转科、手术、分娩时，均需要重整医嘱。

（四）注意事项

（1）护士在处理医嘱过程中，应认真、细致、及时、准确，字迹整齐、清楚，不得涂改。

（2）先急后缓。处理医嘱时，先执行临时医嘱，后执行长期医嘱。当处理多项医嘱时，应先判断医嘱的轻重缓急，合理安排执行顺序。

（3）所有医嘱必须有医生签名方为有效。一般情况下不执行口头医嘱，在手术过程中或抢救时，医生提出口头医嘱，护士必须复诵一遍，双方确认无误，方可执行。抢救结束后，须由医生及时补写医嘱。

（4）护士应严格执行医嘱，如有疑问，应核对清楚，无误后方可执行。

（5）严格执行查对制度。医嘱须每班小查对，每日查对，每周总查对，查对者在登记本上注明查对时间，并签全名。

（6）对需下一班执行的临时医嘱，应进行交接班，并在交班记录上注明。

三、护理记录单

护理记录是病人住院期间，护士对病人实施整体护理全过程的真实记录。护理记录分为一般病人护理记录和危重病人护理记录。

（一）一般病人护理记录

1. 记录内容

包括病人的姓名、科别、住院病历号、床号、页码、记录日期和时间、病情观察情况、护理措施和效果、护士签名等（表 21-5）。

表 21-5　一般护理记录单

姓名：刘丽　性别：女　科别：内科　床号：2　住院号：202316　第 1 页

日期	时间	内容	护士签名
2016-4-2	8：00	T 36.5 °C，P 88 次/分，R 24 次/分，BP 130/80 mmHg	李丽
		诉心慌、胸闷，神志清楚，睡眠不佳。诊断：病毒性心肌炎。遵医嘱，给予吸氧，抗病毒治疗	
		病人焦虑不安给予安抚、心理疏导，稍有好转。请加强病情观察	

2. 书写要求

（1）一般病人入院、转入、转出、分娩当日应有记录。

（2）择期手术前一日及其他手术当日应有记录。

（3）二、三级护理的病人每周定期记录。

（4）病情变化及护理措施和效果应随时记录。

（二）危重病人护理记录

凡危重、大手术后或特殊治疗需要严密观察病情的病人，应做好护理特别记录（表 21-6），以便及时了解病情变化，观察治疗或抢救后的效果。

表 21-6　特别护理记录单

姓名 张三　　　性别　男　　　年龄　65 岁　　　住院号　201203

日期时间	意识	体温	脉搏	呼吸	血压	Spo_2	吸氧	入量	出量		皮肤情况	病情观察及措施	护士签名
		°C	次/分	次/分	mmHg	%	L/min	ml	ml	颜色性状			
2012.6.1													
08：00		36	120	20	96/50							拟于患者今日在全麻	
												下（胸腔镜下），行--手	
												术，术前准备已毕，于	
												--点接往手术室。	
10：10	清	36	132	33	95/50	98	2				完好	患者---术后于---点	
												返回病房，精神欠佳，	
												去枕平卧，暂禁饮食，	
												切口敷料干燥无渗出，	
												听诊双肺呼吸音情况，	
												颈静脉补液顺利，胸引	
												管及尿管引流通畅。	
												（全肺切的病人交夹闭	
												胸管）。医嘱：一级护理	
												持续吸氧及心电监护	
												示窦性心律，律齐。	
10：00												拔出胸引管后未诉	
												胸闷、气促等不适。	
10：30												拔出尿管	
11：00												自行小便一次。	
												间断挤压胸引管，引	
												流出淡红色胸液多少。	

1. 记录内容

主要内容为病人的生命体征、出入液量、用药、病情动态、给予的各种检查、治疗和护理措施及抢救后效果等。

2. 书写要求

（1）用蓝墨水笔填写眉栏各项，包括病人的姓名、科别、病室、床号、住院号、页数等。

（2）上午7时至下午7时用蓝墨水笔记录，下午7时至次晨7时用红色水笔记录。

（3）出入液量应每12小时和24小时作一总结，并记录于体温单上。

（4）应详细记录病人的病情变化、症状表现、治疗、护理措施及其效果，签全名。

四、病室报告

病室报告（交班记录）是由值班护士书写的书面交班报告。内容包括护士值班期间病室情况及病人病情动态、治疗和护理情况等（表21-7）。通过阅读病室报告，可了解病室工作动态和病人的身心状况，使下一班护士能做到心中有数，护理工作能够连续和有计划进行。

（一）书写要求

（1）护士应在深入病室、全面了解病人病情的基础上书写。

（2）书写内容要全面、正确、重点突出、简明扼要，有连续性，以利于系统观察病情。书写字迹清楚，不得随意涂改。

（3）白班用蓝笔，夜班用红笔，并签全名。

（4）对新入院、转入、手术、分娩及危重病人，在诊断栏目下分别用红笔注明“新”“转入”“手术”“分娩”，危重病人应作出特殊红色标记“※”或用红笔注明“危”以示醒目。

（二）书写顺序

（1）用蓝笔填写眉栏各项，如病室、日期、时间、病人总数和入院、出院、转出、转入、手术、分娩，病危及死亡病人数等。

（2）先填写离开病室的病人，即出院、转出、死亡者。

（3）再填写进入病室的新病人，即新入院或转入的病人。

（4）最后填写病室内重点护理病人，即手术、分娩、危重及有异常情况的病人。同一栏内的内容，按床号先后顺序书写报告。

表 21-7　病室交班报告

护士长审核签名：　　　　　　　　　　　　　　　　　　　　　日期：2012 年 8 月 19 日

项目		A 班				P 班				N 班			
病人总数		46	入院及转入人数	2		病人总数	48	入院及转入人数	3	病人总数	0	入院及转入人数	0
死亡人数		0	出院及转出人数	10		死亡人数	0	出院及转出人数	0	死亡人数	0	出院及转出人数	0
病危/病重		13				13				13			
手术		6				0				0			
留置引流管		25、33、38				25、33、38				25、33、38			
安全隐患	压疮/跌倒	19、31											
	坠　床	5、8、30											
交班记录	新※：B12:33 床陈云，诊断：高血压三级、脑血管意外，患者因反复头痛一年，再发一天入院，本班血压波动 180～160/100-110 mmHg，请注意神志、血压变化					患者神志清楚、本班诉头痛缓解、血压波动在 160-150/100-80 mmHg，请继续观察血压变化				患者神志清楚，睡眠好，本班血压波动在 150-1[illegible]/90-80 mmHg			
	转入※：7 床张芳，诊断：脑梗塞、肺部感染伴不张，于 08 年 10 月 27 日入住 ICU，转入时患者神志清楚，生命体征平稳，左上肢肌力 0 级、左下肢肌力 Ⅰ 级，左前臂肿胀，肛周皮肤潮红，请继续观察手臂肿胀情况					患者神志清楚、本班生命体征平稳，予硫酸镁湿热敷左前臂，肿胀较前好转，请继续观察左手臂肿胀情况				患者神志清楚，本班睡眠好，左前臂肿胀情况同前			
	※12 床张林，诊断：COPD，本班生命体征平稳 10:00 测血钠 134 mmol/L，给予浓钠口服，请继续观察呼吸情况					患者本班呼吸平稳，SPO_2 在 95%以上，请继续观察呼吸情况				患者生命体征平稳，睡眠好			
交班记录	△ 25 床于良，诊断：糖尿病酮症酸中毒，本班神志清楚，生命体征平稳，血糖控制在正常范围					患者本班生命体征平稳，血糖控制在正常范围内				患者本班睡眠佳			
	手术：3 床张燕，诊断：左乳房包块，患者 9:00 在连续硬膜外麻醉下行左侧乳房包括切除，本班生命体征平稳，患者诉切口疼痛 6 级，3:40 给予止痛处理，请继续观察切口疼痛情况					患者本班切口疼痛 2～4 级，睡眠差，请继续观察切口疼痛情况				患者本班睡眠佳，未诉切口疼痛			
	预手术：9 床王芳，诊断：胃溃疡伴穿孔，拟明日 9:00 在连续硬膜外麻醉下行胃大部分切除术，本班已备皮，请继续完善术前准备。					患者本班生命体征平稳，胃肠负压引流通畅，已按要求完成术前准备单填写和准备				患者本班生命体征平稳，睡眠好，请下班在明晨 8:30 肌注术前针			
	原 16 床　王小宝，诊断：消化道出血，本班患者诉恶心、头晕，无呕吐，未解大便，请继续观察是否存在活动性出血可能					患者本班生命体征平稳，无恶心、呕吐，未解大便，请继续观察				患者生命体征平稳，无恶心、呕吐，睡眠好			
						新：9 床田梦龙，诊断：Ⅰ型糖尿病，泌尿系感染，因口干、多饮、多尿、体重下降伴尿道口肿痛 20 天入院，本班血糖波动在 21.9～31.5 mmol/L 之间，请注意血糖变化				患者本班血糖波动在 15-22 mmol/L 之间，仍诉尿痛，请继续观察血糖变化及小便情况			
A. 班交接签名：于丽						P 班交接签名：王华				N 班交接签名：李莉			

（三）交班内容

（1）出院、转出、死亡病人：出院病人记录离去时间；转出病人注明转往何院、何科；死亡病人注明抢救过程及死亡时间。

（2）新入院和转入的病人：应报告入科时间和状态，病人主诉和主要症状、体征、给予的治疗、护理措施和效果，需要重点观察项目及注意事项等。

（3）危重病人：应报告病人的生命体征、瞳孔、神志、病情动态、特殊的抢救治疗、护理措施和效果以及注意事项等，对危重病人的病情变化要详细记录。

（4）手术后病人：应报告实施何种麻醉、何种手术、手术经过、清醒时间、回病室的情况，如生命体征，切口敷料有无渗血，是否已排气、排尿，各种引流管是否通畅，输液、输血和镇痛药的应用，需要重点观察的项目及注意事项等。

（5）准备手术、检查和行特殊治疗的病人：应报告将要进行的治疗或检查项目，术前用药和准备情况及应注意事项等。

（6）产妇：产前应报告胎次、胎心、宫缩及破水情况；产后应报告产式、产程、分娩时间、婴儿情况、出血量、会阴切口、有无排尿和恶露情况等。

（7）老年、小儿和生活不能自理的病人：应报告生活护理情况，如口腔护理、压疮护理及饮食护理等。

（8）病情突然有变化的病人：应详细报告病情变化情况，采取的治疗和护理措施，需要连续观察和处理的事项。

五、护理病历

在临床应用护理程序过程中，有关病人的健康资料、护理问题、护理计划、护理措施和效果评价等，均应有书面记录，这些记录构成了护理病历。主要包括病人入院评估单，住院评估表、护理计划单、护理记录单、健康教育计划单、健康教育实施记录单、出院评估指导等。

（一）病人入院评估单（表 21-8）

对新入院病人进行初步评估，找出存在的健康问题。

表 21-8　病人入院护理评估单

一、一般资料

姓名＿＿＿＿＿＿性别＿＿＿年龄＿＿＿＿科别＿＿＿＿床号＿＿＿＿住院号

职业＿＿＿＿＿＿　文化程度＿＿＿＿＿＿　婚姻状况：□未婚　□已婚　□离婚

入院日期＿＿＿年＿＿＿月＿＿日＿＿时＿＿分　入院方式：□步行　□扶入　□轮椅　□平车入院诊断

二、护理评估

意　　识：□清醒 □嗜睡 □意识模糊 □昏睡 □浅昏迷 □深昏迷 □谵妄
□镇静 □痴呆

语言能力：□正常 □沟通障碍 □失语

视　　力：□正常 □异常__________ 听力：□正常 □异常

口腔黏膜：□完整 □破损 □其他__________ 义齿：□无 □有

皮　　肤：□完好 □异常__________

压疮高危 □是 □否 Braden 评分
总分：________分

排泄情况：小便：□正常 □血尿 □蛋白尿 □失禁 □尿潴留
□保留尿管 □造口 □少尿 □多尿 □尿频
□尿急 □尿痛
大便：□正常 □失禁 □腹泻_____次/日 □便秘
□便血 □人工肛门

舒　　适：疼痛：□无 □有（部位__________）其他__________

心理状态：□稳定 □焦虑 □紧张 □恐惧 □其他__________

家属态度：□关心 □不关心 □过于关心 □无人照顾

自理能力：□完全自理 □部分依赖 □完全依赖

生活习惯：吸烟：□否 □是 饮酒：□否 □是

饮食习惯：□无特殊嗜好
□有特殊嗜好（喜食__________，忌食__________）

睡眠：□正常 □多梦 □易醒；药物辅助睡眠：□无 □有

既 往 史：□高血压 □心脏病 □糖尿病 □脑血管病 □手术史 □精神病
□其他

过 敏 史：□无 □有：药物__________ 食物__________ 其他__________

跌倒/坠床风险评估：跌倒/坠床高危 □是 □否

Morse 评分 总分：__________分

医疗费用：□自费 □城镇职工医保 □城镇居民医保 □农合
□能支付 □有困难

三、入院宣教

宣教：□主管医生 □责任护士 □科主任 □护士长 □病房环境
□病房制度 □陪伴、探视制度 □健康指导

其他：

护士签名： 日期：

◆ 压疮危险性评估 Braden 评分表（请在适当的分值上打“√”）

感觉	潮湿	活动能力	移动能力	营养（摄入）	摩擦 / 剪切力
1 分　完全受限	1 分　持久潮湿	1 分　卧床不起	1 分　完全受限	1 分　严重不足	1 分　已存在
2 分　非常受限	2 分　非常潮湿	2 分局限于轮椅	2 分　严重受限	2 分　摄入不足	2 分有潜在危险
3 分　轻度受限	3 分　偶尔浸湿	3 分　偶尔步行	3 分　轻度受限	3 分　摄入适当	3 分　无
4 分　没有改变	4 分　很少浸湿	4 分　经常步行	4 分　不受限	4 分　摄入良好	

注：15～18 分，评分低危；13～14 分，中危；10～12 分，高危；≤9 分，极高危。

当 Braden 评分≤12 分时需上报。评分≤18 分应采取预防压疮的措施。

◆ 跌倒/坠床危险因素量化评估 Morse 评分表（请在适当的分值上打“√”）

项　目	评　估	分　值
跌倒/坠床史	有	25
	无	0
超过一个医学诊断	有	15
	无	0
使用助行器	家具	30
	拐杖/手杖/步行器	15
	无/卧床/护士协助	0
静脉治疗	有	20
	无	0
步　态	缺失（残疾和功能障碍）	20
	虚弱（双下肢乏力）	10
	正常/卧床/不能活动	0
认知状态	正确认识自我能力，能量力而行	0
	认知障碍，忘记能力有限	15

注：凡评估达到 10 分以上，必须进行动态评估和干预。
10～24 分：轻度危险，每周评估一次；25～44 分：中度危险，每周评估两次；≥45 分：高度危险，每天评估一次。

（二）病人住院记录单

1. 住院病人评估表

为及时全面掌握病人病情变化，护士对分管的病历每班，每天或数天进行评估。评估内容因病种、病情不同而有所不同。

2. 护理计划单

护理计划单是护士对病人实施整体护理的具体方案。包括护理问题、护理目标、护理措施和效果评价等。

3. 护理记录单

护理记录单是护士运用护理程序的方法为病人解决问题的记录。内容包括病人的护理诊断/问题，护士所采取的护理措施及执行措施后的效果。

（三）病人住院期间健康教育

1. 健康教育计划

健康教育计划是为恢复和促进病人健康，保证病人出院后获得有效自我护理能力，而制定和实施帮助病人掌握健康知识的学习计划与技能训练计划。内容包括环境介绍、医护人员介绍、疾病相关知识介绍、各种检查治疗目的和注意事项、饮食与活动注意事项、所用药物的作用及副作用、疾病的预防及康复措施等。

2. 出院指导

出院指导是对病人出院后的活动、饮食、药物、复诊等进行指导。可以采用讲解、示范、模拟、提供书面及试听材料等。

第二十一章　课后巩固

课后巩固参考答案

参考文献

[1] 张新平，郑凤莉. 基础护理技术[M]. 北京：科学出版社，2003.
[2] 程少贵. 护士执业资格考试辅导讲义[M]. 北京：人民卫生出版社，2016.
[3] 马如娅. 护理技术[M]. 北京：人民卫生出版社，2002.
[4] 阳爱云. 护理学基础[M]. 长沙：湖南科学技术出版社，1999.
[5] 丁言雯. 护理学基础[M]. 北京：人民卫生出版社，1999.
[6] 李晓松. 护理学基础[M]. 2 版. 北京：人民卫生出版社，2008.
[7] 姜安丽. 新编护理学基础[M]. 北京：人民卫生出版社，2010.
[8] 李玲. 护理学基础[M]. 北京：人民卫生出版社，2016.
[9] 陈云飞. 护理学基础[M]. 北京：人民卫生出版社，2018.